中国临床案例

重症医学病例精解

主编　陈德昌　王瑞兰

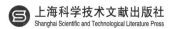

上海科学技术文献出版社
Shanghai Scientific and Technological Literature Press

图书在版编目（CIP）数据

重症医学病例精解 / 陈德昌，王瑞兰主编 . -- 上海：
上海科学技术文献出版社，2023
（中国临床案例）
ISBN 978-7-5439-8694-7

Ⅰ . ①重… Ⅱ . ①陈… ②王… Ⅲ . ①险症－病案－
分析 Ⅳ . ① R459.7

中国版本图书馆 CIP 数据核字（2022）第 207905 号

策划编辑：张　树
责任编辑：应丽春
封面设计：李　楠

重症医学病例精解

ZHONGZHENG YIXUE BINGLI JINGJIE

主　编：陈德昌　王瑞兰
出版发行：上海科学技术文献出版社
地　　址：上海市长乐路 746 号
邮政编码：200040
经　　销：全国新华书店
印　　刷：朗翔印刷（天津）有限公司
开　　本：787mm×1092mm　1/16
印　　张：20.25
版　　次：2023 年 1 月第 1 版　2023 年 1 月第 1 次印刷
书　　号：ISBN 978-7-5439-8694-7
定　　价：128.00 元

http://www.sstlp.com

《重症医学病例精解》
编委会名单

主　编

陈德昌　上海交通大学医学院附属瑞金医院

王瑞兰　上海交通大学医学院附属第一人民医院

副主编

皋　源　上海交通大学医学院附属仁济医院

马少林　同济大学附属东方医院

江　来　上海交通大学医学院附属新华医院

宫　晔　复旦大学附属华山医院

瞿洪平　上海交通大学医学院附属瑞金医院

刘　娇　上海交通大学医学院附属瑞金医院

谢　晖　上海交通大学医学院附属第一人民医院

编　委

（按姓氏笔画排序）

马林浩　上海长征医院

王　璐　武汉大学人民医院（湖北省人民医院）

方　巍　山东第一医科大学附属省立医院

田　锐　上海交通大学医学院附属第一人民医院

付江泉　贵州医科大学附属医院

刘　芬　南昌大学第一附属医院

刘景仑　重庆医科大学附属第一医院

刘嘉琳　上海交通大学医学院附属瑞金医院

阮正上　上海交通大学医学院附属新华医院

李颖川　同济大学附属第十人民医院（上海市第十人民医院）

杨向红　浙江省人民医院

吴志雄　复旦大学附属华东医院

汪华学　蚌埠医学院第一附属医院

张　东　吉林大学第一医院

张　玮　昆明医科大学第一附属医院

张　晟　上海交通大学医学院附属瑞金医院

陆　健　上海交通大学医学院附属第一人民医院

尚　游　华中科技大学同济医学院附属协和医院

尚秀玲　福建省立医院

罗　哲　复旦大学附属中山医院

金　卫　上海交通大学医学院附属第一人民医院

宗　媛　陕西省人民医院

钟　鸣　复旦大学附属中山医院

郭　丰　浙江大学医学院附属邵逸夫医院

郭　鸿　兰州大学第一医院

郭海鹏　山东大学齐鲁医院

唐建国　复旦大学附属上海市第五人民医院

黄　曼　浙江大学医学院附属第二医院

康　凯　哈尔滨医科大学附属第一医院

屠国伟　复旦大学附属中山医院

潘爱军　中国科学技术大学附属第一医院（安徽省立医院）

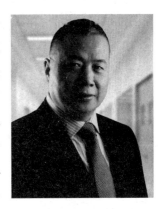

陈德昌，主任医师、教授、博士研究生导师，现任上海交通大学医学院附属瑞金医院重症医学科主任。教育部长江学者，中华医学会理事，中华医学会重症医学分会候任主任委员，中华医学会细菌感染与耐药防治分会常务委员，中国医师协会体外生命支持专业委员会副主任委员，中国医师协会重症医学医师分会常务委员，上海市医学会理事，上海市医学会危重病专科分会主任委员，上海市医学会感染化疗分会副主任委员。*Journal of Intensive Medicine* 总编，《临床内科》副主编；*Chinese Medical Journal*、《中华危重病急救医学》《中华重症医学电子杂志》编委。

从事教学工作 36 年，主要研究领域为脓毒症器官功能障碍与修复、肠道微生态与肠道免疫。主持制定专家共识 7 部、正主持行业指南 1 部；先后主持国家自然科学基金面上项目 7 项；以第一申请人承担上海市级课题 10 多项；发表 SCI 论文 50 余篇，单篇最高影响因子 18.9 分；主编专著 8 部，副主编 9 部，主译英语专著 2 部。曾获上海市科技进步二等奖 1 项（第一完成人）、军队科技进步二等奖 1 项（第一完成人）、2020 年全国创新争先奖、2021 年上海市医学成果二等奖。荣获全国抗击新冠肺炎疫情先进个人、全国卫生健康系统疫情防控先进个人、上海交通大学医学院"新冠肺炎疫情防控工作优秀共产党员"等称号。

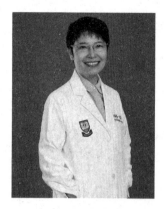

王瑞兰，主任医师、教授、博士研究生导师，现任上海市第一人民医院急诊危重病科主任。国务院政府特殊津贴获得专家，上海市领军人才，澳大利亚 FLINDERS 医学中心、美国 NYP 医学中心、美国 Toledo 大学医学中心访问学者。中国研究型医院学会危重医学专业委员会常务委员，中国女医师协会危重病专业委员会常务委员，中国毒理学会中毒与救治专业委员会副主任委员，中国病理生理学会危重病医学专业委员会委员，中国医师协会急诊医师分会委员，上海市医学会危重病专科分会常务委员，上海市呼吸病研究所肺损伤研究室副主任，美国 Toledo 大学急诊医学中心临床客座教授。*Journal of Intensive Medicine*、*World Journal of Emergency Medicine*、*Intensive Care Research* 编委，《中华肺部疾病杂志电子版》编委。

从事教学工作 32 年，主要研究领域为重症肺炎、急性肺损伤、肺纤维化。主持及参与国家自然科学基金 11 项，以第一申请人承担上海市级课题 10 余项；培养硕士、博士 40 余名，发表 SCI 论文 40 余篇，单篇最高影响因子 38.5 分。参与制定专家共识 10 余部；副主编及参编专著 10 余部。获得住院医师规范化培训"全国优秀专业基地主任"，上海交通大学宝钢奖优秀教师、上海交通大学"教书育人奖"，全国三八红旗手，上海市三八红旗手标兵，第二届全国及上海市最美女医生，上海市先进工作者、上海市杰出专科医师等称号。

重症医学（critical care medicine）是近年来兴起的一门临床学科，它是研究急危重症患者病因、病理生理变化、疾病发展规律及其诊治方法的临床医学，主要任务是急危重症患者的生理机制监测、器官及生命支持、并发症的防治和后期康复等。自 20 世纪 80 年代起，国内陆续开展重症医学学科建设，到 2005 年中华医学会重症医学分会正式成立，再到 2008 年重症医学科被卫生部正式批准为临床医学二级学科，重症医学经历了从无到有、从小到大、从弱到强的四十年。

与其他学科不同，重症医学科收治的患者不仅病情危重，往往还涉及多学科、跨领域的专业综合知识，部分危重疑难病例的准确诊断和规范化治疗具有较强的挑战性。为了提高广大医师对急危重症患者的诊疗水平，我们联合了国内活跃在临床一线的重症领域医师，以近年临床实践中遇到的经典危重疑难病例为切入点，编写了《重症医学病例精解》。本书的编者团队阵容强大，既有重症领域中德高望重的知名专家教授，亦有业界中崭露头角的新锐翘楚。高质量的编者团队在很大程度上也保证了本书所选病例的广度和深度。所以，读者在本书中不仅可以阅读到重症急性胰腺炎、中毒休克综合征、真菌感染、重症哮喘、重症感染、心源性休克等重症医学核心病种的规范化诊疗流程，也能够见识到线粒体肌病、抗磷脂抗体综合征、韦尼克脑病、获得性凝血因子 V 缺乏症等一系列罕见疾病诊疗过程中抽丝剥茧、探寻真相的临床思路。因此，本书虽然主要针对从事重症医学的专业人员而编写，但对提高其他专业医务人员的诊疗水平亦有很大的帮助。

本书选取的病例内容翔实、讲解深入浅出、突出临床实践、重视临床思路。编者力求还原每个患者诊疗过程中遇到的主要临床问题和解决问题的思路和方法，更重要的是展示了每个病例诊疗过程中大量典型病例图片，图文并茂，让一个个病例鲜活地跃然纸上。另外，编者结合国内外最新文献，对病例中涉及相关知识点做了细致阐释，增加了本书的先进性和科学性。总而言之，本书对重症疑难患者的诊疗提供了非常有价值的思路和参考，可供广大医护人员借鉴。

在本书编写过程中，编者团队对本书病例资料的整理和编写付出了诸多心血。另外，王瑞兰、谢晖医师对本书的后期校对做了大量的工作，在此表示由衷的感谢。由于重症医学发展较快，编者时间有限，不足之处难以避免，恳请读者和同道批评指正，以期再版时能更加完善。

中华医学会重症医学分会第四届主任委员

2022 年 2 月

序言作者简介

于凯江，主任医师，二级教授，博士生导师。哈尔滨医科大学副校长，哈尔滨医科大学中俄医学研究中心重症医学研究所所长，哈尔滨医科大学附属第一医院院长，中华医学会重症医学分会第四届主任委员，长江学者特岗教授。

　　重症医学是研究重病患者病理生理过程及发生发展规律的一个学科，重症医学科医生是诊治重症患者的"全科医生"，一方面要求重症医学科医生较全面掌握内、外科基本理论与重症医学的基本理论和核心技术，另外一方面对所掌握的知识的深度有较高的要求。面对来自各个学科的疑难复杂重症患者需有较全面的理论体系和临床实践的支撑。有人说重症医学科是以器官功能评估和支持为主要诊治手段的一个学科，其实这是对重症医学的误解，重症医学科医生不仅需要全面精准评估患者器官功能，而且还需要动态监测患者器官功能变化，及时厘清患者病理生理过程，明确诊断，在器官功能支持的同时，精准阻断患者的病理生理过程。举例来说，面对循环衰竭的患者，我们需要复苏大循环、改善微循环，增加氧供、降低氧耗来改善休克，这是对症治疗；同时也要寻找导致休克的病因，进行病因治疗，这就需要重症医学科医生具有较为深厚的病理生理学基础，并基于病理生理指导治疗。重症患者治疗的窗口期较窄，没有给救治医生充足的时间，亦没有给医生犯错的机会，因此一名合格的重症医生必须能够迅速准确地评估患者的状态，并给予正确的诊断和制订有效的治疗方案。

　　对于年轻的重症医学科医生来说正确的临床思路尤为重要，这是精准救治患者的基础，同时亦可在患者救治过程中少走弯路，降低重症患者的死亡风险。本书中搜编了具有普遍性或特殊性的临床案例，层层深入，抽丝剥茧，展示重症患者治疗过程中最佳的临床路径和治疗决策，配合病案中的知识点，引导读者正确的临床思路。此外，在本书中，众多案例的解释并不是以问题与答案的形式来展现，而是结合临床表现展示疾病发生发展的全过程与深层次机制，揭示重症疾病病理生理的过程与发展规律，展示重症患者救治中整体管理的理念。希望这本病例集能够给读者提供重症患者诊疗的参考与借鉴。

　　本书在编写过程中，得到了许多专家和学者的关心和指导，对本书的出版提出了颇有指导意义的意见和建议，对提高本书质量有很大帮助，同时于凯江教授为本书亲笔做序，在此我们一并致以衷心的感谢！书中难免有些许不足，请各位读者批评指正。

陈德昌

2022 年 7 月

目　录

病例 1　自身免疫性脑炎

病例摘要 1：

患者赵某某，女性，33 岁，已婚。

主诉（代）：发热 5 天，意识不清伴左侧面部及左上肢抽搐 1 天。

现病史：患者于入院前 5 天凌晨无明显诱因出现发热伴头痛头晕，体温最高38℃，在家自行口服退热药物，次日症状无明显缓解，遂于某中心医院进行对症治疗（具体不详），治疗后症状仍无明显好转，期间最高体温可达 40℃。1 天前晨起突发左侧面部及左上肢持续抽搐，后意识水平逐渐下降，当天中午意识丧失，呼之不应，同时出现四肢强直。为求进一步诊治收入我院 ICU。根据家属提供信息，患者既往体健，无高血压、糖尿病、冠心病等内科基础疾病病史，无肝炎、结核等传染病病史，无手术、外伤及输血史，无特殊食物、药物过敏史。

入院查体：体温 37.0℃，心率 60 次 / 分，血压 103/71mmHg，呼吸 22 次 / 分，SpO_2 99%。神志昏迷，GCS 评分 3 分（E1/V1/M1），双侧瞳孔等大等圆，对光反应灵敏。头眼运动反射正常。颈项强直。面部及口角持续性抽搐。双肺呼吸音清晰，未闻及干湿性啰音。心脏体检无殊。腹平软，全腹无压痛、肌紧张及反跳痛。肌力体检不配合，四肢肌张力均升高，病理征未引出。余体检不配合。

急诊头颅 CT 示：双侧额顶颞叶多发斑片样低密度灶。

问题 1：根据病史、体征和目前的检查结果，患者昏迷的原因是什么？

知识点 1：昏迷患者的病因根据病理生理学可分为两大类：结构性病变和弥漫性脑病 / 脑膜炎，其中结构性病变可进一步分为幕上结构性病变和幕下结构性病变[1]。

1. 幕上结构性病变　包括硬膜下血肿、硬膜外血肿、脑挫伤、脑脓肿、脑出血、脑梗死、脑肿瘤。当昏迷是由幕上占位性病变所致时，病史及病程早期体格检查所见通常意味着一侧大脑半球功能障碍，症状和体征包括对侧轻偏瘫、对侧偏身感觉缺失、失语症，以及病觉失认。当结构性病变扩大时，与伴发的水肿一起会压迫对侧半球或丘脑，嗜睡症状越来越明显。当昏睡进展为昏迷后，检查时所见经常仍不对称。当脑损伤向尾端进展时，丘脑、中脑、脑桥及延髓相继受累，神经系统查体显示受累部位

1

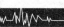

及以下平面对应的神经功能障碍。这种节段性受累有力地支持幕上的占位伴下行性小脑幕疝的诊断，并有神经外科干预的指征。

2. 幕下结构性病变 包括基底动脉血栓性或栓塞性闭塞、脑桥出血、小脑出血或梗死、后颅窝硬膜下和硬膜外血肿。突然起病的昏迷伴脑干功能障碍的局灶性体征强烈提示幕下结构性病变。瞳孔功能及眼外肌运动异常是最能提示幕下结构性病变的，尤其是这些异常表现为不对称时。中脑病变引起瞳孔功能丧失表现为瞳孔中等大小（直径约 5mm）和对光无反应。脑桥出血、脑桥梗死或因邻近的小脑出血及梗死引起的脑桥受压产生针尖样瞳孔。脑干也可能伴发偏离病灶侧（和朝向轻偏瘫侧）的共轭凝视，或者非共轭性眼球运动诸如核间性眼肌麻痹（眼内收选择性受损）。

3. 弥漫性脑病 包括代谢性疾病，如低血糖脑病、肝性脑病、高渗状态、低钠血症、体温过低或过高、药物中毒（最常见为镇静药、乙醇及阿片类药物），也包括弥漫性地影响脑的其他疾病，如脑膜炎和脑炎、蛛网膜下隙出血及缺血缺氧性脑病等。

弥漫性脑病的临床表现与占位性病变的表现不同，除了部分蛛网膜下隙出血的病例外，通常没有局灶性体征。神经系统检查异常多为对称性，但局灶性体征（包括一侧肢体偏瘫、感觉异常、病理征甚至从一侧到另一侧交替的轻偏瘫等）有时可见于诸如低血糖症、高渗性非酮性高血糖症及肝性脑病的情况下。昏迷前出现的扑翼样震颤、肌阵挛和震颤是提示代谢性疾病的重要线索。对称性去皮质或去脑的姿势可见于肝性、尿毒症性、缺氧性、低血糖性或镇静药诱发的昏迷。

不同病因的昏迷患者神经系统体征见病例 1 表 1 所示[2]。

病例 1 表 1　不同病因的昏迷患者神经系统体征

	幕上结构病变	幕下结构病变	弥漫性脑病 / 脑膜炎
瞳孔大小及对光反射	通常为正常大小（3 ~ 4mm），反射正常	中脑病变为中等大小（约 5mm），脑桥病变呈针尖样（1 ~ 1.5mm），反射消失	通常为正常大小（3 ~ 4mm），反射正常；阿片类药物中毒为针尖样（1 ~ 1.5mm），有时反射消失；抗胆碱类药物中毒为瞳孔大（> 7mm），反射消失
头眼运动反射	正常	中脑病变内收受损，脑桥病变内收和外展均受损	通常正常；镇静剂中毒或 Wernicke 脑病可受损
运动反应	通常不对称	不对称（一侧病变）或对称（双侧病变）	通常对称；低血糖、高渗性非酮性高血糖或肝性脑病可不对称

病例分析：患者为青年女性，临床表现为发热伴快速进展的意识丧失。体检发现面部及口角持续性抽搐，瞳孔大小及对光反射均正常，四肢肌张力升高，双侧对称。影像学检查初步提示无颅脑结构性病变，首先考虑弥漫性脑病。另外患者否认糖尿病病史、肝炎病史、使用特殊药物史，有持续性高热，中枢神经系统弥漫性炎症可能性大。

问题2：为进一步明确诊断，还需做哪些检查？

1. 定位诊断　头颅MRI等。

2. 定性诊断　腰椎穿刺脑脊液，检查脑脊液常规、生化、病原学、细胞学、自身免疫性脑炎抗体、脱髓鞘抗体、副肿瘤抗体谱等检查。

病例摘要2：

入院行经口气管插管接呼吸机辅助呼吸，后改为气管切开。同时入院后即行腰椎穿刺留取脑脊液送检，压力290mmH$_2$O，脑脊液常规：白细胞1×10^6/L，红细胞0×10^6/L；脑脊液生化：脑脊液糖4.3mmol/L（同步血糖7.0mmol/L），脑脊液氯122mmol/L，脑脊液蛋白173mg/L。细菌、真菌、结核涂片及培养均阴性。头颅MRI增强示：双侧大脑皮层可见弥漫异常信号，Flair呈高信号，右侧枕叶部分病灶可见弥漫受限，增强后未见明显强化。双侧基底节区可见对称性异常信号，ADC可见弥散受限，Flair、T$_1$W呈高信号，增强后未见明显异常强化。

问题3：结合脑脊液化验及头颅MRI增强结果，患者可能的诊断是什么？

知识点2：自身免疫性脑炎和中枢神经系统感染的鉴别。[3]

自身免疫性脑炎在免疫功能正常的患者中发生率高于免疫功能低下的患者（22% VS 3%）。大多数患有抗体相关脑炎和单纯疱疹病毒性脑炎的患者都有癫痫发作。相反，与水痘–带状疱疹病毒（VZV）或结核分枝杆菌相关的脑炎患者很少出现癫痫发作。精神异常、语言功能障碍、自主神经不稳定和运动异常是自身免疫性脑炎中最常见的抗NMDAR（N–甲基–D–天冬氨酸受体）脑炎的特征。大多数感染性脑炎患者有发热，但约50%的自身免疫性脑炎患者在发病过程中出现或发展为发热。前驱症状，如头痛或流感样症状，经常发生在自身免疫性脑炎，并可能导致怀疑感染性病因。皮肤损伤有助于识别VZV，然而，在没有皮疹的情况下，中枢神经系统中的VZV也可能重新被激活。

大多数自身免疫性脑炎与脑脊液淋巴细胞增多有关，后者通常比病毒性脑炎轻。病毒性和自身免疫性脑炎患者血糖正常，蛋白浓度正常或轻度升高，而细菌感染或结核分枝杆菌感染患者脑脊液中葡萄糖数值降低。

脑磁共振成像（MRI）可用于脑炎的鉴别诊断，尤其是边缘性脑炎。多数自身免疫性或副肿瘤性边缘脑炎患者内侧颞叶 T_2/Flair 信号单侧或双侧增强，无增强或弥散加权成像异常；一个例外是具有抗细胞内蛋白 Ma_2 抗体的副肿瘤性脑炎，MRI 常显示对比度增强。抗 NMDAR 脑炎患者中，约 60% 的患者的脑部 MRI 正常，其余患者的 MRI 表现为非特异性，包括大脑或后颅窝皮质下 Flair 改变、短暂的脑膜强化或脱髓鞘区域。其他自身免疫性脑炎的脑部磁共振成像常异常，但很少提示局灶性边缘脑炎。

只有少数感染性脑炎的 MRI 表现与自身免疫性边缘脑炎相似；包括移植后与人类疱疹病毒 6 型相关的急性边缘脑炎、神经梅毒和单纯疱疹病毒性脑炎。值得注意的是，单纯疱疹病毒性脑炎典型表现为不对称的内侧颞叶坏死，同时累及扣带回区和岛叶区。一些患者，通常是儿童，可能在额叶、枕叶或顶叶出现更广泛的 MRI 异常。单纯疱疹病毒的聚合酶链反应（PCR）可在 HSE 的前 48 小时出现假阴性。

知识点 3：不同病原中枢神经系统感染的脑脊液鉴别要点见病例 1 表 2。

病例 1 表 2　常见中枢神经系统感染的脑脊液特点

	外观	白细胞及分类	蛋白	葡萄糖	氯化物
正常	无色透明	（0～8）×10^6/L，多为单核细胞	0.2～0.4g/L，蛋白阴性	2.5～4.4mmol/L	120～130mmol/L
化脓性脑膜炎	乳白色浑浊	显著增加，多核为主	显著增加	显著减少	稍低
结核性脑膜炎	毛玻璃样浑浊	增加，早期多核为主，其后单核为主	增加	减少	显著减少
病毒性脑膜炎	透明或微浑	轻度增加，早期多核为主，其后单核为主	轻度增加	正常	正常
真菌性脑膜炎	透明或微浑	正常或增加，单核为主	增加	减少	减少
神经梅毒	透明	轻度增加，单核为主	正常	正常	轻度增加

病例分析：头颅 MRI 结果更进一步明确了弥漫性脑病的诊断。腰穿示颅内压力明显升高，但脑脊液常规、生化检查均未见明显异常，中枢神经系统感染的依据不足，可送检脑脊液二代测序排除。再结合患者年轻女性、发热、癫痫持续状态的表现，自身免疫性脑炎可能大，需进一步送检血清及脑脊液自身抗体明确诊断。

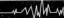

病例摘要 3：

血清与脑脊液自身免疫性脑炎抗体回报：血清抗 NMDAR 抗体 1 ： 10，脑脊液抗 NMDAR 抗体 1 ： 320。

问题 4：患者可能的诊断是什么？

患者可诊断为抗 NMDAR 脑炎。

知识点 4：自身免疫性脑炎的临床分类。

自身免疫性脑炎泛指一类由自身免疫机制介导的脑炎。根据不同的抗神经元抗体和相应的临床综合征，可分为 3 种主要类型：①抗 NMDAR 脑炎：抗 NMDAR 脑炎是自身免疫性脑炎的最主要类型，其特征性临床表现符合弥漫性脑炎。②边缘性脑炎：以精神异常、癫痫发作（起源于颞叶）和近记忆力障碍为主要症状，脑电图与神经系统影像学符合边缘系统受累，脑脊液检查提示炎性改变。抗 LGI_1 抗体、抗 GABAbR 抗体与抗 AMPAR 抗体相关的脑炎符合边缘性脑炎。③其他自身免疫性脑炎综合征：同时累及中枢和周围神经系统，或者表现为特异的临床综合征。包括莫旺综合征、抗 GABAAR 抗体相关脑炎、伴有强直和肌阵挛的进行性脑脊髓炎、抗二肽基肽酶样蛋白（DPPX）抗体相关脑炎、抗多巴胺 2 型受体（D2R）抗体相关基底节脑炎、抗 $IgLON_5$ 抗体相关脑病等。

知识点 5：抗 NMDAR 脑炎的诊断标准。

确诊的抗 NMDAR 脑炎需要符合以下 3 个条件[4]：

1. 下列 6 项主要症状中的 1 项或多项　①精神行为异常或认知障碍；②言语障碍；③癫痫发作；④运动障碍 / 不自主运动；⑤意识水平下降；⑥自主神经功能障碍或者中枢性低通气。

2. 抗 NMDAR 抗体阳性　建议以脑脊液基于细胞底物的试验法抗体阳性为准。若仅有血清标本检测，除了基于细胞底物的试验法结果阳性，还需采用基于组织底物的实验与培养神经元进行间接免疫荧光法予以最终确认，且低滴度的血清阳性（1 ： 10）不具有确诊意义。

3. 合理地排除其他病因。

病例摘要 4：

予人免疫球蛋白 22.5g 每天静脉滴注一次，共治疗 5 天。后予甲泼尼龙 500mg 每天静脉滴注一次，共 3 天；继以 240mg 每天静脉滴注一次，共 3 天；120mg 每天静脉滴注一次，共 3 天；80mg 每天静脉滴注一次，维持 14 天。并予地西泮持续静脉滴注，但患者癫痫症状控制差，仍有面部及口角不规则抽搐。故调整抗癫痫药物为左乙拉西坦、托吡酯与拉莫三嗪联合治疗。后患者症状逐渐好转，呼吸机逐渐脱机。1 个月后意识逐渐转清，转出 ICU 至康复医院治疗。

问题 5：自身免疫性脑炎怎样进行免疫治疗？怎样控制癫痫症状？

知识点 6：自身免疫性脑炎的免疫治疗。[5]

免疫治疗分为一线免疫治疗、二线免疫治疗和长程免疫治疗。一线免疫治疗包括糖皮质激素、静脉注射免疫球蛋白（IVIg）和血浆交换。对于重症患者，建议糖皮质激素与 IVIg 联合使用，可每 2 ～ 4 周重复应用 IVIg。血浆交换可与糖皮质激素联合使用，但在静脉注射 IVIg 后不宜立即进行血浆交换。血浆交换可能难以作用于鞘内自身抗体合成。对于脑脊液抗体阳性而血清抗体阴性的患者，血浆交换疗效有待证实。二线免疫药物包括利妥昔单抗与静脉用环磷酰胺，主要用于一线免疫治疗效果不佳的患者。长程免疫治疗药物包括吗替麦考酚酯与硫唑嘌呤等，主要用于复发病例，也可以用于一线免疫治疗效果不佳的患者和肿瘤阴性的抗 NMDAR 脑炎患者。

知识点 7：自身免疫性脑炎癫痫症状的控制。

自身免疫性脑炎的癫痫发作一般对于抗癫痫药物反应较差。可选用广谱抗癫痫药物，例如苯二氮䓬类、丙戊酸钠、左乙拉西坦、拉莫三嗪和托吡酯等。终止癫痫持续状态的一线抗癫痫药物包括地西泮静脉推注或者咪达唑仑肌内注射；二线药物包括静脉用丙戊酸钠；三线药物包括丙泊酚与咪达唑仑。丙泊酚可用于终止抗 NMDAR 脑炎患者难治性癫痫持续状态。恢复期自身免疫性脑炎患者一般不需要长期维持抗癫痫药物治疗。需要注意的情况包括：奥卡西平可能诱发或者加重低钠血症；抗 LGI$_1$ 抗体相关脑炎患者的特异性不良反应发生率较高，如果使用卡马西平、奥卡西平、拉莫三嗪等药物，需要特别注意不良反应。

病例分析：根据指南推荐，我们给予该重症患者一线糖皮质激素联合人免疫球蛋白的联合疗法。人免疫球蛋白 22.5g 每天静脉滴注一次，共治疗 5 天。同时连用多种药物治疗患者癫痫症状。后患者病情好转，意识逐渐转清。

病例点评：

该患者是典型的急性起病的重症自身免疫性脑炎，且是其中最常见的抗 NMDAR 脑炎。诊治的难点在于早期识别，应该急诊行腰椎穿刺，送检脑脊液自身免疫性脑炎抗体谱，并送检病原学、细胞学等以鉴别诊断。一旦确诊需及时使用有效的治疗药物，在诊治过程中同时需注意多器官功能支持，特别是昏迷患者的气道保护，以及患者癫痫症状的控制，还有使用大剂量免疫抑制治疗后感染的预防等。

病例小结：

1. 患者为青年女性，发热伴快速进展的意识丧失。

2. 既往体健，无糖尿病、肝炎或服用过量药物等病史。

3. 影像学提示弥漫性脑部病变，腰椎穿刺查脑脊液常规生化均未见明显异常，脑脊液二代测序阴性，中枢神经系统感染依据不足。通过血清及脑脊液抗 NMDAR 抗体阳性确诊抗 NMDAR 脑炎。

4. 患者对人免疫球蛋白及糖皮质激素的一线免疫治疗效果良好，使用多种抗癫痫药物控制癫痫症状。

（供稿：应　悦　李先涛　复旦大学附属华山医院；

校稿：阮正上　上海交通大学医学院附属新华医院）

参考文献

[1] 李霞，等 . 临床神经内科疾病诊治学 [M]. 昆明：云南科技出版社，2018.

[2]Armangue T，Leypoldt F，Dalmau J.Autoimmune encephalitis as differential diagnosis of infectious encephalitis[J].Curr Opin Neurol，2014，27（3）：361-368.

[3] 中华医学会神经病学分会 . 中国自身免疫性脑炎诊治专家共识 [J]. 中华神经科杂志，2017，50（2）：91-98.

[4]Dalmau J，Lancaster E，Martinez-Hernandez E，et al.Clinical experience and laboratory investigations in patients with anti-NMDAR encephalitis[J].Lancet Neurol，2011，10（1）：63-74.

[5]Titulaer MJ，Mc Cracken L，Gabilondo I，et al.Treatment and prognostic factors for long-term outcome in patients with anti-NMDA receptor encephalitis：an observational cohort study[J].Lancet Neurol，2013，12（2）：157-165.

病例 2　颅内感染导致梗阻性脑积水

病例摘要 1：

患者女性，31 岁，已婚。

主诉：发热 7 天，加重伴意识不清 3 天。

现病史：患者于 7 天前无明显诱因出现头痛，呈持续性跳痛，位于双侧颞部，测体温 41℃，就诊于当地医院，给予降温处理后仍有发热，体温最低 38.5℃，伴有嗜睡、呕吐，呕吐物为胃内容物。3 天后于我院急诊入神经内科。患者入院后意识模糊，查体不配合，双侧瞳孔直径 3mm，对光反射灵敏，左上肢查体不配合，余肢体可见自主活动，颈部抵抗，脑膜刺激征阳性，病理反射未引出。行颅脑 CT 检查未见明显异常，胸部 CT 检查示双肺少许炎症、双侧胸腔积液。心电图示右心室肥厚，前间壁 ST–T 异常。给予美罗培南、利奈唑胺抗感染治疗，并维持电解质平衡。随后转入我院 ICU，给予抗感染、糖皮质激素、人免疫球蛋白等治疗。2 天前血氧饱和度降低至 50%，血压 80/40mmHg，吸出大量泡沫样痰，立即行气管插管，呼吸机辅助通气。患者自发病以来，意识逐渐丧失，呈昏迷状态，不能进食，大小便正常，体重减轻，具体不详。

既往史：患者平素体弱，易感冒；既往曾因"发热"住院治疗，未明确诊断；否认高血压、糖尿病、冠心病病史；否认结核等传染病病史；否认外伤、手术及输血史。

个人史：无异地久居史，否认疫区留居史，否认吸烟、饮酒史；青霉素、氨曲南过敏史；19 岁结婚，育有 1 子，丈夫及儿子体健。

入院查体：身高 166cm，体重 45kg，体温 37.6℃，脉搏 135 次 / 分，呼吸 25 次 / 分，血压 128/95mmHg。青年女性，发育正常，昏迷状态，被动卧位，颈部抵抗，查体欠合作。双侧瞳孔等大等圆，直径 3mm，对光反射迟钝。耳道无畸形，未见异常分泌物。心率 135 次 / 分，律齐，未闻及杂音。右肺呼吸音粗，左肺呼吸音低，可闻及少许湿性啰音。腹软，无压痛及反跳痛，腹膜刺激征阴性；四肢未见自主活动，肌张力低，双侧病理反射未引出；GCS 评分 3 分（E1/V1/M1）。

实验室检查：抗核抗体测定：1∶320，核颗粒抗体（＋），抗 SSA 抗体（＋）；

C- 反应蛋白 151mg/L；NT-proBNP 12 467pg/ml，尿 β₂- 微球蛋白 80.1mg/L；白细胞 13.54×10^9/L，中性粒细胞百分比 87%，淋巴细胞百分比 5.8%，血红蛋白 79g/L，血沉 109mm/h；铁蛋白 18354ng/ml，门冬氨酸氨基转移酶 112U/L，白蛋白 25.4g/L，血钾 3.02mmol/L，血钠 122mmol/L，血钙 1.87mmol/L。

影像学检查：颅脑 CT 未见明显异常。胸部 CT 见双肺少许炎症，双侧胸腔积液。心电图示右心室肥厚，前间壁 ST-T 异常。颅脑 MRI 平扫示双侧大脑半球脑沟内异常信号。腹盆部 CT 示肝脾及双肾肿大，双肾周多发渗出，左肾结石可能，脾脏多发钙化，腹腔后、盆腔及双侧腹股沟多发淋巴结重大，腹膜增厚。

问题 1：根据病史、体征和目前的检查结果，可能的诊断是什么？

患者可能诊断为：①发热原因待查：颅内感染？②呼吸衰竭，肺炎？③急性心力衰竭。④肝脾大。⑤低蛋白血症。⑥中度贫血。

知识点 1：颅内感染是由细菌、病毒、真菌或寄生虫导致的中枢神经系统炎症反应[1]。中枢神经系统实质、脑膜、脊膜及脑血管均可发生。颅内感染可引起全身感染性症状，如高热、乏力等，脑膜刺激征及颈部强直、颅内压增高导致头痛、恶心呕吐及视神经乳头水肿，严重者可导致意识障碍、癫痫发作甚至死亡。

知识点 2：社区获得性肺炎（community-acquired pneumonia，CAP）是全球范围内最常诊断的疾病之一[2]。其危险因素包括高龄、慢性疾病、吸烟和酗酒、误吸等。CAP 的临床表现多样，轻症表现为有限的呼吸急促和咳痰，重症表现为发热、呼吸窘迫和脓毒症。胸部影像学可表现为肺叶实变、间质浸润和（或）空洞。严重者可导致呼吸衰竭、脓毒症休克及意识障碍等。

问题 2：为进一步明确诊断，需要进行哪些检查和措施？

1. 脑脊液检查 脑脊液常规、细胞学、生化、细菌培养等。
2. 留取痰液行病原学检测（细菌、真菌、结核、寄生虫）。
3. 血培养。
4. 脑脊液标本 mNGS 检测。

病例摘要 2：

考虑临床诊断不明确，入院后进行腰椎穿刺术，测压为 15cmH₂O，脑脊液检查：黄色、微浑，球蛋白（+），白细胞 1445×10^6/L，红细胞 0×10^6/L，淋巴细胞百分比 44%，单核细胞百分比 26%，中性粒细胞百分比 22%，激活单核细胞百分比 8%，偶见白细胞吞噬现象，色氨酸实验（+），墨汁染色（-），乳酸定量 18.2mmol/L。脑脊液蛋白 2.83g/L，脑脊液葡萄糖 2.92mmol/L，脑脊液氯化物 116mmol/L。脑脊液、痰液、血液病原学检测示：脑脊液细菌培养阴性；痰培养及病毒核酸检测均阴性；血培养阴性。入 ICU 第 4 天进行脑脊液病源微生物 mNGS 检测，结果发现产单核细胞李斯特菌属 197 个序列数，相对丰度 86.8%，置信度 99%。

问题 3：该患者目前最有可能的诊断及流行病学？

结合患者个人史、脑脊液特点及 mNGS 结果，考虑为产单核细胞李斯特菌所致的脑膜炎。

目前诊断：①颅内感染（产单核细胞李斯特菌）。②呼吸衰竭，肺炎，胸腔积液。③急性心力衰竭。④肝脾大。⑤低蛋白血症。⑥中度贫血。

知识点 3：单核细胞增生性李斯特菌（Listeria monocytogenes，Lm）是土壤中常见的兼性厌氧的革兰阳性菌，为细胞内寄生[3]。Lm 所导致的疾病常由于使用了 Lm 污染的食物所致。50%~60% 的 Lm 感染的患者可导致中枢神经系统感染，包括脑膜炎、脑膜脑炎，尤其好发于免疫功能低下、新生儿、老年人及妊娠妇女。其中，脑膜脑炎是最常见的 Lm 所致的中枢神经系统感染。既往文献报道，在 252 例 Lm 所致的中枢神经系统感染的患者中，212 例（84%）存在脑膜脑炎[4]。此外，Lm 也可导致单纯性脑膜炎，但脑炎较少见，也很少进展为脑脓肿。Lm 所致的中枢神经系统感染轻则表现为发热和神志改变，重则导致病情急速恶化并伴有昏迷。

病例分析：该患者病情进展迅速，此类患者需要及早诊断以确保积极治疗，从而最大限度避免脑功能损伤。根据其流行病学及易感因素，该患者平素体弱，入院时颈强直、脑膜刺激征阳性，诊断优先考虑脑膜炎。事实上，Lm 中枢神经系统感染也应当尽快抗感染治疗，延迟治疗将增加神经系统后遗症和死亡的风险[5]。因此，在最初病原学结果完善之前，我们经验性使用了易透过血－脑屏障的药物美罗培南、利奈唑胺、更昔洛韦对其进行经验性抗感染治疗。

问题 4：如何诊断 Lm 中枢神经系统感染？

知识点 4：在患者条件允许的情况下，应进行腰椎穿刺＋脑脊液分析、培养和聚合酶链式反应（PCR）。此外，血培养也有助于确诊。中枢神经系李斯特菌感染者的脑脊液分析常见脑脊液蛋白显著升高，可伴有脑脊液糖含量降低[6]。脑脊液革兰染色对李斯特菌脑膜炎的敏感性低，仅有约 1/3 的患者为阳性。若脑脊液培养或 PCR 显示 Lm 呈阳性，则可以确诊 Lm 中枢神经系统感染。据文献报道，血培养阳性率高于脑脊液培养[7]。如果脑脊液培养和 PCR 结果为阴性但血培养呈阳性，且患者有中枢神经系统受累的症状和体征，也可以诊断为中枢神经系统李斯特菌病。此外，宏基因组第二代测序技术（metagenome second-generation sequencing technology，mNGS）在诊断 Lm 中枢神经系统感染中有着较好的敏感性[8]。

知识点 5：脑脊液标本 mNGS 检测技术在颅内感染病原学诊断的价值。

临床诊断神经感染性疾病的难度很大。病原种类繁多，传统的免疫学检测及病原微生物培养等手段，在鉴定感染性疾病的病原方面耗时、费力，难以及时地为临床提供可靠的诊断依据，使不少感染患者未能得到及时、有效的治疗，导致其预后不良。对于并非临床常见而没有在多数医院常规开展检测的囊虫、布氏杆菌、螺旋体等病原体，或者培养方法较复杂或非常规开展的李斯特菌、奴卡菌等病原体，mNGS 检测可以规避常规检查的不足。最关键的是，使用 mNGS 检测时，可以在完全没有先验信息或者临床倾向性的时候检测到病原，可对少见、罕见感染或者新发的感染性病原体进行检测。

病例摘要 3：

患者表现有颅内压增高的症状，进行性加重的意识障碍，实验室检测发现脑脊液蛋白增高、淋巴细胞增高，且 mNGS 报告发现产单核细胞李斯特菌属 197 个序列数。这些证据提示 Lm 中枢神经系统感染。

问题 5：如何治疗 Lm 中枢神经系统感染？

知识点 6：对于 Lm 所致的中枢神经系统感染，《欧洲临床微生物和感染病学会急性细菌性脑膜炎诊治指南》标准治疗方法为阿莫西林、氨苄西林或青霉素 G，而对于存在氨苄西林或青霉素使用禁忌的患者，可替代使用复方新诺明、美罗培南、利奈唑胺。治疗的持续周期，对于免疫功能正常的患者则至少 3 周，免疫功能受损的患者则应持续 4 ~ 8 周。

病例摘要 4：

考虑患者既往青霉素过敏史，结合 2016 年《欧洲临床微生物和感染病学会急性细菌性脑膜炎诊治指南》中关于 Lm 所致的脑膜炎治疗原则，我们将抗感染药物调整为美罗培南静脉滴注 2g、1 次 /8 小时。然而患者治疗 1 个月后，病情再次加重，出现了瞳孔对光反射消失、自主呼吸微弱、呛咳反射弱、持续性深昏迷。复查颅脑 CT 发现脑室系统扩大，考虑为脑膜炎所致的蛛网膜颗粒吸收脑脊液不良，神经外科会诊建议加大抗感染治疗力度，加强脱水治疗降低颅内压，必要时行侧脑室穿刺引流。

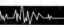

问题 6：如何加强针对 Lm 所致的中枢神经系统感染的抗感染力度？

知识点 7：对于 Lm 中枢神经系统感染，文献仍然推荐抗生素的联合应用[4]。有研究报道 β–内酰胺类抗生素联合复方新诺明在 Lm 所致的脑脓肿治疗中可改善患者预后[9]。此外，一项前瞻性研究也发现含有复方新诺明的治疗也可降低患者死亡率[4]。因此，对于严重的 Lm 中枢神经系统感染，可考虑联合复方新诺明（每次磺胺甲噁唑 0.8g/ 甲氧苄啶 160mg，口服，2 次 / 日）进行治疗。

病例摘要 5：

我们加用复方新诺明（磺胺甲噁唑 0.8g/ 甲氧苄啶 160mg，口服，2 次 / 日）与美罗培南联合抗感染治疗，并给予甘露醇降颅压治疗后，患者脑脊液白细胞逐渐下降，颜色逐渐清亮，患者神志逐渐好转，瞳孔对光反射、自主呼吸恢复，并成功脱离呼吸机。然而，入院第 43 天患者再次陷入昏迷，脑脊液检查示：无色透明，压力 5cmH2O，白细胞 26×10^6/L。行颅脑 CT 检查发现侧脑室及第三脑室扩大；颅脑 MRI 检查发现第四脑室正中孔、侧孔阻塞，中脑导水管阻塞，考虑梗阻性脑积水。遂于入院第 51 天请神经外科行脑室镜下第三脑室底造瘘术，术后患者脑积水改善，意识转清，肌力逐渐恢复。

病例分析：患者经有效抗感染治疗后再次出现意识障碍，应当考虑感染所致的脑积水。脑积水是中枢神经系统感染的并发症之一，其原因为严重的炎症反应引起蛛网膜颗粒、脑脊液循环通路上的阻塞，从而导致脑脊液吸收、循环障碍引起。据报道，约 14% 的 Lm 中枢神经系统感染的患者可并发脑积水[10]，未在早期得到有效抗感染的患者更容易发生[11]。一旦发现患者并发脑积水，应当积极联系神经外科行脑脊液分流手术。

病例小结：

1. 中年女性患者，以发热、意识不清起病，进行性加重。

2. 平素体弱。

3. 查体颈部强制，脑膜刺激征阳性。

4. 辅助检查 ①实验室检查：炎症指标升高，脑脊液白细胞升高，脑脊液蛋白升高，脑脊液培养、血培养阴性。②影像学检查：颅脑 MRI 平扫示双侧大脑半球脑沟内异常信号。

5. 脑脊液 mNGS 结果提示李斯特菌感染，给予美罗培南治疗。

6. 抗感染治疗过程中患者病情加重，联合复方新诺明联合抗感染治疗，患者病情、意识状态逐渐好转。

7. 有效抗感染治疗后患者再次出现意识状态恶化,影像学检查提示梗阻性脑积水,经脑脊液分流手术后患者意识状态、肌力逐渐好转。

（供稿：郭海鹏　山东大学齐鲁医院；

校稿：谢　晖　上海交通大学医学院附属第一人民医院）

参考文献

[1]Sonneville R，Magalhaes E，Meyfroidt G.Central nervous system infections in immunocompromised patients[J].Curr Opin Crit Care，2017，23（2）：128-133.

[2]Lanks CW，Musani AI，Hsia DW.Community-acquired pneumonia and Hospital-acquired Pneumonia[J].Med Clin North Am，2019，103（3）：487-501.

[3]Pizarro-Cerdá J，Cossart P.Microbe profile：listeria monocytogenes：a paradigm among intracellular bacterial pathogens[J].Microbiology（Reading），2019，165（7）：719-721.

[4]Charlier C，Perrodeau É，Leclercq A，et al.Clinical features and prognostic factors of listeriosis：the MONALISA national prospective cohort study[J].Lancet Infect Dis，2017，17（5）：510-519.

[5]Arslan F，Meynet E，Sunbul M，et al.The clinical features，diagnosis，treatment，and prognosis of neuroinvasive listeriosis：a multinational study[J].Eur J Clin Microbiol Infect Dis，2015，34（6）：1213-1221.

[6]Mylonakis E，Hohmann EL，Calderwood SB.Central nervous system infection with listeria monocytogenes：33 years' experience at a general hospital and review of 776 episodes from the literature[J].Medicine（Baltimore），1998，77（5）：313-36.

[7]Armstrong RW，Fung PC.Brainstem encephalitis（rhombencephalitis）due to listeria monocytogenes：case report and review[J].Clin Infect Dis，1993，16（5）：689-702.

[8]Zhang X，Wang R，Luo J，et al.Detection of meningoencephalitis caused by Listeria monocytogenes with ischemic stroke-like onset using metagenomics next-generation sequencing：A case report[J].Medicine（Baltimore），2021，100（31）：e26802.

[9]Lawrence A Cone，Millie M Leung，Richard G Byrd，et al.Multiple cerebral abscesses because of listeria monocytogenes：three case reports and a literature review of supratentorial listerial brain abscess（es）[J].Surgical Neurology，2003，59（4）：320-328.

[10]Kasanmoentalib ES，Brouwer MC，van der Ende A，et al.Hydrocephalus in adults with community-acquired bacterial meningitis[J].Neurology，2010，75（10）：918-923.

[11]Nachmias B，Orenbuch-Harroch E，Makranz C，et al.Early hydrocephalus in Listeria meningitis：Case report and review of the literature[J].ID Cases，2018，14（1）：e00455.

病例3 结核性脑膜炎

病例摘要1：

患者男性，66岁。

主诉：间断发热伴头痛1个月余，嗜睡10天，神志不清1天。

现病史：患者于1个多月前无明显诱因出现间断发热伴头痛，体温最高37.6℃，无寒战，无恶心呕吐，无胸闷气急，无头晕黑矇，无手脚麻木。就诊于当地医院，查血象高，尿常规阴性，自身抗体及免疫相关检查、肿瘤标志物、甲状腺功能均未见明显异常，T-SPOT检查阴性，血沉18mm/h，乙肝、梅毒、艾滋均阴性，头颅核磁提示脑内多发脱髓鞘改变。予抗感染治疗后效果不佳。10天前患者出现精神不振、嗜睡伴问答不切题。当地医院完善腰穿未见明显异常（具体结果不详），予对症治疗后效果欠佳。1天前患者出现神志不清、呼之不应，现就诊于我院急诊科。急查动脉血气提示Ⅰ型呼吸衰竭，立即实施气管插管接呼吸机辅助通气，予抗感染、抑酸、护胃、补液、营养支持等对症处理。现为进一步治疗转入ICU病房。患者自患病以来，精神状态较差，饮食不振，大小便正常，体重下降约4kg。

既往史：平素体健，否认疫水接触史，否认野禽及家鸽饲养史；30余年前因左眼角膜溃疡丧失视力，现左眼浑浊，视力丧失，对光无反应；否认手术史、输血史、食物及药物过敏史。

入院检查：体温37.5℃，脉搏96次/分，呼吸23次/分，血压112/80mmHg，体重指数21。神志昏迷，GCS评分：E1/VT/M2，气管插管状态，呼吸机辅助通气，右眼瞳孔3mm左右，对光反射灵敏。左眼失明。全身淋巴结无肿大，双肺听诊清音，心率105次/分，律齐。腹软无压痛。颈项强直，肌力查体不配合，肌张力未见异常，双侧霍夫曼征阴性，巴宾斯基征阴性，克匿格征阴性。

辅助检查：实验室检查：降钙素原1.79ng/ml；肌酸激酶20U/L，CK-MB 4U/L，CK-MM 16U/L，血钾3.58mmol/L，血钠131mmol/L，血氯91mmol/L，血钙2.30mmol/L，二氧化碳33mmol/L，血磷1.20mmol/L；真菌D-葡聚糖检测147.1pg/ml。影像学头颅CT：①脑水肿可能，请结合临床；②大脑镰密度增高，蛛网膜下腔出血待排，建议短期复查；③脑多发梗死灶可能，建议必要时 MRI 进一步检查；④左侧眼球病变，请结合临床；⑤双侧筛窦炎。胸部 CT 检查：两肺纹理增多、增粗紊乱及多发斑点条索影、左下肺磨玻璃结节。中腹部 CT：①双肾多发小结石；②胆汁淤积可能，请结合临床；③胃壁可疑增厚。

问题 1：根据病史、体征和目前的检查结果，目前可能的诊断是什么？

患者可能的诊断：①发热伴意识障碍：中枢感染可能，性质待定；②双肺炎症；③低钠血症；④双肾结石；⑤左眼失明。

知识点 1：中枢神经系统感染的诊断思路。

中枢神经系统感染性疾病系中枢神经系统遭受不同病原微生物入侵，导致相应神经组织受损并出现临床症状的一组疾病的总称，其特点具有突发性、复杂性、难治性和高危性，在急危重症患者诊疗过程中值得重视和关注。关于中枢神经系统感染的诊断，首先根据临床症状和体征确定神经系统功能是否受损是首先要明确的问题。主要依据可以问及（或）发现的临床症状（如瘫痪、抽搐、感觉异常、吞咽改变、意识状态等）和体检发现的阳性体征（如脑膜刺激征等）来确定。上述症状体征越明显，表现越弥散，往往提示病情越严重，病变范围越广泛。其次，要能够明确患者的病变部位。仅有脑膜受损的临床症状与体征提示为脑膜炎；出现脑、脊髓或者周围神经受损的临床症状，则提示为脑炎、脊髓炎或周围神经炎。然后感染病变性质多由一种病原体引起，有些情况下，也可能存在由两种或多种病原体同时致病的情况。明确疾病的性质具体步骤包括：①发病前是否有过上呼吸道、肠道、五官科、皮肤、黏膜感染病史及体内是否有慢性感染源或感染病灶。②周围人群或家庭中有无类似患者及其接触史，是否出入过疫区，接触过病兽、病禽或其他可能的被感染或污染的食物或水。③脑脊液检查对于中枢神经系统感染的性质判断具有重要的临床价值，是不可替代的重要检测指标，需要在排除禁忌取得知情同意后尽早完成检查和送检。通过外观、细胞计数、生化检查及病原学检查，能够鉴别可能的致病微生物到底是细菌、病毒、真菌、寄生虫或其他可能的病原体。但由于 50% 的中枢神经系统感染病原学诊断困难，往往需要反复多次送检或者尝试新的病原学检测方法。④ CT 和 MRI 对于脑膜炎诊断意义不大，但对于脑炎及脊髓炎性病变具有一定辅助诊断的意义。

病例分析：该患者以发热及中枢神经系统的相应症状起病，并且逐渐影响神志意识，最可能的诊断方面首先考虑为中枢神经系统感染。尽管在当地医院做过一次腰穿，但由于结果不明确，且一次结果阴性不足以排除诊断，因此，该患者的首要诊断措施仍然是再次复查腰穿。

病例摘要 2：

患者入院后继续予以机械通气、镇静镇痛，给予脱水降颅压，比阿培南、利奈唑胺、伏立康唑抗感染治疗，同时予补液、抗凝、利尿、补充白蛋白、营养支持等对症支持治疗。与家属说明情况并取得同意后，立即行腰穿及脑脊液检查。腰穿结果显示脑脊液颜色清亮，压力 400mmH$_2$O，测脑脊液白细胞 237×10^6/L，淋巴细胞百分比 78%，脑脊液蛋白 1360mg/L，脑脊液葡萄糖 1.7mmol/L，院内脑脊液病原学常规送检，同时送检脑脊液行宏基因组二代测序（mNGS）检测。1 天后脑脊液 mNGS 结果回报：分枝杆菌属，结核分枝杆菌复合群，相对丰度 100%。

问题 2：中枢神经系统结核分枝杆菌感染的诊断及临床特点？

知识点 2：结核性中枢神经系统感染的的临床特点。

结核性脑膜炎（结脑）是由结核分枝杆菌引起的脑膜非化脓性炎症，常累及蛛网膜、脑实质及脑血管等。因为结核性脑膜炎患者早期症状不典型，故导致早期诊断困难，常被误诊为病毒性脑膜炎、新型隐球菌性脑膜炎、化脓性脑膜炎等。而诊断不及时又会延迟抗结核治疗的时机，导致高病死率和高致残率。结核性脑膜炎常以非特异症状起病，包括头痛、发热、畏寒、乏力、精神萎靡、恶心、呕吐、食欲减退、体重下降等，起病急缓不一，以慢性及亚急性起病者居多。患者存在颅内压升高、脑实质伤害等，对患者的脑膜产生严重刺激[1]。

病例分析： 本例患者以发热起病，病情进展较慢，在当地医院行多项检查后，考虑诊断为"肺炎"。因初始诊断不明确，患者治疗效果不佳。后逐渐出现意识障碍后，开始考虑中枢神经系统感染可能性。

知识点 3：结核性脑膜炎的脑脊液化验特点。

结核性脑膜炎（简称结脑）患者脑脊液检查通常出现以下变化[1~3]：①压力明显增高，外观澄清或呈毛玻璃样，如含有大量纤维蛋白原，脑脊液搁置后可出现薄膜样沉淀物；②白细胞计数为（100~500）×10^6/L，多以淋巴细胞占多数，但疾病早期部分患者可以中性粒细胞为主；③蛋白质升高至 1~2g/L；④糖＜2.2mmol/L，95% 的患者其脑脊液糖/同步血糖＜0.5。临床上，隐球菌脑膜炎（简称隐脑）的临床表现和实验室检查与结脑颇为相似，由于隐脑患者的临床表现不典型，易与结脑相混淆。然而，两者的治疗方案完全不同，故早期诊断和治疗对患者的预后至关重要。①对于合并免疫功能缺陷的中枢神经系统感染者，需首先排除隐脑；②与结脑相比，隐脑患者颅内压升高更为显著；③与结脑相比，隐脑患者脑脊液葡萄糖下降更为明显；④当脑脊液蛋白在 401 ~ 1000mg/L 时，隐脑患者更为常见，而当脑脊液蛋白＞2000mg/L，甚至每升上万时，结脑患者更为常见；⑤隐脑患者脑脊液白细胞数多＜50×10⁶/L，而结脑患者多在（50 ~ 500）×10⁶/L。

病例分析：本例患者初次脑脊液检测无明显阳性发现。病情进行性加重转至我院后再次做腰穿发现脑脊液压力异常增高，白细胞和蛋白含量均明显升高，葡萄糖水平下降，故高度怀疑隐球菌感染或者结核感染。本例患者的脑脊液常规和生化检查尚不能明确区分，故仍需进一步寻找微生物学证据。

知识点 4：宏基因组学测序技术在结核性脑膜炎诊断中的应用。

脑脊液抗酸染色是诊断中枢神经系统结核分枝杆菌感染的快速、简便的方法，行改良抗酸染色有助于提高结核性脑膜炎的诊断效能。抗酸染色阳性时，应注意排除奴卡菌及非结核分枝杆菌感染。临床常用的最为普遍的是罗氏培养法，分枝杆菌生长培养阳性可能需要 4 ~ 8 周，不利于早期诊断。分枝杆菌生长指示管培养法主要通过连续检测接种标本培养基所显示的荧光强度变化，来判断是否有分枝杆菌生长，平均检出时间可以在最快缩短到 10 天，但依然无法满足临床急危重患者的诊断需要。

宏基因组学检测技术最大的优势在于可以同时测定几百万甚至上亿条 DNA 或者 RNA 序列，24 小时或者 48 小时内即可得到明确的检测结果，大大节省了病原学诊断时间。在常规方法未检测到病原体且怀疑为中枢神经系统感染者，行二代测序检测可进一步提高病原学检出率。有个别报道结脑患者反复脑脊液检查正常。亦有文献报道，在一些结脑患者发病早期，其脑脊液检查并不具有特异性，与病毒性脑膜炎、化脓性脑膜炎无法准确鉴别，此时需要反复多次动态观察脑脊液变化[1]。

病例分析：本例患者脑脊液标本多次送检结核涂片均为阴性，但两次送检二代测序检测均发现结核分枝杆菌，从而最终明确诊断，提示我们脑脊液二代测序分析有助于中枢神经系统结核病的诊断，值得在临床中推广应用。

病例摘要 3：

根据腰穿结果，调整抗生素方案为利奈唑胺 300ml、1 次 /12 小时，利福平针 0.45g、1 次 / 日，异烟肼注射液 500mg、1 次 / 日，吡嗪酰胺 1.5g、1 次 / 日治疗，同时继续给予脱水降颅压治疗。治疗 3 天后患者神志较前明显改善，GCS 评分：E4/VT/M4。5天后再次行腰穿，颜色清亮，测脑脊液压力 170mmH₂O，压力较前明显下降。但查脑脊液白细胞 400×10⁶/L，淋巴细胞百分比 58%，脑脊液蛋白 1832g/L，脑脊液葡萄糖 1.3mmol/L。脑脊液细胞数及生化结果与临床症状改善不一致。再次送检脑脊液 mNGS，仍然回报为分枝杆菌属，结核分枝杆菌复合群，相对丰度 100％。患者结核性脑膜炎诊断明确，送检痰 GeneXpert 提示未查见肺内结核灶，暂不考虑开放性肺结核可能，继续利福平 500mg、1 次／日＋异烟肼 0.45g、1 次／日＋吡嗪酰胺 1.5g、1 次／日＋利奈唑胺 300ml、2 次／日抗结核治疗，加用地塞米松 10mg、1 次／日抗炎。后痰标本培养出脑膜脓毒伊丽莎白菌，根据药敏结果加予来立信抗感染治疗。后患者每间隔 5～7 天复查腰穿，脑脊液颜色均清亮，测脑脊液压力 150～170mmH$_2$O，脑脊液白细胞从最高值 441×10^6/L 逐渐降至 168×10^6/L，脑脊液蛋白及葡萄糖水平也较前改善。患者一般情况显著好转，神志清楚，检查配合，四肢肌力正常，能用简单肢体语言表达诉求。自主呼吸良好，逐步降低呼吸机参数至成功脱离呼吸机，改为高流量氧疗。3 周后转回当地医院继续康复治疗。

问题 3：结核性脑膜炎治疗过程中的方案、疗程及注意事项是什么？

知识点 5：结核性脑膜炎的治疗方案及疗程。

中枢神经系统结核病的化学治疗遵循肺结核的化学治疗模式，分为强化期和巩固期。强化期的抗结核治疗方案应包括不少于 4 个有效的抗结核药物，异烟肼、利福平、吡嗪酰胺被推荐作为优先选择的抗结核药物，所有中枢神经系统结核病的强化期疗程不少于 2 个月，全疗程不少于 12 个月。多个对中枢神经系统结核病有较明确治疗获益的药物，如异烟肼、吡嗪酰胺、氟喹诺酮、利奈唑胺等均有较高的血 – 脑屏障通透性，而脑膜炎症时利福平在脑脊液中的浓度增加，且反复鞘内注射会增加医源性感染风险，因此不推荐常规采用抗结核药物鞘内注射的方式治疗中枢神经系统结核病[4]。

病例分析：本例患者采用异烟肼、利福平、吡嗪酰胺与利奈唑胺四联抗结核方案，后期加用的左氧氟沙星亦有抗结核作用。此方案应用后效果明显，患者中枢神经系统症状有明显改善。

知识点 6：结核性脑膜炎的治疗过程中的"矛盾现象"及处理措施。

结核性脑膜炎患者常伴有明显的脑脊液炎症反应。抗结核治疗启动后，脑脊液炎症反应继续加重或颅内结核球扩大继发的症状加重，被称为矛盾现象。有临床研究认为，糖皮质激素可促进结核性脑膜炎的炎性物质渗出的吸收，对降低颅压，减轻颅脑血肿具有重要作用。矛盾现象或脊髓结核继发的急性脊髓压迫症患者亦可能通过糖皮质激素治疗获益。脑脊液可有效反映结核性脑膜炎的颅脑变化状况，通过对脑脊液进行细胞学检验能评价结核性脑膜炎疗效，实现对患者病情监测和早期诊断的价值和作用。推荐地塞米松每日剂量从 0.3～0.4mg/kg 起始，逐渐减停，通常疗程为 4～8 周[5,6]。

病例分析：本例患者启动抗结核治疗后，症状改善明显，但复查腰穿脑脊液检查白细胞和蛋白水平仍有升高，葡萄糖水平仍有下降，符合结核性脑膜炎治疗过程中出现"矛盾现象"的情况。在加用地塞米松 7 ~ 10 天后上述指标逐渐得到控制，提示糖皮质激素在结核性脑膜炎患者需要及时使用。

病例点评：

由于临床表现的非特异性及实验室诊断的灵敏性和及时性欠佳，早期识别和诊断中枢神经系统结核感染存在困难，而诊断不及时又会延迟抗结核治疗的时机，从而造成高病死率和高致残率。从本例明确诊断的结核性脑膜炎病例来看，早期的症状、体征依然是指导临床医生反复追查脑脊液检查结果的重要线索。通过使用最新的宏基因学病原微生物检测技术，明显提高了诊断效率，缩短了诊断时间，从而为有针对性的抗结核四联治疗打下了坚实的基础。结核性脑膜炎在治疗过程中存在脑脊液结果的"矛盾现象"，联合使用糖皮质激素有助于减轻炎症，改善症状。

病例小结：

1. 患者为一名 66 岁的中年男性，由较为典型的中枢神经系统感染症状起病，就诊过程中由于前期腰穿结果脑脊液检查阴性，未能及时明确诊断，导致中枢神经系统症状持续加重，最终导致昏迷伴呼吸衰竭，而需要收入 ICU 行机械通气治疗。

2. 通过梳理患者的病史、症状及体征，原发疾病首先考虑为中枢神经系统感染，入院后第一时间再次行脑脊液检查，结果符合结核性脑膜炎特征性的细胞学及生化检查特征。脑脊液行两次宏基因组学检测，结果明确患者诊断为结核性脑膜炎。

3. 治疗上给予利福平、异烟肼、吡嗪酰胺、利奈唑胺抗结核治疗，过程中脑脊液检查出现"矛盾现象"，通过使用糖皮质激素及时控制炎症症状，最终患者痊愈出院。

（供稿：马林浩　上海长征医院；

校稿：阮正上　上海交通大学医学院附属新华医院）

参考文献

[1] 中华医学会结核病学分会结核性脑膜炎专业委员会 .2019 中国中枢神经系统结核病诊疗指南 [J]. 中华传染病杂志，2020，38（7）：400-408.

[2]Wilkinson RJ，Rohlwink U，Misra UK，et al.Tuberculous meningitis[J].Nat

Rev Neurol，2017，13（10）：581-598.

[3]Feng GD，Shi M，Ma L，et al.Diagnostic accuracy of intracellular mycobacterium tuberculosis detection for tuberculous meningitis[J].Am J Respir Crit Care Med，2014，189（4）：475-481.

[4]Heemskerk AD，Bang ND，Mai NT，et al.Intensified antituberculosis therapy in adults with tuberculous meningitis[J].N Engl J Med，2016，374（2）：124-134.

[5]Chambers ST，Hendrickse WA，Record C，et al.Paradoxical expansion of intracranial tuberculomas during chemotherapy[J].Lancet，1984，2（8396）：181-184.

[6]Prasad K，Singh MB，Ryan H.Corticosteroids for managing tuberculous meningitis[J].Cochrane Database Syst Rev，2016，4（4）：CD002244.

病例 4 乳腺癌术后突发意识丧失的原因分析

病例摘要 1：

患者女性，41 岁，已婚已育。

主诉：反复头晕头痛、恶心呕吐 20 余天，伴意识丧失 1 次。

现病史：患者因"乳腺癌"术后需定期化疗，20 天前再次行艾立布林＋卡铂化疗。出院后反复头痛伴恶心呕吐，在当地医院止痛、脱水、止吐等对症支持治疗后，稍有好转。1 天前突然出现意识丧失及癫痫样发作，期间牙关紧闭、双眼凝视、双上肢痉挛，无大小便失禁，无呕吐，无寒战发热，持续时间约 5 分钟后缓解，自诉有一过性记忆丧失。当晚予以心电监护，心率 40 ~ 55 次 / 分，最低 34 次 / 分。现患者总体病情较重，转至我院 ICU 进一步治疗。患者发病以来，右髂骨疼痛（NRS 评分 3 ~ 4 分），饮食睡眠稍差，体重无明显变化。

既往史：①3 年多前因"右乳房内占位"行乳腺癌根治术＋乳房重建术，术后病理提示右乳浸润性癌，非特殊型，Ⅲ级。脉管内可见癌栓，神经束见癌侵犯，E-cad（＋），ER（－），HCK（散在＋），Her-2（0），Ki-67（30％阳性），P120（膜＋），P63（－），PD-1（肿瘤 -，间质 5％＋），PD-L1[SP142]（肿瘤 -，间质 5％＋），PR（－），SMMHC（－），FISH 检测结果为阴性（HER-2 基因无扩增）。术后三年来长期化疗，但多次因化疗药物过敏调整化疗方案，甚至 2 次因过敏性休克进入 ICU 抢救治疗。半年前发现右侧髂骨、肋骨、肩胛骨、脊柱等多处骨骼乳腺癌浸润性转移，经 MDT 讨论目前采用艾立布林＋卡铂化疗方案。②抑郁症病史，曾口服奥氮平及阿普唑仑等抗抑郁、助眠药物，近半年来未曾服用。③否认高血压、糖尿病、冠心病等慢性病病史，否认肝炎、结核等传染病病史。④多柔比星、多西他赛等化疗药物过敏史。

个人史：已婚已育，否认饮酒、抽烟等不良嗜好，否认疫情地驻留史。月经史：15 初潮，5 ~ 7 天 /28 ~ 32 天，周期正常。

入院查体：身高 165cm，体重 65kg，体温 36.1 ℃，心率 57 次 / 分，血压

114/74mmHg，呼吸 20 次 / 分，SpO_2 99%。神志清楚，对答言语流畅、思维清晰，GCS 评分 15 分。双侧瞳孔等大等圆，对光反射好；呼吸平稳，双肺呼吸音清，未闻及明显干湿性啰音；心律齐，未闻及杂音；腹部平坦、软，全腹无压痛及反跳痛，腹膜刺激征（－）；颈部软，无强直，神经系统查体及病理反射（－）。

辅助检查：①头颅 MRI：未见明显异常。②肝脏 MRI：肝内新发多个转移灶，多发胸腰椎转移。③血气分析：pH 7.53，PCO_2 20.5mmHg，PO_2 152mmHg，HCO_3^- 16.6mmol/L，BE －6.09；④血常规：血红蛋白 104g/L，红细胞 $3.48×10^{12}$/L，白细胞 $3.25×10^9$/L，血小板 $228×10^9$/L；⑤心肌酶：cTnT 0.003ng/ml，肌红蛋白＜21ng/ml，NT-ProBNP 153.1pg/ml，PCT 0.02ng/ml，CRP 5.3mg/L，G 试验＜10pg/ml；⑥肝肾功能及电解质：TB/DB 33.9/18.1μmol/L，AB 49g/L，ALT/AST 17/96U/L，ALP/r-GT 96/204U/L，血钠 137mmol/L，血钾 3.8mmol/L，血氯 107mmol/L，血钙 2.28mmol/L，血磷 1.08mmol/L，血镁 0.79mmol/L；⑦凝血功能：凝血酶原时间 12.0 秒，活化部分凝血活酶时间 23.9 秒，国际标准化比值 1.06，纤维蛋白原 249mg/dl，D- 二聚体 0.43mg/dl；⑧乙肝、丙肝、戊肝、多次 HIV 抗体和梅毒测试阴性；⑨全血肿瘤标记物除 CA19-9 轻度增高（60U/ml），其余均阴性；⑩隐球菌荚膜抗原检测（－），结核 T-SPORT（－）。

问题 1：根据病史、体征和目前的检查结果，目前可能的诊断是什么？

目前患者反复头晕头痛，伴有短暂意识丧失及癫痫发作；期间心电监护提示有严重窦性心率过缓；既往乳腺癌病史，已有全身多处转移；多次化疗药物过敏史。患者诊断为：癫痫、意识丧失原因待查，可能考虑颅内转移性肿瘤 / 占位性病变、颅内血管源性病变、心源性因素（恶性心律失常、心脏瓣膜和结构问题）、颅内感染、代谢性脑病、心源性病变、药物性因素等原因，需要进一步分析和鉴别。

知识点 1：乳腺癌脑转移、占位性病变。

在美国，转移性乳腺癌是与脑转移相关的第二大癌症，仅次于肺癌；随着晚期乳腺癌患者生存时间的延长，脑转移的发生率正在逐渐增加；尤其是三阴性乳腺癌患者，首先转移至脑部的风险或乳腺癌确诊后发生脑转移的风险均增高。在一项研究中，Ⅰ期、Ⅱ期和Ⅲ期乳腺癌患者中以脑转移作为首次复发部位的 5 年累积发生率分别为 3%、5% 和 10%[1]。

知识点 2：颅内血管源性病变。

颅内血管源性病变主要是脑缺血和脑出血性病变，全球范围内缺血所致脑卒中约占 68%～78%，而出血性脑卒中（包括自发性脑出血和蛛网膜下隙出血）占 22%～32%；成年人（≥25 岁）罹患脑缺血和脑出血卒中的终生风险约为 18.3% 和 8.2%[2]。

中国是世界上因脑卒中疾病负担最重的国家，其年龄标准化的脑卒中患病率、发病率和死亡率估计分别为 1115/100 000 人年、247/100 000 人年和 115/100 000 人年[3]。

知识点 3：心源性因素（恶性心律失常、瓣膜疾病）。

心脏长时间窦性停搏导致的心动过缓、高度房室传导阻滞、室速室颤、结构性心脏病或心肺疾病等因素均可导致心输出量和体循环动脉压不足，引起晕厥或近乎晕厥。

知识点 4：颅内感染。

包括病毒性脑炎、细菌性脑炎及真菌、寄生虫等各种微生物引起的颅内感染。患者长期化疗处在免疫抑制状态，存在感染各种病源体导致颅内感染的可能。

问题 2：为进一步明确诊断，需要进行哪些检查和措施？

1. 动态心电图及心超　评估心率、心律问题，筛查恶性心律失常及心脏瓣膜或结构性问题。

2. 脑电图　评估患者是否有癫痫、脑电图异常等。

3. 头颅 CT　有无颅内出血、脑梗死及占位性病变。

4. 头颅 MRA 及 MRV　评估颅内血管情况，排查血管源性因素。

5. 腰穿　鉴别颅内感染、肿瘤、代谢等原因引起的疾病。

6. 血、脑脊液、尿等各类标本培养　排查感染性因素。

病例摘要 2：

目前临床诊断不明确，考虑心源性因素（恶性心律失常）/阿斯综合征、颅内血管源性病变、颅内转移性病变不能除外，分别行头颅 MRI，动态心电图等辅助检查进一步鉴别，同时予以对症支持治疗（脱水、降颅压、抗癫痫），密切关注检查结果的回报，评估患者的精神状态、意识状况以及 GCS 评分等。

入院第 3 天，头颅 CT：颅内少许腔隙性梗死灶；MRV 提示：上矢状窦边缘可疑少许栓子，余未见明显血栓形成；考虑颅内血管血栓性病变引起的颅高压，从而引起一系列症状，因而使用低分子肝素联合阿司匹林抗凝和抗血小板治疗。

入院第 4 天，动态心电图：正常，平均心率 69 次 / 分，最低 39 次 / 分。心超未见明显瓣膜和心脏结构性问题。予以加强心电监护，避免使用减慢心率药物，必要时使用异丙肾上腺素等药物增加心率。

入院第 6 天，突然出现烦躁不安和运动性失语，无其他阳性神经体征，使用 2mg 咪达唑仑，约 30 分钟后转醒，失语症状消失。

辅助检查结果回报：血培养：细菌、真菌、结核培养阴性；激素水平：雌二醇

＜ 18.4pmol/L,（随机）促肾上腺皮质激素 11.4pg/ml，皮质醇 360nmol/L；抗癫痫药物浓度：托吡酯 2.7μg/ml，左乙拉西坦 19.9μg/ml。

入院第 7 天，出现嗜睡症状，GCS 评分下降至 14 分，脑电图：不正常脑电图，全导 δ 频段慢波反复阵发性发放。予以增加甘露醇脱水剂量，密切监测生命体征变化。

病例分析：综合入院后目前的病情变化、症状和体征及辅助检查，阳性发现有：神志改变，嗜睡，颅高压症状明显并伴有一过性运动性失语。辅助检查：窦性心动过缓，上矢状窦边缘可疑少许栓子，脑电图全导 δ 频段慢波反复阵发性发放。目前的阳性发现不能完全解释当前的症状、体征改变，尤其是神经系统症状，仍需重点考虑颅内感染性病变、肿瘤转移不能除外，行腰穿和脑脊液检查，进一步排查。

入院第 8 天，行腰穿检查，压力＞ 40cmH$_2$O；脑脊液常规：无色透明，无凝块，蛋白定性（＋-），红细胞 12 个 /mm^3，白细胞 10 个 /mm^3；脑脊液生化：蛋白 0.62g/L，葡萄糖 1.7mmol/L，氯 126mmol/L，乳酸脱氢酶 248U/L（指尖血糖 6.2mmol/L）；脑脊液细菌、结核、真菌培养阴性，墨汁染色（-），隐球菌荚膜抗原（-）。给予加强甘露醇脱水、白蛋白＋利尿剂等联合降颅压治疗，同时监测有创动脉压，适当升高平均动脉压 MAP 90mmHg，提高颅内灌注压，改善脑灌注。

入院第 9 天，患者持续头痛未能改善，复查头颅 CT 提示脑组织肿胀，但无明显脑室受压表现，颅内少许腔隙性梗死灶。GCS 评分逐渐下降至 9 分（E2/V3/M4），脑脊液病理：见恶性肿瘤细胞，倾向腺癌。脑脊液 NGS 结果为阴性，未检出任何病原微生物。

入院第 11 天，患者昏迷，体温 40℃，GCS 评分 6 分（E1/V1/M4），双瞳等大等圆，直径 4mm，右侧瞳孔光反应稍迟钝。紧急气管插管机械通气，液体复苏，血管活性药物维持血压、保持脑灌注、亚低温治疗、降低脑氧耗等综合治疗。而数小时后发生室颤，经电除颤后抢救成功，GCS 评分（E1/VT/M1），双瞳扩散，直径 5.5mm，固定，光反射消失。和家属协商后，考虑到患者恶性肿瘤终末期，预后差，家属放弃进一步积极治疗，入院第 17 天患者死亡。

问题 3：该患者目前最有可能的诊断及流行病学？

结合患者恶性肿瘤病史、症状、体征等临床表现及脑脊液生化、病理检查等结果，考虑为乳腺癌柔脑膜转移。目前诊断：乳腺癌柔脑膜转移、颅内压增高、多脏器功能衰竭。

知识点 5：柔脑膜转移（leptomeningeal metastases，LM；癌性脑膜炎）是晚期癌症一种罕见但很严重的并发症。由于可以累及全脑全脊髓等多处部位，患者可表现为各种症状和体征。对其诊断常需要临床高度怀疑并通过神经影像学检查和脑脊液分析证实。

病理生理学要点：脑和脊髓周围包括硬脑（脊）膜、蛛网膜和软脑（脊）膜三层，蛛网膜和软脑膜合称为柔脑膜。蛛网膜下隙位于蛛网膜和软脑膜之间，包含脑脊液和供给脑实质供血的穿通支动脉。与肿瘤侵犯硬脑膜不同，当肿瘤侵犯柔脑膜，恶性细胞可播散遍布整个蛛网膜下隙。

LM 的临床表现可由多种不同的病理生理机制引起，包括脑膜侵犯所致的占位效应，使脑脊液流动受阻；肿瘤直接侵犯引起的颅神经和脊神经根功能障碍；破坏血 - 脑屏障，引起脑水肿等。

知识点 6：大约 5% 的转移性癌症患者被诊断为 LM，但未诊断或无症状的受累情况更为常见。尸检结果显示 LM 的发现率平均为 20%，一些特定肿瘤的 LM 比例可能更高。

LM 最常见的实体瘤来源是乳腺癌（12% ~ 35%）、肺癌（10% ~ 26%）、黑素瘤（5% ~ 25%）、胃肠道恶性肿瘤（4% ~ 14%）和原发灶不明癌（1% ~ 7%）[4]。在乳腺癌女性中，浸润性小叶癌特别倾向于向柔脑膜转移[5]。原发性脑肿瘤，包括低级别和高级别星形细胞瘤、髓母细胞瘤、室管膜瘤、松果体母细胞瘤和少突胶质细胞瘤，可浸润柔脑膜或沿脑脊液途径播散。

知识点 7：柔脑膜转移的症状和体征。

LM 患者的临床表现相对急性，一般在就医前症状可持续数日至数周。大多数患者有多灶性神经系统症状和体征，提示多水平受累。神经影像学通常显示柔脑膜、颅神经和脊神经根呈线性和（或）结节状强化。脑脊液检查通常异常，伴有蛋白升高、淋巴细胞数量增加、葡萄糖降低及细胞学结果阳性。临床表现：多灶性受累是柔脑膜疾病的一个特征。具体的临床症状和体征有所不同，这取决于柔脑膜受累的部位和潜在的病理生理改变。头痛：头痛是 LM 最常见的首发症状，见于 30% ~ 50% 的患者；神志改变：意识模糊、健忘、定向障碍、细微人格变化和 / 或嗜睡症状；颅神经病变：颅神经病变是由蛛网膜下隙内的颅神经受累引起，根据累及部位的不同可引起不同的症状，比如复视（动眼神经或滑车、外展神经）、面部疼痛过感觉异常（面神经）、构音障碍或吞咽困难（低位颅神经）等；小脑功能障碍：约 20% 的患者在诊断时存在步态不稳定、行走困难、头晕和跌倒；神经根病和马尾综合征：脊神经根受累可能引起受累平面解剖分布区的根性疼痛、麻木或肌无力；癫痫发作：邻近 LM 沉积灶对皮质的刺激、脑实质侵犯或局部水肿可引起部分性癫痫发作，可伴有也可不伴继发性全面性发作；高原波：头晕、头晕目眩、晕厥前兆或甚至明确的晕厥通常与体位改变（由坐位换为站立）有关；其他局灶性皮质体征和症状。

病例分析：该患者自 3 年多前诊断为"三阴性"乳腺癌，术后使用多种化疗方案效果不佳，半年前已发现肝脏、骨骼等多处转移。LM 的常见来源 12% ~ 35% 为乳腺癌，尤其是乳腺癌女性中，浸润性小叶癌特别倾向于向柔脑膜转移。该患者主要症状表现为头晕头痛，癫痫发作、失语等及神志改变（嗜睡、昏迷等），结合病史情况等临床上考虑高度怀疑 LM。

问题 4：如何确诊实体瘤柔脑膜转移？

知识点 8：神经影像学检查：钆增强脑和脊柱 MRI 常为 LM 的诊断提供重要证据；对于不能进行 MRI 检查的患者，对比增强 CT 可发现相似的阳性改变，但其敏感性低于 MRI。LM 的典型脑部 MRI 表现包括沿脑回和脑沟轮廓分布的薄层、弥漫性柔脑膜对比增强或蛛网膜下隙多个结节状沉积，可能伴有脑室扩张，但没有脑沟扩大或与脑沟扩大的程度不成比例（脑积水）。脊髓 MRI 可显示沿脊髓表面的线性或结节状增强和马尾的线性或结节状增强。

知识点 9：脑脊液分析和肿瘤学检测：常规和生化：LM 的典型脑脊液常见表现包括高蛋白浓度、低葡萄糖浓度、淋巴细胞增多和恶性肿瘤细胞的细胞学阳性。大约 30% 的病例脑脊液葡萄糖浓度降低（脑脊液∶血清 < 0.6），这是肿瘤导致运输损害或新陈代谢增加引起的。细胞学：LM 的确诊依据是脑脊液细胞学检查发现恶性肿瘤细胞，其特异性非常高，但敏感性只有 80% ~ 95%。流式细胞计：脑脊液的流式细胞计或其他分子检查可能对血液系统恶性肿瘤来源的 LM 特别有诊断价值。肿瘤标志物：例如，CEA、PSA、CA15-3、CA125，以及黑素瘤中的 MART-1 和 MAGE-3，可以为脑脊液播散性疾病提供证据。循环肿瘤细胞：外周血循环肿瘤细胞的鉴定技术可经改进后用来检测脑脊液样本，其对上皮肿瘤的敏感性和特异性较高[6]。

病例分析：腰穿、脑脊液分析及影像学的重要性。

脑脊液细胞学阳性是 LM 传统的诊断金标准，在某些情况下，典型的 MRI 表现也可诊断，但多项研究中 MRI 的敏感性为 76% ~ 87%。所有疑似 LM 的患者均应进行脑和脊柱 MRI，如果常规脑 MRI 正常但临床高度怀疑，单独行高分辨率对比增强颅底 MRI 可以突出常规序列中没有发现的颅神经细微增强或颅底广泛性骨性病变等，增加液体衰减反转恢复（fluid-attenuated inversion recovery，FLAIR）序列图像可发现显示蛛网膜下隙内高信号，提示蛋白含量增高。

当影像学结果阴性或担心患者有颅内压增高，均应该行腰椎穿刺。对于有较大颅内或脊柱肿块的患者，由于有引起疝的风险，则可以推迟腰椎穿刺。

脑脊液应常规送检细胞计数和分类计数、总蛋白、葡萄糖和细胞学检查。如果有条件，CSF-CTC（循环肿瘤细胞）分析是细胞学检查的有用补充。此外，还应常规行腰穿测量压力以筛查颅内压增高，这可能对后续的治疗有影响。

问题 5：治疗措施有哪些？

知识点 10：柔脑膜癌是转移到中枢神经系统恶性肿瘤的严重并发症。总体预后不佳，中位总生存期为 10 ~ 15 周。治疗目标包括稳定或改善神经系统功能及延长生存期，如果无法实现这些目标的话，则以缓解症状为目标。最佳支持治疗方案包括放疗、全身化疗或靶向治疗、鞘内化疗和地塞米松等。

知识点 11：颅高压的一般性治疗：地塞米松治疗，一次 8mg、一日 2 次的剂量[7]。此外，使用甘露醇、浓盐水、白蛋白＋利尿剂等常规脱水治疗；对于颅内压升高的梗阻性脑积水患者，若放疗无法清除梗阻，则需要进行分流术。

知识点 12：我们的标准治疗包括对症状性疾病或大块疾病区域行姑息性放疗（如 30Gy，每日分割剂量 3Gy）。对于预后较差的患者，有时使用 20Gy（分为 5 次，一日 1 次）来尽量减少患者疾病的负担和治疗时间。尽管放疗常能缓解神经根痛和中枢神经系统症状，但一般不能改善局灶性神经功能障碍。但也许可延迟或预防新的神经功能障碍发生[8]。

知识点 13：鞘内化疗是治疗 LM 的主要方法，但其效果可能有限。目前最常用于鞘内化疗的药物有甲氨蝶呤、标准阿糖胞苷及比较少使用的塞替派。实验性药物（包括单克隆抗体）的重要性正在日益增加，各种研究也在逐渐开展。

对于实体肿瘤 LM 患者，我们建议优选鞘内给予甲氨蝶呤（指南推荐 Grade 2B）。我们的诱导方案为一次 10 ~ 12mg，一周给药 2 次，持续 4 周。4 周后，在有疗效的患者中，给药频率逐渐减少至一周 1 次，之后进一步减至每 2 周 1 次[9]。

病例小结：

1. 中年女性，"三阴性乳腺癌"术后 3 年，近半年来发现肝脏、骨骼等多处转移。本次发病以头晕头痛及恶心呕吐起病，伴有一次较严重的癫痫发作和意识丧失。入院诊断和支持治疗过程中，病情迅速进展，GCS 评分迅速下降，短时间内昏迷。

2. 常规 MRI 及 MRA/MRV 检查未有阳性发现，但脑脊液常规检查和脑脊液分析，发现脑脊液蛋白浓度增高、葡萄糖浓度降低（脑脊液：血清＜ 0.6）和恶性肿瘤细胞的细胞学阳性。

3. 因而，对于肿瘤病史及临床高度怀疑的病例应进一步筛查脑脊液分析及对比增强 MRI 来排查柔脑膜转移癌。

4. 如情况允许，放疗和鞘内注射化疗可能有效，可延长生命和改善部分症状。

（供稿：钟　鸣　复旦大学附属中山医院；

校稿：阮正上　上海交通大学医学院附属新华医院）

参考文献

[1]Dawood S，Lei X，Litton JK，et al.Incidence of brain metastases as a first site of recurrence among women with triple receptor-negative breast cancer[J].Cancer，2012，118：4652.

[2]Feigin VL，Nguyen G，Cercy K，et al.Global，Regional，and Country-Specific Lifetime Risks of Stroke，1990 and 2016[J].N Engl J Med，2018，379（25）：2429-2437.

[3]Wang W，Jiang B，Sun H，et al.Prevalence，incidence，and mortality of stroke in China：results from a nationwide population-based survey of 480 687 adults[J].Circulation，2017，135（8）：759-771.

[4]Clarke JL，Perez HR，Jacks LM，et al.Leptomeningeal metastases in the MRI era[J].Neurology，2010，74（18）：1449-1454.

[5]Lamovec J，Bracko M.Metastatic pattern of infiltrating lobular carcinoma of the breast：an autopsy study[J].J Surg Oncol，1991，48（1）：28-33.

[6]Altundag K，Bondy ML，Mirza NQ，et al.Clinicopathologic characteristics and prognostic factors in 420 metastatic breast cancer patients with central nervous system metastasis[J].Cancer，2007，110（12）：2640-2647.

[7]Saito R，Kumabe T，Jokura H，et al.Symptomatic spinal dissemination of malignant astrocytoma[J].J Neurooncol，2003，61（3）：227-235.

[8]Hukin J，Siffert J，Cohen H，et al.Leptomeningeal dissemination at diagnosis of pediatric low-grade neuroepithelial tumors[J].Neuro Oncol，2003，5（3）：188.

[9]Ma C，Lv Y，Jiang R，et al.Novel method for the detection and quantifi-cation of malignant cells in the CSF of patients with leptomeningeal metastasis of lung cancer[J]. Oncol Lett，2016，11（1）：619-623.

病例 5　纹身后中毒休克综合征

病例摘要 1：

患者男性，27 岁，务工人员。

主诉：腹泻伴发热 3 天。

现病史：患者于 3 天前大面积纹身后出现腹痛，恶心、呕吐，伴有发热，诉背部纹身处有脓性分泌物及异味感，周身皮肤潮红，2 天前在当地诊断为"感染性腹泻"，予以头孢呋辛抗感染治疗后效果差，遂转至我院急诊科就诊。

既往史：既往体健，否认高血压、糖尿病病史，否认慢性肾功能不全病史。

个人史：无酗酒、吸烟史。否认冶游史。群租生活，居住环境卫生条件差。

入院查体：身高 170cm，体重 80kg，BP 78/42mmHg，T 39.5℃，HR 129 次 / 分，R 22 次 / 分，SpO_2 93%。神志清，精神萎，可简单对答，全身皮肤潮红，压之褪色，毛细血管充盈时间延长，肩背部皮肤纹身处化脓性渗出，有异味（病例 5 图 1）。

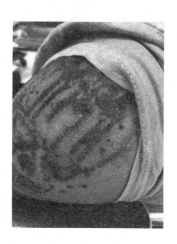

病例 5 图 1　患者入院当天纹身处皮肤可见脓性分泌物

实验室检查：①血常规：血红蛋白 143g/L，白细胞 29.64×10^9/L ↑，中性粒细胞 18.06×10^9/L ↑，淋巴细胞 0.4×10^9/L ↓，嗜酸性粒细胞 0.02×10^9/L；②炎症与感染指标：C- 反应蛋白 172mg/L ↑，白介素 -6 4300pq/ml ↑，降钙素原 100ng/ml ↑；③生化常

规检测：肌酐 433μmol/L↑，尿素氮 8.48μmol/L↑，总胆红素 14.4μmol/L，丙氨酸氨基转移酶 143U/L↑，天冬氨酸氨基转移酶 82U/L↑，肌酸激酶 1343U/L↑，白蛋白 28g/L↓，肌红蛋白 3504.2ng/ml↑；④血气分析：pH 7.31，乳酸 7.5mmol/L，碳酸氢根 11.6mmol/L，碱剩余 −14.70mmol/L；⑤凝血指标：二聚体 12.85ng/ml↑，凝血酶原时间 16 秒，活化部分凝血活酶时间 35 秒；其余指标均为阴性；胸腹部 CT 均未见异常。

问题 1：根据目前的病史、体征和目前的检查结果，目前可能的诊断是什么？

患者可能的诊断为：①循环性休克：分布性休克？低血容量性休克？②急性肾功能不全；③皮肤软组织感染。

知识点 1：休克：是指有效循环容量不足，组织器官微循环灌注急剧减少为基本原因的急性循环功能衰竭综合征。由于动脉阻力系统的改变，血液的重新分布，毛细血管的开放充盈程度，动静脉分流的改变，静脉容量血管的扩张，血容量的变化和心功能的改变决定了休克的不同特性。这些特征很大程度上影响了治疗方法的实施。Weil MH 等人于 1975 年提出对休克新的分类方法，得到临床学者的广泛接受。按照这种分类方法，休克被分为低血容量性、心源性、分布性和梗阻性四类。

知识点 2：分布性休克：是指血管收缩舒张功能异常导致的休克，包括脓毒性休克、中毒性休克、神经源性休克、过敏性休克等。脓毒性休克是分布性休克中最常见的类型。临床上脓毒性休克需符合以下标准：①有明确的感染灶；②有全身炎症反应存在；③收缩压低于 90mmHg，或较原来基础值下降 40mmHg，经积极液体复苏后血压无反应，或需血管活动药物维持；④伴有器官低灌注，如尿量小于 30ml/h，或有急性意识障碍；⑤血培养可能有致病微生物生长。分布性休克因血容量状态或前负荷不同，表现为两种明显不同的血流动力学状态，因此，根据血容量状态，可将分布性休克分为低前负荷型和正常前负荷型（病例 5 表 1）。尽管分布性休克常见低前负荷状态，但于低血容量性休克具有明显不同的特征。低血容量性休克以血管内容量明显减少为特征，而分布性休克引起的循环容量减少是相对的，血管收缩和舒张功能异常使血管容积明显增加，血容量分布到异常部位，导致有效循环血容量减少。单纯的容量补充能够纠正低血容量性休克，而分布性休克不能纠正。因此两者不能混为一谈。

病例 5 表 1　分布性休克的血流动力学分型

	低前负荷型	正常前负荷型
分类依据	前负荷不足	前负荷正常
病因	各类分布性休克	各类分布性休克

续表

	低前负荷型	正常前负荷型
感染性休克的致病菌	革兰阳性菌、阴性菌、真菌或病毒	革兰阳性菌、阴性菌、真菌或病毒
心输出量	低	高
体循环阻力	高	低
中心静脉压	低	正常
周围组织温度	冷	温暖
血流动力学特征	低排高阻	高排低阻

知识点3：低血容性休克：是指各种原因引起的循环容量丢失而导致的有效循环血量与心输出量减少、组织灌注不足、细胞代谢紊乱和功能受损的病理生理过程。低血容量性休克的循环容量丢失包括显性丢失和非显性丢失。显性丢失是指循环容量丢失到体外，失血是典型的显性丢失，如创伤、外科大手术的失血、消化道溃疡、食管静脉曲张破裂及产后大出血等疾病引起的急性大失血等。显性丢失也可由呕吐、腹泻、脱水、利尿等原因所致。非显性容量丢失是指循环容量丢失到循环系统之外，主要循环容量的血管外渗出或循环容量进入体腔内及其他方式的不显性体内丢失。低血容量的早期诊断对预后至关重要。传统的诊断依据为病史、症状、体征，包括精神状态改变、皮肤湿冷、收缩压下降（< 90mmHg 或较基础血压下降 > 40mmHg）或脉压减少（20mmHg）、尿量 < 0.5ml/（kg·h）、心率 > 100 次/分、中心静脉压 < 5mmHg 或肺动脉嵌顿压 < 8mmHg 等指标。然而，近年来已意识到传统诊断指标的局限性。发现氧代谢和组织灌注指标对低血容量早期诊断更有价值。

病例摘要2：

患者入院时存在低血压休克、炎症指标高、发热，病原菌暂不明确，故入院当天立即留取纹身处皮肤分泌物培养、血培养、痰培养、尿培养送检，然后进行皮肤消毒，经验性使用利奈唑胺及氨苄西林钠/舒巴坦钠抗感染治疗。同时予以进行积极液体复苏，使用升压药物，监测患者血压、尿量、中心静脉压、乳酸值、床旁B超评估等综合分析指导液体复苏，避免出现复苏性肺水肿。我院细菌室的化验回示该患者血培养及皮肤分泌物培养见金黄色葡萄球菌生长。痰培养、尿培养均为阴性。

问题2：目前患者的诊断及流行病学是什么？

结合患者病史、临床特征及实验室检查，考虑为葡萄球菌相关的中毒休克综合征。

目前诊断：①中毒休克综合征；②急性肾损伤；③皮肤软组织感染。

知识点4：中毒休克综合征（toxic shock syndrome，TSS）是一种由细菌毒素介导的疾病，由产生毒素的链球菌或金黄色葡萄球菌引起。这些超级抗原激活T细胞，导致细胞因子和炎症细胞的过度激活[1]。这就导致了发热、皮疹、低血压和毛细血管渗漏导致的末端器官衰竭的症状和体征。TSS最初常发生在经期使用高吸收性的卫生棉条的妇女，现已被撤出市场[2]。目前常见原因多见于外伤手术后、皮肤软组织感染，烧伤、耳鼻喉科鼻腔填塞后；其中皮肤软组织感染为最常见的危险因素[3]。据统计，在美国，TSS发病率约为0.8 ~ 3.4人/10万[4]。该病在发展中国家发病率较高，可能与经济及卫生条件相关[4]。婴幼儿、老年人及免疫力低下的患者为易感人群[5]。

知识点5：TSS的典型表现是急性发热、皮疹、低血压和器官功能衰竭。发病前可能有寒战和恶心、呕吐的前驱症状，以及非特异性症状，如肌痛、头痛或咽炎症状（如咽喉痛、吞咽疼痛），然后发展为脓毒症和器官功能障碍。TSS患者实验室检查无明显特异性，全血中可见白细胞增多或减少，需检测凝血功能、肝肾功能，评估有无脏器功能损害，在使用抗生素前留取血培养及伤口分泌物培养。如血培养及其他无菌部位培养葡萄球菌或链球菌，结合相关的临床表现可考虑诊断TSS[6]。诊断标准见病例5表2。

病例5表2　2011年美国疾病控制中心葡萄球菌相关的中毒休克综合征诊断标准

发热	体温 ≥ 38.9℃
皮疹	弥漫性黄斑红皮病
脱屑	此后1 ~ 2周出现皮肤脱屑
低血压	收缩压 ≤ 90mmHg
多系统受累 （符合三条以上）	胃肠道：发病时呕吐或腹泻
	肌肉：严重肌痛或肌酸磷酸激酶水平至少是正常上限的2倍
	肾：血尿素氮或肌酐至少是正常值的2倍
	肝脏：总胆红素、丙氨酸氨基转移酶或天冬氨酸氨基转移酶水平至少是实验室正常上限的2倍
	血液学：血小板 < 100 000/mm³
	黏膜：阴道、口咽或结膜充血
	中枢神经系统：意识改变
实验室检查	血液或脑脊液培养：血液培养可能对金黄色葡萄球菌阳性；对落基山斑疹热、钩端螺旋体病或麻疹血清学阴性

病例分析：该患者为青年男性，急性起病，发病季节为夏季，发病3天前有纹身史，纹身处皮肤有异味及脓性分泌物，存在皮肤软组织感染，为中毒休克综合征发生的常见感染原因之一。入院时存在腹泻、全身皮肤潮红、低血压及急性脏器功能不全，故考虑中毒休克综合征的可能。结合辅助检查、血培养及皮肤分泌物培养提示金黄色葡萄球菌生长，再次明确该诊断。

问题3：治疗措施有哪些？

知识点6：TSS治疗早期予以积极液体复苏，寻找并处理感染来源，对病原菌不明确的建议使用广谱抗生素，另外应结合发生机构的实际情况，考虑是否为耐甲氧西林的葡萄球菌（MRSA）高流行[7]。克林霉素可用于抑制毒素的产生。研究表明，在抗生素方案中加入克林霉素可以改善疗效。但是其为抑菌药，不能单独使用。鉴于最初不可能判断感染是否是复合菌感染，初始治疗也应覆盖革兰阴性菌[8]。

知识点7：对于补液后仍存在低血压的患者，建议使用血管升压药物[8]。目前大多数指南推荐去甲肾上腺素作为首选。静脉注射免疫球蛋白（IVIG）被认为是通过中和产生的毒素的活性而起作用的，对液体和血管升压药反应差的休克患者建议使用。虽然没有随机对照试验支持它的使用，但观察性试验显示，与只接受抗生素治疗的患者相比，使用IVIG可以降低死亡率。最佳剂量尚未确定，但2g/kg的高剂量是可以的[9]。尽管1984年的一项小型研究表明类固醇可以降低疾病严重程度，但死亡率并没有改善[10]。糖皮质激素目前不推荐作为TSS的辅助治疗。

知识点8：中毒性休克综合征是一种危及生命的疾病，死亡率很高。虽然死亡率在过去20年有所下降，但仍在1.8%～12%[11]。由于TSS发病少见，早期症状不典型，临床诊断比较困难，且常易误诊为急性肠炎或其他疾病，对于误诊或治疗延误的患者，死亡率可超过50%。因此，医护人员应该意识到这种疾病，即使他们不能处理，也应该能够及时转诊。这些患者需要快速复苏并进入重症监护室。只有积极治疗才能预防高死亡率。

治疗经过：入院后除抗休克、控制感染源及全身抗感染外，我们予以免疫球蛋白冲击治疗。患者经补液、抗感染等治疗3天后血流动力学逐渐趋于稳定，全身潮红退去，体温下降，纹身处皮肤干燥结痂。纹身处皮肤分泌物及血培养提示金黄色葡萄球菌。5天后患者双手及足底部蜕皮，8天后患者肝肾功能完全恢复。

病例小结：

1. 青年男性，以腹泻伴发热急性起病。3天前有纹身史，查体发现低血压、纹身处皮肤有脓性渗出，周身皮肤潮红，毛细血管充盈时间延长。实验室检查：炎症指标升高，肾功能受损。影像学检查未见异常。

2．结合患者病史及临床表现需考虑中毒休克综合征可能。

3．治疗过程中早期识别，积极抗休克、抗感染、控制感染源，留取感染部位及血培养，提示金黄色葡萄球菌感染，明确中毒休克综合征的诊断。

4．中毒休克综合征目前常见原因多见于外伤手术后、皮肤软组织感染，烧伤、耳鼻喉科鼻腔填塞后；皮肤软组织感染为最常见的危险因素。该病在发展中国家发病率较高，可能与经济及卫生条件相关。婴幼儿、老年人及免疫力低下的患者为易感人群。

5．中毒性休克综合征是一种危及生命的疾病，死亡率很高。由于中毒休克综合征发病少见，早期症状不典型，临床诊断比较困难，常易误诊为急性肠炎或其他疾病。早期识别及积极治疗可明显降低病死率。

（供稿：吕　慧　王瑞兰　上海交通大学医学院附属第一人民医院；

校稿：谢　晖　上海交通大学医学院附属第一人民医院）

参考文献

[1]Lamagni TL, Darenberg J, Luca-Harari B, et al.Epidemiology of severe streptococcus pyogenes disease[J].J Clin Microbiol, 2008, 46（7）: 2359-2367.

[2]Kim HI, Park S.Sepsis : early recognition and optimized treatment[J].Tuberc Respir Dis（Seoul）, 2019, 82（1）: 6-14.

[3]Vincent JL, Mongkolpun W.Current management of gram-negative septic shock[J].Curr Opin Infect Dis, 2018, 31（6）: 600-605.

[4]Coopersmith CM, De Backer D, Deutschman CS, et.al.Surviving sepsis campaign:research priorities for sepsis and septic shock[J].Crit Care Med,2018,46（8）: 1334-1356.

[5]Burnham JP, Kollef MH.Understanding toxic shock syndrome[J].Intensive Care Med, 2015, 41（9）: 1707-1710.

[6]Smit MA, Nyquist AC, Todd JK.Infectious shock and toxic shock syndrome diagnoses in hospitals, colorado, USA[J].Emerg Infect Dis, 2013, 19（11）: 1855-

1858.

[7]Lappin E, Ferguson AJ.Gram-positive toxic shock syndromes[J].Lancet Infect Dis, 2009, 9（5）: 281-290.

[8]Guirgis F, Black LP, DeVos EL.Updates and controversies in the early management of sepsis and septic shock[J].Emerg Med Pract, 2018, 20（10）: 1-28.

[9]Keller MA, Stiehm ER.Passive immunity in prevention and treatment of infectious diseases[J].Clin Microbiol Rev, 2000, 13（4）: 602.

[10]Todd JK, Ressman M, Caston SA, et al.Corticosteroid therapy for patients with toxic shock syndrome[J].JAMA, 1984, 252（24）: 3399-3402.

[11]Gaensbauer JT, Birkholz M, Smit MA, et al.Epidemiology and clinical relevance of toxic shock syndrome in US children[J].Pediatr Infect Dis J,2018,37（12）: 1223-1226.

病例 6　重症皮肤软组织感染导致中毒休克综合征

病例摘要 1：

患者男性，69 岁，汉族。

主诉：双下肢水肿 5 天，突发意识障碍伴呼吸困难半天。

现病史：患者于 5 天前无明显诱因出现双下肢水肿，伴有乏力，自觉无发热，无头晕、头痛；无呼吸急促，无胸闷，无咳嗽咳痰；无肢体麻木，无活动障碍；未予重视。又于半天前出现气促、大汗淋漓，立即被家人送往急诊科就诊，急查血常规示血象明显升高、血小板明显下降。给予"吸氧，美罗培南（1g，1 次 /12 小时）联合拜复乐抗感染，克赛抗凝"等对症支持治疗。入住急诊科当晚，患者突发心率下降，心率最慢 53 次 / 分，同时伴有意识障碍，呈点头样深大呼吸，立即予肾上腺素静脉推注，并紧急行经口气管插管接呼吸机辅助通气，血压持续下降，予积极补液、抗休克治疗。考虑患者同时存在呼吸衰竭、休克，病情危重，拟诊"感染性休克"收住 ICU。

既往史：高血压病史 8 年，最高血压 179/96mmHg，口服缬沙坦治疗，平素血压控制在 135/82mmHg。脑梗死病史 4 年，平素口服阿司匹林、辛伐他汀胶囊治疗。5 个月前因"颈部椎间盘突出"行"$C_{3\sim6}$ 前路减压内固定＋椎间植骨融合术"，术后 1 周因颈部肿胀、呼吸困难，急诊行"颈椎术后伤口探查清创止血术"。

入院查体：T 39.6℃，R 18 次 / 分，P 131 次 / 分，BP 95/47mmHg［NE 2.64μg/（kg·min）、DA 10.3μg/（kg·min）、垂体后叶素 1.2U/h］。昏迷，GCS 评分 6 分（E1/V1/M4），平车推入病房，点头样呼吸，经口插管接呼吸机机械通气中，压力型 - 同步间歇指令通气（P-SIMV）：PEEP 5cmH$_2$O，PC 10cmH$_2$O，FiO$_2$ 50%，PS 10cmH$_2$O。双侧瞳孔等大等圆，直径 2mm，对光反射迟钝。右侧颈部皮肤红，皮温高，颈软，四肢肌张力降低，双侧病理征未引出。心率 131 次 / 分，节律不规则，未及明显杂音。双肺呼吸音粗，未闻及明显干性啰音。腹平软，肝、脾未及，移动性浊音（－），肠鸣音消失，双下肢水肿。

辅助检查：（入院前半天）凝血功能：活化部分凝血活酶时间 43.5 秒，凝血酶原时间 14.2 秒，纤维蛋白原降解产物 40.3μg/ml，DD 7.31μg/ml。心肌蛋白：CK-MB 9.5ng/ml，肌红蛋白 743.9ng/ml，肌钙蛋白 0.04ng/ml。BNP 782.0pg/ml。血液生化：乳酸 6.31mmol/L，钾 5.02mmo/L，钠 132mmol/L，尿素 32.1mmol/L，肌酐 215μmol/L，总胆红素 51.2μmol/L。血常规：白细胞 16.31×10^9/L，中性粒细胞百分比 93.5%，淋巴细胞百分比 4.3%，血红蛋白 140g/L，红细胞 4.56×10^{12}/L，血小板 53×10^9/L，CRP（快速法）312mg/L。胸部 CT：两肺散在炎症，右侧胸腔少量积液，主动脉壁钙化，食管上端管壁可疑增厚。头颅 CT：两侧基底节区脑腔隙灶，蝶窦囊肿。上腹部 CT：脾脏钙化灶，双肾上腺增粗。下腹部 CT：前列腺钙化灶，盆腔钙化灶。颈椎 X 线：颈椎术后内固定中，颈椎退行性变。ECG：快室率房颤（165 次/分），左心室高电压，ST-T 改变。

（入院当天）血常规：白细胞 15.76×10^9/L，中性粒细胞百分比 92.7%，淋巴细胞百分比 4.9%，血红蛋白 117g/L，红细胞 3.68×10^{12}/L，血小板 39×10^9/L，CRP（快速法）213mg/L。心肌蛋白：CK-MB 6.6ng/ml，肌红蛋白 963.8ng/ml，肌钙蛋白 2.09ng/ml。凝血功能：活化部分凝血活酶时间 63.5 秒，凝血酶原时间 13.9 秒，凝血酶时间 17.1 秒，纤维蛋白原 4.2g/L，纤维蛋白原降解物 38.9μg/ml，D-二聚体 5.13μg/ml。血气分析：pH 7.32，PO$_2$ 112.5mmHg，PaCO$_2$ 35.48mmHg，碱剩余 -8.2mmol/L。血生化：乳酸 3.78mmol/L，钾 6.51mmo/L，钠 137mmol/L，尿素 38.7mmol/L，肌酐 278μmol/L，白蛋白 20g/L，前白蛋白 9mg/L，直接胆红素 29.3μmol/L，总胆红素 42.5μmol/L，淀粉酶 35U/L。降钙素原＞50ng/ml。胃液隐血（3+）。

问题 1：根据病史、体征和相关的辅助检查结果，目前可能的诊断是什么？

患者可能诊断为：①血流感染？②感染性休克；③感染性多器官功能障碍综合征（循环、呼吸、脑、肾、胃肠道、凝血）；④急性呼吸衰竭；⑤循环衰竭；⑥急性肾损伤；⑦凝血功能障碍；⑧应激性溃疡；⑨心房颤动；⑩代谢性酸中毒；⑪高钾血症；⑫低蛋白血症；⑬脑梗死个人史；⑭高血压 2 级（高危）；⑮颈椎间盘突出（术后）。

病情危重程度评估：APACHE Ⅱ 评分 32 分；SOFA 评分 16 分。

问题 2：对于这类重症感染患者，诊疗策略是什么？

1. 积极维持生命体征，维持血压、心率、氧合 ①呼吸机维持氧供；②给予积极补液、应用升压药物维持血压，因患者既往有高血压病史，MAP 维持在 85mmHg 以上。

2. 经验性给予抗感染治疗 根据 SEPSIS 集束化治疗策略：①送检培养（血、尿、痰）；②经验性给予广覆盖治疗（革兰阴性菌＋革兰阳性菌）。

3. 器官功能支持治疗 ①呼吸功能支持（呼吸机）；②循环功能支持（补液、升压药物）；③肾功能支持（CRRT）。

4. 对症治疗 ①低蛋白血症：补充白蛋白；②酸中毒、高钾血症：CRRT 纠正内环境。

5. 积极寻找感染源 排查可疑感染源：呼吸系统、泌尿系统、消化系统与腹腔、皮肤软组织。①呼吸系统：CT 报告提示两肺散在炎症，右侧胸腔少量积液。但患者肺部听诊未及啰音，胸部 CT（病例 6 图 1）显示，肺部少量渗出，但不符合重症肺炎特征，不足以导致感染性休克。②泌尿系统：尿常规（病例 6 表 1）显示，白细胞略高，尚不至于引起严重泌尿系统感染，更不足以导致感染性休克。③消化系统与腹腔：患者发病前及病程中无呕吐、腹泻、腹痛，入院时腹部软，无肌卫。腹部 CT（病例 6 图 2）显示，可见肝脾大小正常，胆囊不饱满；胰腺无水肿；肠腔无明显积气积液，肠壁无水肿；腹腔、盆腔内未见积液。故消化系统与腹腔感染导致感染性休克不成立。④皮肤软组织：患者既往病史明确，5 个月前曾行"颈椎术后伤口探查清创止血术"。入院时查体亦可见患者右侧颈部皮肤红，皮温高。此外，颈部 CT（病例 6 图 3）（黄色箭头）显示，食管右侧、甲状腺后方见明显异常密度灶。因此，需高度警惕皮肤软组织深部感染的可能性极大。

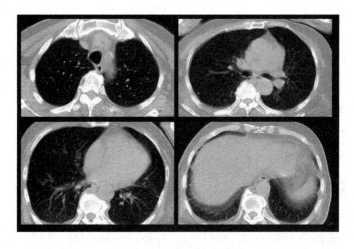

病例 6 图 1　胸部 CT 检查

病例 6 表 1　尿常规检查

项目	结果	参考范围
尿干化学检测		
比重	1.013	1.005 ～ 1.030
酸碱度	5.5	4.5 ～ 8

项目	结果	参考范围
白细胞	阴性（-）	阴性（-）
亚硝酸盐	阴性（-）	阴性（-）
蛋白质	阳性（+）	阴性（-）
酮体	阴性（-）	阴性（-）
尿胆原	阴性（-）	阴性（-）~弱阳性（±）
胆红素	阴性（-）	阴性（-）
葡萄糖	阳性（+）	阴性（-）
潜血	阳性（2+）	阴性（-）~弱阳性（±）
理学检测		
颜色	稻黄色	
透明度	清亮	
尿沉渣定量检测		
红细胞计数	33.9	＜25/μl↑
红细胞形态	均一型	阴性（-）
白细胞计数	26.9	＜25/μl↑
上皮细胞计数	22.9	＜31/μl
管型计数	1.0	＜1/μl
病理性管型	阳性（+）	＜1/μl
酵母样菌	未检出	＜1/μl
结晶	阴性（-）	＜10/μl
小圆上皮细胞	阳性（+）	阴性（-）

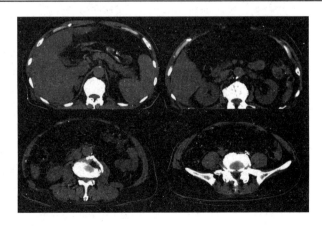

病例6图2 腹部CT检查

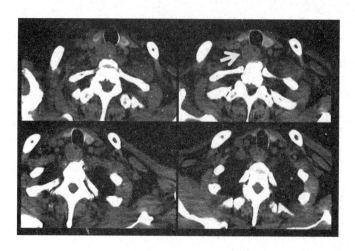

病例 6 图 3　颈部 CT 检查

知识点 1：根据脓毒症集束化治疗策略，此类重症感染患者的诊疗思路包括：①监测血乳酸水平；②送检血、尿、痰标本，完善病原学培养检查；③经验性给予广覆盖抗感染治疗；④积极液体复苏，应用血管活性药物，一般情况下维持 MAP 在 65mmHg 以上。

问题 3：为进一步明确诊断，此患者是如何完善病原学检查的？

1. 超声引导下穿刺，进一步明确感染灶　超声引导下穿刺，抽出少量脓液（病例 6 图 4）。感染灶明确，送检脓液培养。入院第 4 天复查胸部 CT（病例 6 图 5），可见颈部病灶仍然存在（黄色箭头），同时右侧胸腔出现大量积液（红色箭头）。

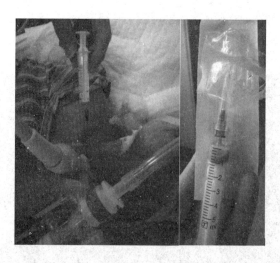

病例 6 图 4　超声引导下穿刺抽出少量脓液

2．超声定位下行右侧胸腔穿刺，抽出大量脓液，颜色同颈部穿刺抽出脓液（病例6图6）。考虑颈部感染灶破裂至右侧胸腔可能性大，患者目前存在右侧脓胸，予留置引流管，保持引流通畅。送检右侧胸腔脓液培养。请骨科会诊，行颈部探查清创引流术。术后患者血管活性药物用量明显减少（病例6图7）。

3．患者入院第3天痰培养结果，入院第6天颈部穿刺液、胸腔积液培养结果，入院第8天血培养结果分别见病例6表2至病例6表5。

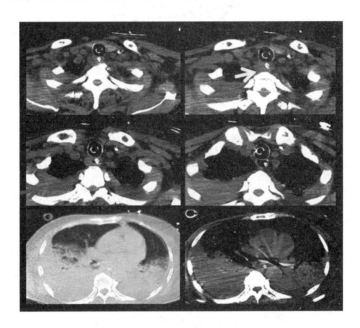

病例6图5　复查胸部CT（图2见颈部病灶仍然存在，
图3见右侧胸腔出现大量积液）

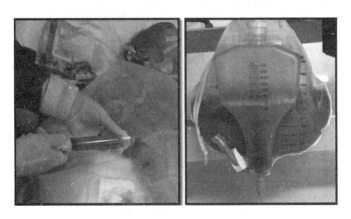

病例6图6　超声定位下行右侧胸腔穿刺抽液

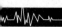
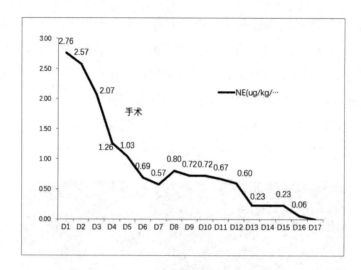

病例 6 图 7　术后血管活性药物用量

病例 6 表 2　入院第 3 天痰培养结果

金黄色葡萄球菌		真菌生长	
菌落计数（万 /ml）		菌落计数（万 /ml）	
菌落百分率（%）	80%	菌落百分率（%）	20%
环丙沙星	敏感		
克林霉素	敏感		
红霉素	敏感		
庆大霉素	敏感		
左旋氧氟沙星	敏感		
利奈唑胺	敏感		
莫西沙星	敏感		
苯唑西林	敏感		
青霉素 G	耐药		
哇努普汀 / 达福普汀	敏感		
四环素	敏感		
头孢西丁筛选	－		
诱导性克林霉素耐药试验	－		
替加环素	敏感		
万古霉素	敏感		
利福平	敏感		
复发新诺明	敏感		

病例6表3　入院第6天颈部穿刺液结果

金黄色葡萄球菌	
菌落计数（万/ml）	
菌落百分率（%）	
头孢西丁筛选	-
青霉素 G	耐药
苯唑西林	敏感
庆大霉素	敏感
环丙沙星	敏感
左旋氧氟沙星	敏感
莫西沙星	敏感
诱导性克林霉素耐药试验	-
红霉素	敏感
克林霉素	敏感
哇努普汀/达福普汀	敏感
利奈唑胺	敏感
万古霉素	敏感
四环素	敏感
替加环素	敏感
利福平	敏感
复发新诺明	敏感

病例6表4　入院第6天胸腔积液培养结果

金黄色葡萄球菌	
菌落计数（万/ml）	
菌落百分率（%）	
环丙沙星	敏感
克林霉素	耐药
红霉素	敏感
庆大霉素	敏感
左旋氧氟沙星	敏感
利奈唑胺	敏感
莫西沙星	敏感

续表

金黄色葡萄球菌	
苯唑西林	敏感
青霉素 G	耐药
哇努普汀 / 达福普汀	敏感
四环素	敏感
头孢西丁筛选	–
诱导性克林霉素耐药试验	–
替加环素	敏感
万古霉素	敏感
利福平	敏感
复发新诺明	敏感

病例 6 表 5　入院第 8 天血培养结果

金黄色葡萄球菌	
菌落计数（万 /ml）	
菌落百分率（%）	
环丙沙星	敏感
克林霉素	敏感
红霉素	敏感
庆大霉素	敏感
左旋氧氟沙星	敏感
利奈唑胺	敏感
莫西沙星	敏感
苯唑西林	敏感
青霉素 G	耐药
哇努普汀 / 达福普汀	敏感
四环素	敏感
头孢西丁筛选	–
诱导性克林霉素耐药试验	–
替加环素	敏感
万古霉素	敏感
利福平	敏感
复发新诺明	敏感

问题 4：该患者目前最有可能的诊断是什么？

患者目前诊断为：①重症皮肤软组织感染；②血流感染；③感染性休克；④感染性多器官功能障碍综合征。

知识点 2：重症皮肤软组织感染的定义和分类。

皮肤软组织感染（skin and soft tissue infections，SSTIs）又称皮肤及皮肤结构感染（skin and skin structure infections，SSSIs），是病原菌侵犯表皮、真皮和皮下组织引起的炎症性疾病。SSTIs 包括毛囊炎、疖、痈、淋巴管炎、急性蜂窝织炎、烧伤创面感染、手术后切口感染及压疮感染等。脓肿、蜂窝组织炎、化脓性肌炎都可能导致病情加重，最终可能发展为感染性休克、气性坏疽、坏死性筋膜炎，甚至危及生命。重症 SSTIs 则是指 SSTIs 导致严重脓毒症、感染性休克或 qSOFA ≥ 2 分，是 SSTIs 的严重类型[1~3]。

病例摘要 2：

该患者的病原学检查提示致病菌为苯唑西林敏感的金黄色葡萄球菌。此时，临床医师考虑到患者住院已超过 1 周，停用美罗培南，改用头孢哌酮舒巴坦抗革兰阴性菌治疗，并继续使用利奈唑胺。后期患者痰液培养检测出多药耐药的革兰阴性菌、真菌，根据药敏及病原微生物高通量测序检测结果调整抗生素。经过治疗，患者意识转清，可通过眨眼、点头、摇头交流，但患者出现四肢肌力明显下降，行肌电图检查，明确为获得性肌无力；又因无法短期内去除经口气管插管，行气管切开。针对获得性肌无力，行免疫球蛋白冲击治疗，四肢肌力略有好转，后期转康复医院继续治疗。

问题 5：重症皮肤软组织感染的病原学特点是什么？高危因素又有哪些？

知识点 3：重症 SSTIs 的病原学特点和高危因素。

SSTIs 病原体多为皮肤定植菌，在皮肤屏障破坏、免疫力低下等情况下导致感染。常见病原菌有葡萄球菌属、链球菌属、肠球菌、梭状芽胞杆菌、革兰阴性菌、厌氧菌、真菌等。其中最常见病原菌为葡萄球菌属，包括 MRSA 和甲氧西林敏感金黄色葡萄球菌。

SSTIs 的高危因素包括[4]：①免疫低下或缺陷：免疫低下或缺陷患者，正常免疫环境遭到破坏，正常微环境发生改变，定植微生物可称为致病菌，导致感染，包括细菌、真菌、寄生虫等。免疫低下或缺陷患者的 SSTIs 更易导致坏死性筋膜炎、感染性休克甚至死亡。②经皮肤手术操作：手术部位感染发生率可高达 9%，特别是 Ⅱ 级及以上的手术切口。③植入物：对于所有患者，了解手术史和任何假体材料的存在都非常重要，因为假体材料会增加感染的风险。腹部手术后放置人工补片的患者有更高的继发SSTIs 的风险。心室辅助装置与高感染率相关，其中大部分是传动系感染，表现为传动系出口部位的SSTIs。同样，心脏植入式电子设备也可能在设备部位出现SSTIs。除败血症外，短期或长期的血管内导管在导管插入部位或导管束处可出现蜂窝织炎或脓肿。④皮肤破损：任何原因导致皮肤屏障破坏，都有可能引发SSTIs，特别是污染伤口，即使皮肤表现已愈合，皮下组织仍有可能存在感染。

问题6：如何实施重症皮肤软组织感染的抗感染治疗策略？

知识点4：重症SSTIs的抗感染策略。

SSTIs的病原体受宿主因素、地理因素等影响，病原体分离受当前技术手段的影响，使得经验性抗生素的选择很复杂。尽管抗生素选择复杂，但病灶清除或引流，仍然是治疗SSTIs的首要步骤。在充分治疗感染源的前提下，合理选择抗生素，治疗才能达到效果。

当怀疑患者为SSTIs导致中毒性休克综合征（toxic shock syndrome，TSS）时，经验性治疗必须覆盖耐药病原体。基于回顾性研究和体外数据的专家意见认为，单独使用万古霉素和克林霉素或利奈唑胺是可能的治疗方案。如果是甲氧西林敏感的葡萄球菌感染，可以选择青霉素或苯唑西林，但为了减少单独使用青霉素的毒性，可联合使用克林霉素。克林霉素或者利奈唑胺可作为治疗TSS的基本用药，因为它们可以减少超级抗原的产生。获得病原学及药敏结果报告后，需调整抗感染方案，改为窄谱抗感染治疗。对于芽胞杆菌导致的TSS，克林霉素和青霉素仍可作为选择药物[1, 5~6]。

病例点评：

回顾患者病史资料，明确诊断为颈部软组织感染。但与常见SSTIs不同，该患者感染灶位置相对较深，且患者收住入院时颈部皮肤局部未见破损，未见分泌物，仅表现为局部皮肤红、温度较周围皮肤高。此时，临床医师会思索：患者颈部软组织感染是否为血流感染所致？如果患者是由金黄色葡萄球菌引发的血流感染，也会有明显的脓毒症表现，但播散灶常为多个病灶，且以血流丰富组织多见，如肺、脑，而单个病灶则少见。回顾患者既往史，发现5个月前曾行颈部手术。患者入院后第4天见颈部感染灶破裂至右侧胸腔，出现右侧脓胸。病原学检查提示为毒力较强的金黄色葡萄球菌。尽管金黄色葡萄球菌常为人体皮肤正常定植菌，但如患者存在高龄、基础疾病多、免疫功能低下及经皮肤手术操作等高危因素，金黄色葡萄球菌亦可导致重症皮肤软组织感染，严重者发展为脓毒性休克，甚至感染性多器官功能障碍。

病例小结：

1. 重症感染患者在入院时，尚未能明确感染灶，但已经发展为感染性休克、多脏器功能衰竭。此时，一方面需要积极维持生命体征，并尽早实施广覆盖抗感染治疗策略；另一方面还需积极寻找感染源，尽快明确感染灶。只有尽早明确病原菌，后期治疗才能从经验性抗感染转换成目标性抗感染。

2. 重症感染患者如果住院时间超过1周，则需要考虑病原菌有可能从社区获得病原菌向院内获得病原菌转换，并且耐药菌感染的机会明显升高。

（供稿：刘　娇　上海交通大学医学院附属瑞金医院；

校稿：阮正上　上海交通大学医学院附属新华医院）

参考文献

[1]Burnham JP，Kollef MH.Treatment of severe skin and soft tissue infections：a review[J].Curr Opin Infect Dis，2018，31（2）：113-119.

[2]Hersh AL，Chambers HF，Maselli JH，et al.National trends in ambulatory visits and antibiotic prescribing for skin and soft-tissue infections[J].Arch Intern Med，2008，168（14）：1585-1591.

[3]Edelsberg J，Taneja C，Zervos M，et al.Trends in US hospital admissions for skin and soft tissue infections[J].Emerg Infect Dis，2009，15（9）：1516-1518.

[4]Zhao JC，Zhang XH，Zhang N，et al.Complicated posterior cervical skin and soft tissue infections at a single referral center[J].Biomed Res Int，2020，（5）：1-10.

[5]Burnham JP，Kollef MH.Understanding toxic shock syndrome[J].Intensive Care Med，2015，41（9）：1707-1710.

[6]Burnham JP，Kirby JP，Kollef MH.Diagnosis and management of skin and soft tissue infections in the intensive care unit：a review[J].Intensive Care Med，2016，42（12）：1899-1911.

病例 7　EB 病毒感染导致噬血细胞综合征

病例摘要 1：

患者男性，31 岁。

主诉：乏力伴手抖 2 个月余。

现病史：患者于 2 个月前出现乏力伴手抖，呈进行性加重，双膝关节行走时疼痛。期间因食欲不佳伴轻微腹痛，至当地医院就诊，行胃镜检查示"反流性食管炎、慢性浅表性胃炎"，病理示"胃窦黏膜慢性炎，慢性炎性反应（＋）"，予抑酸护胃治疗。期间双上臂 2 次出现手掌大小红色皮疹，持续 2～3 天后消退。后至我院就诊，完善相关检查提示免疫指标异常，为进一步治疗收住我院风湿免疫科。近期体重下降 10kg。入院后完善相关辅助检查提示中性粒细胞与淋巴细胞比例倒置，EB 病毒 IgM 及拷贝数明显升高，肝酶升高，予抗病毒、保肝、增强免疫等治疗。入院第 13 天患者出现手抖、脚抖，当日下午突发癫痫大发作，全身抽搐，牙关紧闭，双瞳直径 0.45cm，对光迟钝，伴舌咬伤，氧饱和度下降，四肢肌强直，脑膜刺激征（＋），病理征（＋），立即予安定 5mg 静脉推注，症状好转后又再次发作，持续不能缓解，后予咪达唑仑控制并予气管插管接呼吸机辅助呼吸，考虑患者病情危重后转入 ICU。

既往史：6 岁时反复高热，予丙球治疗，当时发现脾大，未进一步检查，每年 1～2 次上呼吸道感染。

个人史：出生并生长于原籍，无疫区疫水接触史。

入科查体：T 36.6℃，BP 134/86mmHg，P 64 次／分，R 25 次／分，持续咪达唑仑镇静，RASS 评分 +1 分，经口气管插管呼吸机辅助呼吸，P-SIMV 模式，PS 8cmH_2O，PC 10cmH_2O，PEEP 3cmH_2O，FiO_2 40%，双侧瞳孔等大等圆，对光反射存在。双肺呼吸音粗，可闻及湿性啰音，心律齐，未闻及明显杂音，腹平软，压痛及反跳痛不能配合。双侧巴氏征（＋），双下肢肌张力高，四肢肌力检查不能配合。

辅助检查：三系降低：白细胞 3.56×10^9/L，血红蛋白 90g/L，血小板 20×10^9/L；

中性粒细胞、淋巴细胞比例倒置：中性粒细胞百分比 21.5%，淋巴细胞百分比 70.2%；肝功能异常：丙氨酸氨基转移酶 190U/L，天门冬氨酸氨基转移酶 186U/L；炎症指标升高：C 反应蛋白 54mg/L，降钙素原 0.18ng/ml，铁蛋白 842.7ng/ml；EB 病毒感染：EB 病毒 EA IgG > 150U/ml，EB 病毒 EBV IgM > 160U/ml，EB 病毒 VCA IgG > 750U/ml，EB 病毒 EBNA IgG 557U/ml，EB 病毒 2.1×10^6 copies/ml；凝血功能异常：活化部分凝血活酶时间 76.5 秒，凝血酶原时间 23.1 秒，纤维蛋白原 0.6g/L，D- 二聚体 12.73mg/L。CT 及腹部 B 超提示脾大。

问题 1：根据病史、体征和检查结果，目前可能的诊断是什么？

患者可能的诊断为：①癫痫持续状态：颅内感染可能？②三系降低：噬血细胞综合征可能；③ EB 病毒感染；④肝功能不全；⑤弥散性血管内凝血。

知识点 1： 癫痫持续状态广泛定义为出现两次以上的癫痫发作，发作间期意识未完全恢复，或一次癫痫发作持续 30 分钟以上。其常见病因包括脑血管病、颅脑外伤、脑肿瘤、颅脑术后、中枢神经系统感染后、脑血管畸形等。

知识点 2： 噬血细胞综合征（hemophagocytic syndrome，HPS）又称噬血细胞性淋巴组织细胞增多症（hemophagocytic lymphohistiocytosis，HLH），可发生在先天性遗传易感性免疫缺陷、自身免疫性疾病、持续性感染、恶性肿瘤或免疫抑制的患者中。感染相关 HLH 是继发性 HLH 最常见的形式，其中 EBV 感染是最主要的诱因[1, 2]。

问题 2：为进一步明确诊断，需要进行哪些检查和措施？

1. 颅内感染评估 腰椎穿刺脑脊液生化及微生物培养。

2. 三系降低评估 骨髓穿刺检查，血液细胞因子检查。

3. 相关体液 NGS 检测。

病例摘要 2：

考虑诊断不明确，完善骨髓穿刺及腰椎穿刺检查。骨髓穿刺：骨髓增生活跃，粒红比减低。粒、红、巨三系均增生活跃，粒系伴核左移，AKP 积分减低。髓片中偶见噬血组织细胞。外周血片中淋巴细胞比例相对高。脑脊液生化：红细胞少量，有核细胞数 4×10^6/L，潘氏试验（2+），脑脊液蛋白定量 1662.02mg/L，脑脊液氯化物 120mmol/L，脑脊液糖 2.2mmol/L；脑脊液脱落细胞：查见少量小淋巴细胞；脑脊液免疫：IgG 530.27；脑脊液 NGS：EB 病毒；细胞因子：白介素 -2 2299U/ml。

问题 3：该患者目前最有可能的诊断及流行病学是什么？

结合患者 EB 病毒感染病史、骨髓穿刺及脑脊液 NGS 结果，考虑为慢性 EB 病

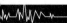
感染继发噬血细胞综合症累及中枢。

目前诊断：①噬血细胞综合征（累及中枢）；②EB病毒感染；③呼吸衰竭；④癫痫；⑤弥散性血管内凝血；⑥肝功能不全。

知识点3：噬血细胞综合征是一种免疫介导的危及生命的疾病，可影响各个年龄段人群。其发病较罕见，在国外研究中，每年发病率约为1例/80万人，1～10例/100万儿童[3]。是由原发或继发性免疫异常导致的过度炎症反应综合征。主要由淋巴细胞、单核细胞和巨噬细胞系统异常激活、增生，分泌大量炎性细胞因子引起的一系列炎症反应。临床以持续发热、肝脾大、全血细胞减少及骨髓、肝、脾、淋巴结组织发现噬血现象为主要特征[4]。

知识点4：HLH由于触发因素不同，被分为原发性和继发性。原发性是常染色体或性染色体隐性遗传病，根据缺陷基因特点原发性HLH可分为家族性HLH、免疫缺陷综合征相关HLH和EB病毒驱动HLH[5]。继发性HLH与各种潜在疾病有关，是由感染、肿瘤、风湿性疾病等多种病因启动免疫系统激活的火花机制所引起的一种反应性疾病，通常无家族病史或已知的遗传基因缺陷，其中感染相关HLH，EB病毒感染是主要诱因[2]。

知识点5：HLH中枢神经系统受累可作为HLH首发症状出现，也可发生于HLH后期病程中。表现为神经和（或）精神症状（如易激惹、惊厥、癫痫、脑膜刺激征、意识改变、共济失调、偏瘫等）、CNS影像学异常（头颅MRI提示脑实质或脑膜异常改变）、脑脊液异常［脑脊液细胞＞5个/μl和（或）蛋白质升高＞35g/L］等。当HLH患者出现上述一项或多项征象时，需考虑CNS-HLH[6～8]。

病例分析：该患者既往有EB病毒感染病史，是HLH发生的高危人群，其诊断及鉴别诊断较为困难。明确诊断主要依据患者EB病毒拷贝数、骨髓穿刺结果，以及患者神经系统症状体征。经抗病毒、地塞米松及依托泊苷治疗后，患者神志转清，血象恢复正常。

问题4：如何确诊HLH？

知识点6：根据国际组织细胞协会修订的诊断标准。符合以下两条标准中任何一条时即可诊断HLH。

（1）分子诊断符合HLH。

（2）符合以下8条指标中的5条：①发热：体温＞38.5℃，持续＞7天；②脾大；③血细胞减少（累及外周血两系或三系）：血红蛋白＜90g/L，血小板＜100×10⁹/L，中性粒细胞＜1.0×10⁹/L且非骨髓造血功能减低所致；④高三酰甘油血症和（或）低纤维蛋白原血症：三酰甘油＞3mmol/L或高于同年龄的3个标准差，纤维蛋白原＜1.5g/L或低于同年龄的3个标准差；⑤在骨髓、脾脏、肝脏或淋巴结里找到噬血细胞；⑥血清铁蛋白升高：铁蛋白≥500μg/L；⑦NK细胞活性降低或缺如；⑧sCD25（可溶性白介素-2）升高[9]。

知识点7：HLH的诊断需要筛查导致HLH的潜在疾病，确定HLH的类型。通过询问病史、查体，以及相关实验室检查，确定导致HLH的可能原因。病史询问需包括婚育史、家族史、过敏史，有无皮疹或淋巴结肿大，感染因素中，EB病毒感染可能在于在各种类型HLH的复杂疾病过程中。因此，诊断EBV-HLH需要全血和（或）血浆中监测出EBV-DNA，和（或）活体组织病理检查EBV编码的小RNA（EBER）阳性，并排除其他可能导致HLH的原因。血清EBV抗体阳性可作为EBV感染的参考[10]。

病例分析：HLH是一种进展迅速的高致死性疾病，其病因治疗与疾病预后转归关系密切，因此，所有患者在诊断HLH的同时需寻找潜在的病因。在其诊断过程中应遵循几项原则：①及时发现疑似HLH的患者，及时早期完善与HLH诊断相关的检查；②根据HLH-2004诊断标准，完善与诊断相关的检查；③筛查导致HLH的潜在疾病，确定HLH的类型。

问题5：治疗措施有哪些？

知识点8：HLH的治疗分为两方面：诱导缓解，控制过度炎症状态，达到控制HLH活化进展的目的；病因治疗，纠正潜在的免疫缺陷和控制原发病，达到防止HLH复发的目的[9, 11]。

知识点9：HLH的8周诱导治疗包括地塞米松、依托泊苷，以及鞘内注射甲氨蝶呤和地塞米松。初始诱导治疗后的2～3周应进行疗效评估，对于经初始诱导治疗未能达到部分应答及以上疗效的患者建议尽早接受挽救治疗[12]。

病例点评：

该患者既往有EB病毒感染病史，此次入院监测EB病毒DNA拷贝数明显升高，血清EB病毒抗体阳性，皆提示EB病毒感染。结合患者症状体征、脾大、三系降低、低纤维蛋白血症、骨髓穿刺见噬血细胞及白介素-2受体阳性，可判断该患者为EB病毒感染导致的HLH。

病例小结：

1. 青年男性，以乏力伴手抖2个月余就诊。

2. 病程中逐渐出现意识改变，既往合并EB病毒感染。

3. 实验室检查提示EB病毒感染，三系降低，骨髓穿刺见嗜血细胞、铁蛋白及可

溶性白介素 –2 受体明显升高。

4. 治疗中予地塞米松、依托泊苷相结合进行诱导缓解治疗。

5. 该患者初始达到诱导缓解治疗目标，后期等待造血干细胞移植治疗。

（供稿：于　月　陈德昌　上海交通大学医学院附属瑞金医院；

校稿：阮正上　上海交通大学医学院附属新华医院）

参考文献

[1]Janka GE，Lehmberg K.Hemophagocytic lymphohistiocytosis：pathogenesis and treatment[J].Hematology Am Soc Hematol Educ Program，2013，（1）：605–611.

[2]Janka GE.Familial and acquired hemophagocytic lymphohistiocytosis[J].Eur J Pediatr，2007，166（2）：95–109.

[3]Henter JI，Elinder G，Soder O，et al.Incidence in sweden and clinical features of familial hemophagocytic lymphohistiocytosis[J].Acta Paediatr Scand，1991，80（4）：428–435.

[4]Ramos–Casals M，Brito–Zeron P，Lopez–Guillermo A，et al.Adult haemophagocytic syndrome[J].Lancet，2014，383（9927）：1503–1516.

[5]Chandrakasan S，Filipovich AH.Hemophagocytic lymphohistiocytosis：advance in pathophysiology，diagnosis，and treatment[J].J Pediatr，2013，163（5）：1253–1259.

[6]Horne A，Trottestam H，Arico M，et al.Frequency and spectrum of central nervous system involvement in 193 children with haemophagocytic lymphohistiocytosis[J].Br J Haematol，2008，140（3）：327–335.

[7]Rego I，Severino M，Micalizzi C，et al.Neuroadiologic findings and follow–up with magnetic resonance imaging of the genetic forms of haemophagocytic lymphohistiocytosis with CNS involvement[J].Pediatric Blood Cancer，2012，58（5）：810–814.

[8]Deiva K，Mahlaoui N，Beaudonnet F，et al.CNS involvement at the onset of primary hemophagocytic lymphohistiocytosis[J].Neurology，2012，78（15）：1150-1156.

[9]Henter JI，Horne AC，Arico M，et al.HLH-2004：diagnostic and therapeutic guidelines for hemophagocytic lymphohistiocytosis[J].Pediatr Blood Cancer，2007，48（2）：124-131.

[10]Imashuku S.Treatment of Epstein-Barr virus-related hemophagocytic lymphohistiocytosis（EBV-HLH）：update 2010[J].J Pediatr Hematol Oncol，2011，33（1）：35-39.

[11]Henter JI，Arico M，Egeler RM，et al.HLH-94：a treatment protocol for hemophagocytic lymphohistocytosis.HLH study group of the histocyte society[J].Medical and Pediatric Oncology，1997，28（5）：342-347.

[12]Jordan MB，Allen CE，Weitzman S，et al.How I treat hemophagocytic lymphohistocytosis[J].Blood，2011，118（15）：4041-4052.

病例 8　重度营养不良与再喂养综合征

病例摘要 1：

患者女性，17 岁。

主诉：厌食 4 年，加重 1 个月余，血压下降和呼吸衰竭 4 天。

现病史：患者 4 年前因节食减肥和学习压力大，出现食欲减退。3 年前出现厌食和进食量明显减少，正常活动受限及体重下降。2 年前上述症状加重，遂前往北京某医院就诊，诊断为"神经性厌食症"，住院 39 天，体重增加 6kg 后出院。1 年前因长期进食少而晕倒，于当地医院内科住院治疗 2 周后出院。1 个月余前因精神压力大，再次出现食欲减退，每日仅进食少量果汁。一般活动已不能耐受，11 天前起床后晕倒，出现意识不清，呼之不应，四肢不自主活动，小便失禁 1 次。于当地医院重症医学科治疗，给予肠内及肠外营养治疗，治疗 1 周后出现多浆膜腔积液，咳痰无力给予气管插管，且血压需去甲肾上腺素及多巴胺维持。

既往史：既往体健，否认乙肝、结核等传染病病史。

个人史：12 岁月经初潮，已停经 2 年。

入院查体：T 36.6℃，HR 90 次 / 分，R 19 次 / 分，BP 100/77mmHg［去甲肾上腺素维持 0.08 ～ 0.14μg/（kg·min）］，BMI 10.1。营养差，严重消瘦貌，神志清，精神差，全身可见骨性凸起（病例 8 图 1），气管插管呼吸机辅助呼吸，双肺呼吸音粗，弥漫性湿性啰音，淡血性稀薄痰，心前区无异常隆起，触诊无震颤，心浊音界不大，心律齐，心音正常，各瓣膜听诊区未闻及病理性杂音。腹部平坦凹陷，肠鸣音弱，肝脾肋下未触及。四肢肌力 V 级，四肢凹陷性水肿。

辅助检查：电解质：钙 1.89mmol/L，磷 0.07mmol/L。血常规：血红蛋白 52g/L，白细胞 6.12×10^9/L，血小板 167×10^9/L，降钙素原 1.08ng/ml；肝功能检测：天冬氨酸氨基转移酶 2819U/L，丙氨酸氨基转移酶 1281U/L，前白蛋白 48.89g/L，白蛋白 28.3g/L，BNP 22675pg/ml。

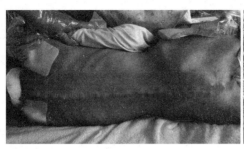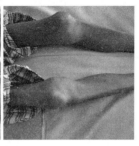

病例 8 图 1　全身骨性凸起明显

问题 1：根据病史、体征和检查结果，目前可能的诊断是什么？

可能的诊断为：①再喂养综合征；②神经性厌食症；③重度营养不良；④急性左心衰竭合并心源性肺水肿；⑤重度贫血。

知识点 1： 目前认为再喂养综合征（refeeding syndrome，RS）是指在长期饥饿后提供再喂养（包括经口摄食、肠内或肠外营养）所引起的、与代谢异常相关的一组表现，包括糖代谢失衡、低钾血症、低磷血症、低镁血症、液体潴留和硫胺素缺乏，低磷血症是最典型的特征之一[1]。再喂养综合征在 ICU 中的发病率还不确切，但是在癌症患者中发生率可高达 25%[2]。

知识点 2： 由于长期饥饿或禁饮食，胰岛素分泌减少和胰高血糖素分泌增加，导致糖异生增加保证机体供能。随着禁饮食时间延长（大约 6 小时至 3 天），血糖储备减少时，机体供能从碳水化合物转变为脂肪和蛋白质。除此之外，基础代谢率下降，Na^+-K^+-ATP 酶活性下降，导致细胞内钾离子、镁离子和磷离子从细胞内到细胞外进入循环系统。而水和钠离子进入细胞内引起细胞水肿。虽然摄入的电解质明显减少但是血清中离子浓度可能正常，此时血清化验指标不能作为评估再喂养风险的标准[3]。

知识点 3： 当从长期禁饮食状态恢复碳水化合物供能的时候，胰岛素分泌大量增加引起糖和磷进入细胞内，同时细胞膜上的 Na^+-K^+-ATP 酶活性增加，促进钾、镁离子内流，引起外周血中的钾、镁和磷离子水平进一步下降。水和钠离子外流进入循环中引起液体过负荷和急性心力衰竭。硫胺素是许多代谢酶的催化剂或者底物，再喂养综合症也可以引起硫胺素缺乏。

问题 2：如何识别发生再喂养综合征的风险？

可以通过 ASPEN（美国肠内肠外营养协会）制订的表格来评估患者发生再喂养综合征的风险（病例 8 表 1）[1]。

病例 8 表 1　ASPEN 制订的识别成人再喂养综合征发生风险表

	中度风险：需要 2 个风险标准	高度风险：需要 1 个风险标准
BMI	16 ~ 18.5	< 16
体重减轻	1 个月内减轻 5%	3 个月内减轻 7.5 个月内减轻 > 10%
能量摄入	1. 无或可忽略的经口摄入达 5 ~ 6 天或 2. 在急性疾病或损伤期间 < 75% 的估计能量需求 > 7 天或 3. < 75% 的估计能量需求 > 1 个月	1. 无或可忽略的经口摄入 > 7 天或 2. 在急性疾病或损伤期间 < 50% 的估计能量需求 > 5 天或 3. < 50% 的估计能量需求 > 1 个月
喂养前血清钾、磷或镁水平异常	偏低水平、或目前正常水平和近期低水平，需要少量或单剂量补充	中等 / 显著低水平、或偏低水平、或正常水平和近期低水平，需要大量或多次剂量补充
皮下脂肪丢失	中度丢失	重度丢失
肌肉耗失	轻中度损失	重度损失
高风险合并症	一般疾病	危重病

再喂养综合征风险增加相关疾病：获得性免疫缺陷综合征；慢性酒精或药物使用；吞咽困难和食管运动功能障碍（嗜酸性食管炎、贲门失弛缓症、胃动力障碍）；进食障碍（如神经性厌食症）；食物不安全和无家可归；未能健康成长，包括身体虐待和性虐待及被忽视的受害者（特别是儿童）；妊娠剧吐或长期呕吐；长期无营养支持的应激或手术；吸收不良（如短肠综合征、克罗恩病、囊性纤维化、幽门狭窄、消化不良、胰腺功能不全）；癌症；晚期神经功能障碍；减肥手术术后并发症；长期禁食（如绝食者、神经性厌食症）；低蛋白质营养不良 [4]。

极高喂养风险：BMI < 14，禁饮食超过 15 天且过去 3 ~ 6 个月内体重减少超过 20% [4]。

病例特点：患者此次发病长达 1 个月未进食，入院时体重指数 BMI 仅为 10.1，1 个月内体重下降达 6kg，属于启动营养后易发生再喂养综合征极高风险的人群。

问题 3：如何诊断再喂养综合征？

知识点 4：再喂养综合征诊断标准。

启动营养治疗 72 小时后出现电解质变化：血磷水平下降超过基线 30% 或低于 0.6mmol/L；或以下任何两种离子水平低于正常值（镁 < 0.75mmol/L，磷 < 0.8mmol/L，钾 < 3.5mmol/L），伴随以下任何临床症状 [2]：①心脏：心律失常、低血压、高血压、充血性心力衰竭、心肌病变、猝死；②肺：肺水肿、呼吸衰竭；③神经系统：无力、改变意识状态、癫痫发作、僵硬、共济失调、感觉异常、头晕、手足抽搐、横纹肌溶解、

肌痛；④胃肠道：腹痛、腹泻、厌食、便秘、麻痹性肠梗阻；⑤肾脏：尿浓缩能力下降；⑥代谢：碱中毒、酮症酸中毒、代谢性酸中毒、高钠血症、葡萄糖不耐受。

病例摘要2：

患者属于启动营养后容易发生再喂养综合征的极高风险人群，在当地入院后立即给予足量的肠内和肠外营养，而且在启动营养治疗后1周内相继出现呼吸衰竭、心力衰竭、血压下降，血磷水平明显下降。因此，目前出现多器官功能障碍考虑为再喂养综合征的临床表现。

问题4：如何预防再喂养综合征的发生？

知识点5：避免RS发生的营养策略[2]。

1. 开始营养支持治疗前（无论肠内营养或肠外营养），建议先给予患者代谢底物硫胺素100mg。

2. 电解质补充 钾1~1.5mmol/（kg·d），镁0.2~0.4mmol/（kg·d），磷0.3~0.6mmol/（kg·d），硫胺素200~300mg/d（第1-5天）；多种维生素（第1-10天）：根据检测结果补充多种微量元素；高风险患者补钠<1mmol/（kg·d）（第1-7天）；极高风险患者补钠<1mmol/（kg·d）（第1-10天）；即使外周血中铁离子水平低，仍然不建议在第1-7天内补充铁离子[2]。

3. 能量补充（包括肠内营养和肠外营养）[2]：见病例8表2。

病例8表2 营养治疗启动过程能量

	低风险	高风险	极高风险
第1-3天	15~25kcal/（kg·d）（40%碳水化合物，30~40%脂肪，15%~20%蛋白）	10~15kcal/（kg·d）（40%碳水化合物，30%~40%脂肪，15%~20%蛋白）	5~10kcal/（kg·d）（40%碳水化合物，30%~40%脂肪，15%~20%蛋白）
第4天	30kcal/（kg·d）（40%碳水化合物，30%~40%脂肪，15%~20%蛋白）	15~25kcal/（kg·d）（40%碳水化合物，30%~40%脂肪，15%~20%蛋白）	10~20kcal/（kg·d）足量能量（40%碳水化合物，30%~40%脂肪，15%~20%蛋白）
第5天 第6天	足量能量（40%碳水化合物，30%~40%脂肪，15%~20%蛋白）	30kcal/（kg·d）（40%碳水化合物，30%~40%脂肪，15%~20%蛋白）	
第7-9天		足量能量（40%碳水化合物，30%~40%脂肪，15%~20%蛋白）	20~30kcal/（kg·d）足量能量（40%碳水化合物，30%~40%脂肪，15%~20%蛋白）

	低风险	高风险	极高风险
> 10 天	足量能量（40%碳水化合物，30%～40%脂肪，15%～20%蛋白）	足量能量（40%碳水化合物，30%～40%脂肪，15%～20%蛋白）	足量能量（40%碳水化合物，30%～40%脂肪，15%～20%蛋白）

4. 液体补充：见病例 8 表 3。

病例 8 表 3　营养治疗启动过程中液体量

	低风险	高风险	极高风险
液体量	出入平衡，30～35ml/（kg·d）	出入平衡，第1-3天25～30ml/（kg·d），> 4天30～35ml/（kg·d）	出入平衡，第1-3天20～25ml/（kg·d），第4-6天25～30ml/（kg·d），> 7天25～35ml/（kg·d）

病例摘要 3：

患者诊断为再喂养综合征，此次入院后启动营养治疗前先给予维生素 B_1 100mg 肌内注射。每天鼻饲补充多种维生素，肌内注射维生素 B_1 100mg，磷酸肌酸 2g 静脉滴注，葡萄糖酸钙口服 1g；第 1-3 天，按照 5～10kcal/（kg·d）给予相应量的短肽制剂，第 4-6 天，按照 10～20kcal/（kg·d）给予相应量的短肽制剂，第 7-12 天，按照 20～30kcal/（kg·d）给予相应量的短肽制剂，第 13-17 天，按照 30～40kcal/（kg·d）给予相应量的短肽制剂，第 17-22 天，按照 40～50kcal/（kg·d），一半给予短肽制剂，一半给予整蛋白制剂；第 1-3 天液体量按照 20～25ml/kg 补充；第 4-6 天液体量按照 25～30ml/kg 补充；第 7-12 天液体量按照 30～35ml/kg 补充；> 13 天液体量按照 40ml/kg 补充，第 1-3 天液体出入量负平衡，大约 -500ml。

问题 5：如何评估肠内营养？

知识点 6： 启动肠内营养或肠外营养后，前 3 天每天做营养耐受评分，行电解质和白蛋白、前白蛋白监测，以后每 2～3 天监测一次；每天监测出入量，注意监测患者是否存在皮下水肿[4]。每 3 天测量体重变化，测量肱三头肌皮褶厚度。

病例摘要 4：

患者给予肠内营养后，前 3 天每天监测电解质和白蛋白、前白蛋白水平，以后每 3 天监测一次。血磷逐渐上升，在第 7 天达到正常水平，白蛋白在治疗第 14 天达到正常水平 40g/L，前白蛋白上升比较缓慢，在第 20 天到达正常水平。患者呛咳有力，意识清楚，早期康复下地自主活动[5]（病例 8 图 2）。

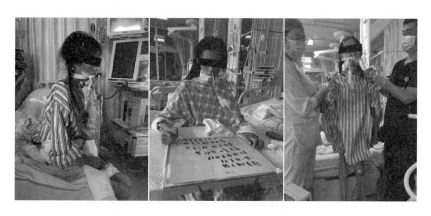

病例 8 图 2　自主坐位和下地活动

患者引起呼吸衰竭的原因包括急性左心衰竭并肺水肿、重度营养不良和呼吸肌力量不足等因素均已明显改善，可以下地活动，呛咳有力，因此决定拔除经口气管插管。拔管后患者生命体征平稳，但出现吞咽困难，口腔分泌物不能进入食管。6 小时后出现呼吸困难，痰鸣音明显，合并三凹征。经鼻纤支镜检查见大气道内大量泡沫样分泌物，考虑为口腔分泌物。因此再次给予患者经口气管插管开放气道。患者气道保护能力受损，怀疑存在神经性损伤因素，行颅脑 MRI 检查发现：延髓、脑桥中央脱髓鞘（病例 8 图 3）。

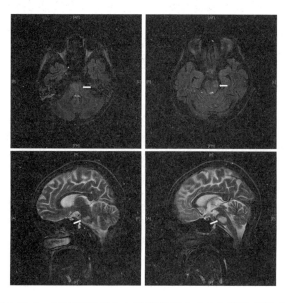

病例 8 图 3　延髓和脑桥中央脱髓鞘病变（白色箭头所示病变）

问题6：再喂养综合征的中枢神经损害有哪些？

知识点7：脑桥中央髓鞘溶解症为渗透性脱髓鞘症中的一种，主要发病原因为快速纠正低钠血症引起渗透压的快速变化引起，主要累及脑内少突胶质细胞和髓鞘。好发于酒精成瘾人群、酒精戒断人群及肝移植患者。偶可见于严重营养不良患者，潜伏期1～14天，病程表现为双相性：无症状期和恶化期[6]。

知识点8：目前脑桥中央髓鞘溶解症暂无特效药物治疗，早期发现给予丙种球蛋白冲击治疗和早期激素治疗有治愈的报道。目前有报道称米诺环素和托伐普坦（特异性拮抗精氨酸加压素）可能是有希望治疗渗透性脱髓鞘症的药物[6]。

病例点评：

该患者无快速纠正血钠病史，但是符合严重营养不良人群。由于早期气管插管无法判断患者是否存在饮水呛咳、吞咽困难等不适，且没有出现脑病表现，如意识改变、局部病灶症状、交叉瘫痪等，因此属于无症状患者，导致诊断延迟早期未给予激素或丙种球蛋白治疗，拔管失败后行气管切开。

病例小结：

患者为青少年女性，既往有神经厌食症，此次发病前因精神压力大约1个月禁饮食，在当地医院迅速给予完全足量肠内营养后1周后相继出现电解质代谢紊乱（低磷血症、低钙血症和低钾血症）、心力衰竭、低血压、昏迷、呼吸衰竭、贫血等多器官功能障碍，诊断为再喂养综合征。治疗过程中注意给予电解质补充，尤其是磷和硫胺素补充，缓慢增加能量供给（开始给予短肽营养制剂，后逐渐增加整蛋白营养制剂），早期每天监测电解质水平，后期间断监测电解质水平。患者临床症状逐渐改善，治疗14天后脱离呼吸机，电解质趋于稳定，每日热卡达到40kcal/（kg·d），体重增加1kg。拔除气管插管失败后，影像学发现合并脑桥中央髓鞘溶解症给予气管切开后继续康复治疗。

（供稿：方　巍　杨洪娜　山东第一医科大学附属省立医院；

校稿：谢　晖　上海交通大学医学院附属第一人民医院）

参考文献

[1]Da Silva JSV，Seres DS，Sabino K，et al.ASPEN consensus recommendations for refeeding syndrome[J].Nutr Clin Pract，2020，35（2）：178-195.

[2]Friedli N，Odermatt J，Reber E，et al.Refeeding syndrome：update and clinical advice for prevention，diagnosis and treatment[J].Curr Opin Gastroenterol，2020，36（2）：136-140.

[3]De Silva A，Nightingale JMD.Refeeding syndrome：physiological background and practical management[J].Frontline Gastroenterol，2020，11（5）：404-409.

[4]Reber E，Friedli N，Vasiloglou MF，et al.Management of refeeding syndrome in medical inpatients[J].J Clin Med，2019，8（12）：2202.

[5]Girard TD，Alhazzani W，Kress JP，et al.An official american thoracic society/American college of chest physicians clinical practice guideline：liberation from mechanical ventilation in critically ill adults.Rehabilitation Protocols，Ventilator Liberation Protocols,and Cuff Leak Tests[J].Am J Respir Crit Care Med,2017,195（1）：120-133.

[6]Lambeck J，Hieber M，Dressing A，et al.Central pontine myelinosis and osmotic demyelination syndrome[J].Dtsch Arztebl Int，2019，116（35-36）：600-606.

病例 9 创伤性膈疝合并主动脉夹层

病例摘要 1：

患者 51 岁，男性，已婚。

主诉：车祸伤致全身多处损伤伴意识障碍 20 小时。

现病史：患者入院前 20 小时发生车祸（具体受伤机制不详），伤及头部、胸部、腹部、骨盆等全身多处，全身散在挫伤。伤后昏迷，被立即送往当地县医院，急诊行头胸全腹 CT 检查示：脑出血、左侧创伤性膈疝、骨盆骨折、肺挫伤并胸腔积液、主动脉夹层？考虑患者病情危重，立即转入我院急诊科。查看患者呈持续昏迷状，因外周氧饱和度持续下降，基础生命征不稳，直接入急诊 ICU 行高级生命支持。病来患者未进食，大小便未解，体重改变不详。

既往史：既往有长期吸烟史，余既往史及个人史均无特殊。

入院查体：身高 170cm，体重 75kg，T 37.2℃，HR 131 次 / 分，BP 121/79mmHg，R 25 次 / 分，SpO_2 85%。患者发育正常，昏迷状，GCS 评分 3 分（E1/V1/M1）。查体不能配合，全身散在瘀斑，头颅五官无畸形，双侧瞳孔圆形等大，直径约 1.0mm，对光反射消失，口唇发绀，张口伸舌不能，颈软，气管稍右偏，双侧胸廓无塌陷，双肺呼吸活动度不对称，左肺呼吸活动度低，左肺未闻及呼吸音，双肺均未闻及干湿性啰音。心界不大，心尖波动范围正常，心律齐，未闻及心脏杂音。腹平，腹肌稍紧张，肝肋下未扪及，左上腹部空虚感，移动性浊音（-），肠鸣音弱，约 1 次 / 分，骨盆挤压及分离试验（-），四肢无畸形，双下肢等长，肢端血运可，生理反射存在，左侧巴宾斯基征（+），余病理反射未引出。

辅助检查：白细胞 18.82×10^9/L，中性粒细胞 15.42×10^9/L，中性粒细胞百分比 82%，红细胞 3.39×10^{12}/L，血红蛋白 100.00g/L；丙氨酸氨基转移酶 728.10U/L，天冬氨酸氨基转移酶 1172.90U/L，肌酐 208.65μmol/L，尿酸 810.20μmol/L，肌酸激酶 23650.00U/L。脑利钠肽 941.30pg/ml，肌钙蛋白 T 0.682ng/mL，肌红蛋白＞3000.00ng/ml。血淀粉酶 540.61U/L。D- 二聚体 46.47μg/ml，纤维蛋白降解产物 113.01μg/mL。当地

医院头胸全腹 CT（阅片）：脑出血？肺挫伤并胸腔积液；左侧创伤性膈疝；骨盆骨折；主动脉夹层？转入 APACHE Ⅱ评分 28 分，ISS 创伤评分 59 分。

问题 1：根据病史、体征和目前的检查结果，给出的入院诊断是什么？

患者可能诊断为：

1．多发伤：

（1）闭合性颅脑损伤：多发脑挫裂伤。

（2）胸腹联合伤：①左侧创伤性膈疝；②双肺挫伤并胸腔积液；③主动脉夹层？④腹部闭合伤：创伤性胰腺炎、脾挫伤？其他腹腔脏器伤待排。

（3）全身多发软组织损伤。

（4）骨盆骨折。

2．横纹肌溶解综合征。

知识点 1：多发伤系指在单一致伤因素打击下，机体同时或相继发生两个或两个以上解剖部位（含脏器）的损伤，且至少有一处损伤危及生命或并发创伤性休克。多发伤具有伤情变化快、死亡率高；伤情严重、休克率高；伤情复杂、容易漏诊；伤情复杂、处理矛盾；抵抗力低、容易感染的特点[1]。

知识点 2：胸腹联合伤是指火器、锐器或强大的钝性暴力等同一致伤因素导致胸腔、腹腔脏器及膈肌同时损伤。钝性外力造成的脏器损伤与体表受伤部位往往不相对应，诊断需要依靠受伤机制、临床症状体征及辅助检查综合判定。

问题 2：多发伤患者的救治原则是什么，针对该患者入院后采取何种紧急处理方式较为合理？

多发伤的救治原则，总的来讲要先保命，然后尽可能保留患者正常的认知能力和肢体功能。在多发伤抢救过程中遵循的原则是边治疗、边诊断，同时边诊断、边治疗。在救治严重多发伤患者时，目前已提倡损伤性控制手术策略[2]，即改变早期就进行完整、复杂的手术策略，转而采取分期手术的方法，首先以快捷简单的操作维护患者的生理机制，控制伤情的进一步恶化，使遭受严重创伤的患者获得复苏的时间和机会，然后再进行完整、合理的手术或分期手术。针对该患者，入院时的主要问题是持续意识障碍及呼吸困难，故入院时立即转入 ICU 行气管插管机械通气，稳定基本生命征，在保命情况下积极评估急诊手术指征。

病例摘要 2：

患者在入住 ICU 后，在积极稳定生命体征的前提下，因患者病情复杂且涉及多个

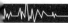

部位急诊手术，所以立即组织了全院多科室会诊，经讨论，颅脑损伤无需急诊手术，予以脱水、降颅压、营养神经、亚低脑保护等对症处理；但是创伤性主动脉夹层及创伤性膈疝均有急诊手术指征，在如何安排急诊手术问题上我们展开了激烈讨论，因为创伤性主动脉夹层及创伤性膈疝都可危及患者生命，所以我们曾尝试是否可开通杂交手术室，将两个手术同时进行，但是在积极联系后发现我院当时的杂交手术室开展尚不成熟，所以我们只能退而求其次，两个手术分开进行。而在针对手术顺序问题上，经过多科室医务人员共同商讨后决定，结合患者伤情部位、影响生命程度、累及脏器不同等特点进行分析后，决定先对主动脉夹层实施手术；但是在这期间又存在诸多问题，因手术前必须要完成主动脉 CTA 明确夹层类型以便选择具体手术方式，这意味着患者需再次进行搬动，但是入院后动态监测患者血红蛋白进行性下降，结合患者无其他明显活动性出血部位，高度考虑患者的创伤性主动脉夹层在进行性撕裂，病情凶险；患者在入院后的氧合指数进行性下降，需逐渐上调呼吸机参数及浓度才能维持，这意味着患者在搬动时的风险巨大。在反复评估患者情况及积极与患者家属沟通后，仍选择冒险搬动完善了相关影像学检查。胸和全腹 CT：①考虑降主动脉起始处 – 腹主动脉（L_2 水平）夹层。②左侧膈疝并左肺完全不张、右肺中叶部分不张，左侧主支气管根部断裂待排（病例 9 图 1）。③双侧胸膜腔积液。④盆腔双侧腹膜后间隙多发渗出。⑤双侧耻骨上下支、左侧髂骨、骶骨左侧翼多发骨折。头颅 CT 回示：左侧顶叶、脑桥挫裂伤，左侧侧脑室后角微量积血（病例 9 图 2）。主动脉 CTA 提示主动脉夹层，Debakey Ⅲ 型（病例 9 图 3），随后立即行"主动脉夹层覆膜植入腔内隔绝术"。但患者在完成了主动脉夹层手术后氧合仍未改善，参数模式及吸氧浓度仍在上调，考虑左侧疝入内容物仍在逐渐增加导致左肺被进一步压缩可能，所以期间加强了吸痰、多次的纤维支气管镜畅通气道，尽量维持患者氧合，待患者生命征稍稳定后，入院第三天积极完成"剖胸探查术"，术中见大网膜、胃、脾脏、部分结肠疝入胸腔，左侧膈肌自心膈角至膈顶约 15cm 裂伤，予以还纳膈疝内容物后，修补膈肌。术后继续转回急诊 ICU 高级生命支持治疗，在后续治疗中，予以稳定保护脏器功能、营养支持、抗感染、机械通气及促进肺复张、促进胃肠功能恢复、降颅压、促醒、营养脑神经、持续骨盆多头带固定等治疗，患者病情逐渐平稳，随后转回普通病房，积极行康复锻炼，经积极救治后患者神志清楚，GCS 评分 15 分，双下肢肌力Ⅳ级，达到临床治愈标准，康复出院。

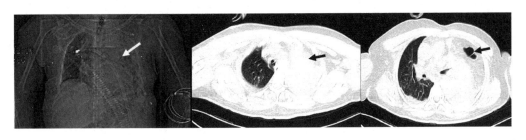

左侧膈疝并左肺完全不张、右肺中叶部分不张（箭头所示为腹腔脏器疝入胸腔）

病例9图1　胸部CT检查

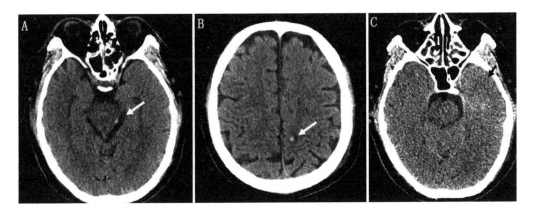

左侧顶叶、脑桥挫裂伤，左侧侧脑室后角微量积血（A、B箭头为挫裂伤，C箭头为弥漫性轴索损伤）

病例9图2　头颅CT检查

问题3：该多发伤患者危及生命的损伤主要是哪些？

　　该患者的致命伤主要包括三处：①颅脑损伤：多发伤的主要死亡原因大多是严重的颅脑外伤和胸部损伤[3]，该患者闭合性颅脑损伤，神经科医师考虑患者存在原发性脑干损伤和弥漫性轴索损伤，脑干损伤可随时导致患者突发呼吸、心搏骤停，而随着病情进展，颅内血肿形成或脑水肿致高颅压表现，可形成致命性脑疝导致呼吸、心搏骤停。②创伤性主动脉夹层：在急诊科较为少见，因大部分主动脉夹层患者在送入急诊抢救室前就已因夹层破裂而死亡，故该患者随时有因主动脉夹层破裂导致死亡风险。③创伤性膈疝：常合并严重的复合性损伤，其临床症状错综复杂，其病情易被误诊、漏诊[4]，约有一半的创伤性膈疝患者病情曾被漏诊，使其死亡率明显升高。该患者的膈肌损伤范围广，腹腔多个脏器挤入胸腔，导致左肺压缩，这类患者可明显加重呼吸困难症状，若压迫大血管则易导致血流动力学不稳定，同时疝入器官若发生绞窄性坏死，极易发生器官功能障碍及脓毒症，危及患者生命。此外，患者骨盆骨折若发生二次损伤，易发生失血性休克而死亡。

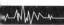

知识点3：原发性脑干损伤是指暴力作用于头部引起以脑干损伤为主的一类中枢神经系统疾病，并常在伤后立即发生持续时间较长的意识丧失，具有很高的死亡率和致残率[5]，临床治疗主要为脱水剂、神经营养药物、亚低温等常规治疗。弥漫性轴索损伤是外伤直接引起的广泛性脑实质轴索损伤，系颅脑损伤后的一种常见病理类型，其特征为神经轴索断裂，临床上以意识障碍为其典型表现，诊断和治疗困难，预后极差[6]。弥漫性轴索损伤早期病死率较高，其预后除因脑干损伤引起中枢性功能衰竭外，还与持久、深度意识障碍引起的多系统并发症有关。预后判断的指标，除影像学检查外，GCS 亦是简便的评估手段。

知识点4：主动脉夹层是由各种原因导致的主动脉内膜、中膜撕裂，主动脉内膜与中膜分离，血液流入，致使主动脉腔被分隔为真腔和假腔。典型的主动脉夹层可以见到位于真、假腔之间的分隔或内膜片。真、假腔可以相通或不通。血液可以在真、假腔之间流动或形成血栓，创伤是导致主动脉夹层的原因之一。对于疑似急性主动脉夹层患者全主动脉 CTA 作为首选确诊影像学检查手段[7]，其检查目的是要对全主动脉进行综合评价，包括动脉夹层受累的范围、形态、不同部位主动脉直径、主动脉瓣及各分支受累情况、与周围组织的关系，以及主动脉夹层的其他相关表现如心包积液、胸腔积液及脏器缺血情况等。

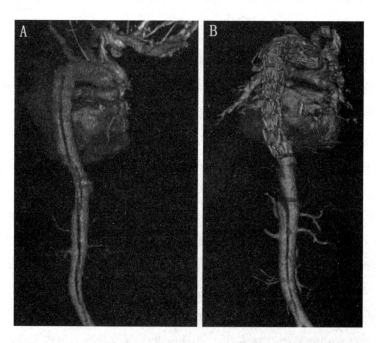

A：主动脉 CTA 提示左侧主动脉夹层；B：主动脉夹层覆膜植入腔内隔绝术后

病例 9 图 3　主动脉 CTA

知识点 5：膈疝是由于胸、腹腔的压力和腹腔器官的游离度增大，腹腔器官疝入膈上胸腔所致。任何胸、腹部的创伤，如刀刃利器伤、车祸、挤压伤、坠落伤、爆炸伤、闭合性腹部钝挫伤时腹腔脏器对膈肌的冲击等均有可能造成膈肌的破裂，由于胸膜腔内为负压，膈肌破裂后较难自行闭合，当腹腔胸腔压差急剧增大时，腹腔内脏器疝入胸腔，形成膈疝。常见疝入物有胃、结肠、脾、大网膜、小肠、肝等。创伤性膈疝一旦确诊或高度怀疑时，应立即手术治疗，及时修补膈肌裂口。对嵌顿脏器已绞窄并出现休克者，应边抗休克边手术，如果合并伤严重须紧急处理时应先处理合并伤，再行膈肌修补。嵌顿性脏器还纳前，严格检查血运情况，以免坏死脏器移入腹腔造成严重后果。

病例分析：该患者为交通事故所致多发伤，致伤因素能量大，事故发生瞬间容易造成数处伤害，且以闭合伤为主，损伤范围广泛，容易造成多处致命伤。多发伤还是一个动态过程，由于创伤部位、严重程度及受累脏器的不同，治疗时常易出现局部与整体、轻重缓急、主次先后等处理顺序上的矛盾，对于该患者，综合评估后，在 ICU 积极稳定生命征前提下，拟先行主动脉夹层手术。实际上患者自入院后氧饱和度呈进行性下降趋势，需高参数模式及吸氧浓度才能维持氧饱和度 90% 以上，最严重时甚至需纯氧维持。动态化验指标检测提示患者血红蛋白进行性下降，床旁超声未见胸腹腔活动性出血，高度怀疑主动脉夹层逐渐撕裂可能，病情凶险。但是因患者在当地医院只完善胸部 CT 平扫，为了明确主动脉夹层类型以便后续选择具体手术方式，必须行主动脉 CTA 检查，这意味着患者需频繁搬动，风险巨大，在反复评估并积极与患者家属沟通后，使用高参数性能转运呼吸机及选择经验丰富的医护人员陪同下完成了主动脉 CTA 检查，在明确主动脉具体情况后，立即入介入室行介入造影，见主动脉破口位于主动脉弓远端近锁骨下动脉处，予以放置主动脉覆膜支架，行主动脉夹层覆膜植入腔内隔绝术，其手术方式优点在于创伤小、并发症少、术后恢复快，为患者的第二次急诊手术提供时间和机会。但是患者术后氧合状态仍差，故在评估患者主动脉夹层病情基本稳定后，立即完成了胸部探查术，恢复了其正常解剖及生理功能，在患者先后完成了两个急诊手术后，患者的氧合逐渐恢复，生命征逐渐趋于平稳。

问题 4：该多发伤患者早期的救治原则及 ICU 发挥的作用？

知识点 6：①抢救先于诊断和治疗。严重多发伤在治疗期间，需要坚持抢救先于一切的诊断、治疗原则，该患者入院时处于持续意识障碍，呼吸困难，外周氧合难以维持，所以最初需立即行气管插管机械通气维持基本生命征。②优先处理致命性创伤。在急诊科治疗严重多发伤的过程中，需要优先处理致命性创伤，将挽救患者生命放在第一位。③合理安排手术的顺序。需优先对第一类创伤进行救治，在发现治疗矛盾的情况下，需要快速会诊权衡利弊，将挽救患者生命置于首要位置：该患者存在两处致命伤需紧急手术时，鉴于主动脉破裂造成危害更大，在反复权衡利弊后优先进行了主动脉夹层手术，然后再进行了创伤性膈疝手术。当然，若有条件在杂交手术室同时进行手术可能最佳。

知识点 7：该患者在入院时因病情的不稳定，直接就送入了急诊 ICU 进行高级生命支持，目前已经推崇对严重多发伤患者实行损伤控制性手术策略，其中在 ICU 的复苏是必不可少的一步。针对该患者，在病情急性期，在 ICU 进行的呼吸循环支持、脑功能的保护发挥重要作用，并且以 ICU 推动的 MDT 团队互相协调合作也尽量为争取挽救患者生命提供了更多的时间和机会。

病例分析：根据患者病情，在急诊手术后仍需在 ICU 进行生命支持，具体内容包括了胃肠功能恢复及营养支持；气道管理及抗感染；促进脏器功能恢复；防治并发症。在创伤急性期，因部分肠管疝入胸腔，实行禁饮食，以肠外营养支持为主，术中见肠道完整，肠壁血液正常，故在术后积极促进胃肠道功能恢复，评估肠鸣音正常及排气排便后，逐步恢复到了胃肠道营养；因患者左肺压缩时间较长，术后患者左肺复张效果欠佳，在定期行纤维支气管镜检查、加强排痰、加强胸腔积液引流等措施，期间考虑患者持续昏迷，短期内无法脱机并积极行气管切开后，患者肺不张明显好转；患者多部位损伤，随着 ICU 住院时间延长，感染反复，在反复完成了多次血、痰、尿等病原学检查，并根据药敏调整抗生素后患者感染得到控制（病例 9 图 4）；针对颅脑损伤，目前推荐前期给与适当镇静，减轻脑耗氧[8]，后逐渐下调镇静药物并积极促醒，患者神志逐渐恢复，其余治疗还包括了保护各个器官功能、预防血栓、稳定内环境等治疗。

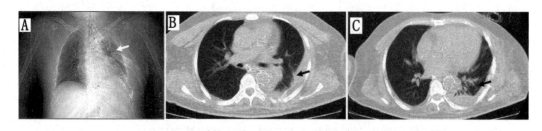

病例 9 图 4　复查胸部 CT 示肺不张较前明显好转

问题 5：该患者的术后注意事项有哪些？

知识点 8：膈疝患者在恢复正常生理解剖后，需同时注意胸腹腔情况，对于胸腔，肺部长期受压，容易发生肺部感染、肺不张及胸腔积液等情况。对于腹腔，若疝口较小，疝入器官易发生绞窄性坏死，导致相应器官功能障碍及合并严重感染。

知识点 9：长期卧床且意识障碍患者，其预后与患者的认知功能及肢体功能恢复密切相关，后期感染、深静脉血栓、压疮等并发症发生率高，该患者前期持续镇静加之严重意识障碍，后期在积极脑功能保护情况下需及时促醒，尽量促进意识恢复。

病例点评：

本例患者为重型颅脑损伤、创伤性膈疝、创伤性主动脉夹层同时合并多发骨盆骨折，是以往报道中较为少见、复杂的严重多发伤。对于该重症多发伤患者，在救治的过程中也面临许多困难，前期主要矛盾即是如何在积极稳定生命征的前提下安排合理的急诊手术，在我们积极寻求风险最小的杂交手术无法完成时，只能优先完成最急需进行的手术，而在患者入院后的急性期及术后恢复期，ICU 内的重症监护治疗都发挥着至关重要的作用，包括前期稳定生命征为手术提供必要的前提条件，后期的积极保护脏器功能、预防并发症等，尤其是避免 ICU 长期住院导致的多重耐药菌感染、促进器官功能的恢复，为患者的认知及肢体功能恢复提供条件。但是治疗期间也存在诸多不足，对于严重多发伤患者，搬运即是巨大的风险，该患者经历了当地医院转入我院、住院期间多次完善影像学检查及行手术治疗，进行了多次搬动。如根据损害控制性技术原理，积极开展并实施一站式杂交手术 [9]，将急诊手术一次性实施，救治中简化手术过程，减少手术时间，达到创伤最小化、效益最大化，可能会进一步提高该类患者生存率。

病例小结：

1．中年男性患者，因车祸伤导致严重多发伤入我院，患者伤后即呈昏迷状态。

2．查体心率、呼吸快，氧饱和度低，昏迷状，GCS 评分 3 分，双侧瞳孔圆形等大，直径约 1.0mm，对光反射消失，口唇发绀，气管稍右偏，左肺未闻及呼吸音，腹平，腹肌稍紧张，左上腹部空虚感，肠鸣音弱，约 1 次 / 分。

3．辅助检查　①实验室检查：炎性指标升高，血红蛋白降低，肝肾功能受损，肌酸激酶、肌红蛋白升高，血淀粉酶轻度升高，D- 二聚体升高。②影像学检查：胸、全腹 CT 示考虑降主动脉起始处 - 腹主动脉（L₂ 水平）夹层；左侧膈疝并左肺完全不张、右肺中叶部分不张，左侧主支气管根部断裂待排；双侧胸膜腔积液；盆腔双侧腹膜后间隙多发渗出；双侧耻骨上下支、左侧髂骨、骶骨左侧翼多发骨折。主动脉 CTA 提示主动脉夹层，Debakey Ⅲ 型。

4．治疗上给予积极生命支持，先后实行了"主动脉夹层覆膜植入腔内隔绝术"及"剖胸探查术"，颅脑损伤予以脱水、降颅压、促醒等对症处理。

5. 在后续的 ICU 治疗中给予了积极抗感染、促醒、促进肺复张、气管切开、营养支持、脏器功能恢复等治疗，普通病房积极促进认知以及肢体功能恢复治疗，后患者意识和肢体功能恢复尚可。

（供稿：付江泉　周永芳　贵州医科大学附属医院；
校稿：屠国伟　复旦大学附属中山医院）

参考文献

[1]Pape HC，Lefering R，Butcher N，et al.The definition of polytrauma revisited：an international consensus process and proposal of the new 'Berlin definition' [J].J Trauma Acute Care Surg，2014，77（5）：780-786.

[2]Chen S，Yang J，Zhang L，et al.Progress on combat damage control resuscitation/surgery and its application in the Chinese People's Liberation Army[J].J Trauma Acute Care Surg，2019，87（4）：954-960.

[3]Rupprecht H，Heppner HJ，Wohlfart K，et al.The geriatric polytrauma：risk profile and prognostic factors[J].Ulus Travma Acil Cerrahi Derg，2017，23（2）：156-162.

[4]Gu P，Lu Y，Li X，et al.Acute and chronic traumatic diaphragmatic hernia：10 years' experience[J].PLoS One，2019，14（12）：e0226364.

[5]Hawryluk GWJ，Rubiano AM，Totten AM，et al.Guidelines for the management of severe traumatic brain injury：2020 update of the decompressive craniectomy recommendations[J].Neurosurgery，2020，87（3）：427-434.

[6]van Eijck MM，Schoonman GG，van der Naalt J，et al.Diffuse axonal injury after traumatic brain injury is a prognostic factor for functional outcome：a systematic review and meta-analysis[J].Brain Inj，2018，32（4）：395-402.

[7]Erbel R，Aboyans V，Boileau C，et al.2014 ESC guidelines on the diagnosis and treatment of aortic diseases：Document covering acute and chronic aortic diseases of

the thoracic and abdominal aorta of the adult[J].Eur Heart J，2014，35（41）：2873-2926.

[8]Froese L，Dian J，Gomez A，et al.Sedation and cerebrovascular reactivity in traumatic brain injury：another potential avenue for personalized approaches in neurocritical care？ [J]Acta Neurochir（Wien），2021，163（5）：1383-1389.

[9]Ito K，Sugimoto M，Tsunoyama T，et al.A trauma patient care simulation using extended reality technology in the hybrid emergency room system[J].J Trauma Acute Care Surg，2021，90（5）：108-112.

病例 10 重度营养不良致术后困难脱机

病例摘要 1：

患者 64 岁，女性，已婚。

主诉：反复便血、黑便 10 年余，加重伴休克 1 天。

现病史：患者于 10 余年前出现腹泻伴便血、黑便，每天 2 ~ 5 次不等，大便不成形，偶有鲜血排出，无明显腹痛，确诊为"溃疡性结肠炎"，予激素及硫唑嘌呤治疗，期间腹痛、腹泻及黑便症状反复发作，多次于上海多家三甲医院就诊保守治疗后好转。1 天前患者无明显诱因出现黑便，一天 4 次，每次量约 400ml，伴有头晕、心慌、乏力不适，立即转入我院，入院诊断为"下消化道出血，失血性休克，溃疡性结肠炎，重度营养不良状态"。入院后予输血、扩容、止血，同时予禁食，肠外营养支持等保守治疗，效果欠佳，仍有活动性出血伴失血性休克，请普外科会诊后于入院第三天在全身麻醉下行腹腔镜下全结直肠切除术＋回肠造口术，术中见腹腔清亮腹水 200ml，结肠切片病理提示符合"溃疡性结肠炎"表现，术中输 4U 红细胞，冰冻血浆 400ml，手术顺利。但术后 2 天患者存在低血压，合并困难脱机，遂转入 ICU 进一步治疗。患者自起病以来，精神极差，家属代诉患者近 3 个月极度纳差，每日仅进食少许米汤，小便如常，大便便血，睡眠欠佳，近半年体重下降 20kg。患者病程中无发热，无头晕头痛，偶有胸闷气促等不适。

既往史：溃疡性结肠炎病史十余年，不规律服用激素及硫唑嘌呤治疗。否认肝炎、结核等慢性传染病病史。

个人史：无酗酒、吸烟史，否认吸毒史。已退休，居住原籍，无疫情及传染病地区旅游史。

入 ICU 查体：身高 155cm，体重 35kg，极度消瘦貌，T 36.8℃，R 20 次 / 分，HR 108 次 / 分，BP 104/64mmHg［去甲肾上腺素 0.1μg/（kg·min）、多巴胺 12μg/（kg·min）］，SpO₂ 99％。意识嗜睡状态，呼之可应，精神萎靡，心律齐，未闻及杂音。气

管插管呼吸机辅助通气，模式（VC-SIMV VT 380ml，f 18 次 / 分，Ps 12cmH₂O，PEEP 5cmH₂O，FiO₂ 40%），双肺呼吸音清，未及明显干湿性啰音。腹部凹陷，呈舟状腹表现，切口完整，纱布覆盖中，未见明显渗血渗液，腹腔引流管在位，引流出淡黄色浆液性液体。腹软，无压痛、反跳痛，腹膜刺激征（－）。双上肢肌力Ⅲ级，双下肢肌力Ⅱ级，生理反射存在，病理反射未引出。

实验室检查：①血常规：血红蛋白 87g/L ↓，白细胞 6.34×10^9/L，中性粒细胞绝对值 5.4×10^9/L，血小板 77×10^9/L ↓，C- 反应蛋白 21.26mg/L ↑；②肝肾功能电解质：总胆红素 22.6μmol/L，直接胆红素 13.2μmol/L ↑，丙氨酸氨基转移酶 8U/L，门冬氨酸氨基转移酶 24U/L，ALP 86U/L，GGT 17U/L，总蛋白 33g/L ↓，白蛋白 21.2g/L ↓；UREA 6.5mmol/L，CREA 29mmoml/L ↓，Cysc 0.6mg/L；钾 3.0mmol/L ↓，钠 145mmol/L。③心梗标志物：BNP > 4964pg/mL ↑，肌钙蛋白 I 1.66ng/ml ↑，肌红蛋白 154ng/ml ↑，肌酸激酶同工酶 11.4ng/ml ↑。④动脉血气分析：pH 7.42，PO₂ 126mmHg ↑，PCO₂ 35mmHg，HCO₃⁻ 23.8mmol/L，碱剩余 –4mmol/L，乳酸 2.8mmol/L ↑。⑤出凝血功能、肿瘤标记物阴性、HB 抗原、丙肝、戊肝、HIV 抗体和梅毒测试阴性。

问题 1：根据病史、体征和检查结果，目前可能的诊断是什么？

患者可能诊断为：①溃疡性结肠炎术后；②休克原因待查：心源性？分布性？低血容量性？梗阻性？③困难脱机原因待查；④重度营养不良。

知识点 1： 休克的血流动力学变化可以表现为不同的形式。把循环系统中主要影响血流动力学的因素分为五个部分：①阻力血管，包括动脉和小动脉；②毛细血管；③容量血管；④血容量；⑤心脏。几乎所有类型的休克都是通过对这五个部分的不同影响而导致的循环功能紊乱。按照这种分类方法，休克可以分为低血容量性、心源性、分布性和梗阻性四类。低血容量性休克的基本机制为循环容量的丢失。心源性休克的基本机制为泵衰竭，其原因主要为心肌梗死、心力衰竭和严重心律失常。分布性休克常见的原因主要有感染性因素、神经节阻断、脊髓休克等，分布性休克的基本机制为血管收缩、舒张调节功能障碍。梗阻性休克的基本机制为血流的主要通道受阻。

知识点 2： 脱机困难指患者不能耐受自主呼吸试验（SBT）或拔除气管插管后 48 小时内再次插管。呼吸机脱机困难的原因可以按照 ABCDE 策略进行逐一排除，即：Airway and lung dysfunction：气道和肺功能因素（阻力、顺应性和气体交换）；Brain：意识因素（谵妄、其他意识障碍）；Cardiac：心源性因素；Diaphragm：膈肌功能；Endocrine：内分泌及代谢因素。

问题 2：为进一步明确诊断，需要进行哪些检查和措施？

1. 鉴别休克病因 感染指标及病原微生物学检测，送检血培养、腹腔引流液培养；心电图、心脏超声检查及有创血流动力学监测等。

2. 电解质 钙、磷、镁。

3. 头颅 CT、肺部 CT 及膈肌超声检查。

病例摘要 2：

相关检查结果：血培养、腹腔引流液培养均阴性；降钙素原 0.06ng/ml ↑。床旁电脑多导联心电图（床旁）：①窦性心律；②房性早搏；③T 波改变。头颅 CT 及肺部 CT：未见明显异常。电解质：钙 1.71mmol/L ↓，磷 0.06mmol/L ↓，镁 0.54mmol/L ↓。床边心脏超声：左房增大，左室、右房、右室内径正常。二尖瓣轻度反流，三尖瓣少量反流。左室壁各节段不增厚，EF 45%，左心室存在弥漫性收缩功能异常，请结合临床。膈肌超声提示膈肌厚度、增厚率及移动度明显降低（病例 10 图 1）：吸气末膈肌厚度 0.16cm，呼气末 0.14cm，膈肌增厚率 14%，平静呼吸时膈肌移动度 0.8cm。

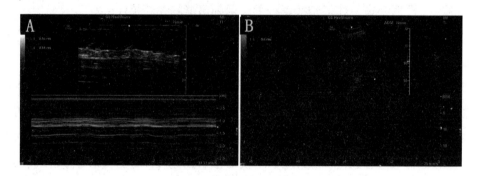

病例 10 图 1　膈肌增厚率及平静呼吸时移动度（A. 膈肌厚度及增厚率；B. 膈肌移动度）

问题 3：该患者目前最有可能的诊断是什么？

结合患者病史、体征及入院营养支持治疗后出现重度低磷血症、低钾低镁血症，且合并心功能不全、膈肌功能障碍，目前诊断为：①再喂养综合征：低磷、低钾、低镁血症；②心源性休克；③膈肌功能障碍；④重度营养不良；⑤溃疡性结肠炎术后。

知识点 3：再喂养综合征的定义。

再喂养综合征是一种临床营养治疗并发症，是对长期饥饿或营养不良的患者恢复喂养（无论是经口、肠内、肠外），或增加喂养量后出现的以电解质紊乱（低磷为主要特征），同时合并呼吸系统、循环系统等多系统受累为临床表现，严重者导致呼吸衰竭、心力衰竭，甚至死亡的临床综合征。

知识点 4：再喂养综合征的临床表现。

再喂养综合征的临床表现往往缺乏特异性而导致漏诊，临床表现多集中在低钾、低磷、低镁，维生素 B_1 缺乏及水钠潴留导致的循环、呼吸等功能受累，常见临床表现如病例 10 表 1。

病例 10 表 1　再喂养综合征常见的症状及体征

低磷血症	低钾血症	低镁血症	维生素 B_1 缺乏	钠潴留
循环系统	循环系统	循环系统	神经系统	循环系统
低血压	心律失常	心律失常	韦尼克脑病	液体过负荷
休克			眼球震颤	
每搏量下降			痴呆	
血压下降			脚气病	
肺动脉楔压升高				
呼吸系统	消化系统	消化系统		呼吸系统
膈肌无力	恶心	恶心呕吐		呼吸困难
呼吸困难	呕吐	消化不良		肺水肿
呼吸衰竭	消化不良			
神经系统	神经系统	神经系统		
感觉异常	感觉异常	虚弱		
虚弱乏力	虚弱乏力	肌肉震颤		
谵妄		意识改变		
昏迷		抽搐		
血液系统				
溶血				
血小板减少				

知识点 5：由于再喂养综合征患者的临床表现缺乏特异性，目前尚没有统一的再喂养综合征国际诊断标准，目前大多数再喂养综合征主要根据高危病史、喂养后电解质紊乱及临床症状进行诊断。

2020 年美国肠内肠外营养学会（ASPEN）制定的再喂养综合征共识中制定的诊断标准为[1]：在重新启动营养支持或大幅增加能量供应后 5 天内发生的，血清磷、钾和 / 或镁水平降低 10% ~ 20%（轻度），下降 20% ~ 30%（中度），下降 > 30% 或这些电

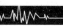

解质、维生素 B_1 的减少导致器官功能障碍（重度）。

病例分析：该患者为重度营养不良（BMI 14.6，白蛋白 21g/L），具有再喂养综合征高危因素：喂养前摄入减少、体重丢失、喂养前低钾血症、重度营养不良等，入院后即开始肠外营养支持，营养支持后出现以电解质紊乱为主要表现，同时合并循环、呼吸系统受累等一系列并发症。根据喂养后的电解质紊乱及症状体征，可诊断为重度再喂养综合征，同时合并心源性休克、膈肌功能障碍。

问题 4：再喂养综合征的病理生理机制及治疗原则是什么？

知识点 6：再喂养综合征患者的病理生理机制。

患者在饥饿或长期禁食状态下，碳水化合物摄入明显减少，机体储存肝糖原被消耗，胰岛素分泌相对减少，胰高血糖素分泌增加，糖异生增加，体内脂肪和蛋白质分解代谢而成为主要能量来源；同时细胞内外的电解质和维生素会被大量消耗。当重新恢复喂养后或营养治疗过程中能量摄入大幅度增加，血糖明显升高，此时胰高血糖素受到抑制，胰岛素恢复分泌增加，导致血钾、血镁、血磷转移入细胞内，同时机体恢复的代谢活动消耗底物及大量的电解质，形成低钾、低镁、低磷血症；糖类代谢和脂类代谢的增加会消耗维生素 B_1，致使维生素 B_1 缺乏，从而导致电解质紊乱及维生素 B_1 缺乏后出现多系统受累表现。

知识点 7：再喂养综合征患者的治疗，应该接受保守的营养策略，更密切地监测电解质异常并及时给予补充。RCT 研究显示了对再喂养患者前期限制性喂养策略带来的益处[2]，ASPEN 及欧洲肠内肠外营养学会（ESPEN）同样建议对对 ICU 再喂养患者前期进行限制性喂养策略，同时维持相应的电解质稳定[3, 4]。

电解质水平监测：在启动营养前检查血清钾、镁和磷水平。对于高危患者，前 3 天每 12 小时监测一次。对于喂养前血磷、血钾、血镁水平严重低下的患者，在补充电解质前应延迟喂养或延迟增加热量，直到纠正。

起始的能量摄入及加量：在启动营养支持开始前 24 小时，目标能量为 100 ~ 150g 葡萄糖或 10 ~ 20kcal/kg 目标量；每 1 ~ 2 天提高 33% 的目标。如果在启动营养后电解质难以纠正或急剧下降，应根据临床表现，每 1 ~ 2 天将葡萄糖供应量减少 50%。当电解质水平严重低下导致危及生命时，可以考虑停止营养支持。

维生素 B_1 补充：高危患者在营养支持时或开始输注含葡萄糖输液前即补充 100mg 维生素 B_1，对于严重饥饿、慢性酒精中毒、其他缺乏维生素 B_1 或有缺乏维生素 B_1 症状的高危患者，补充维生素 B_1 100mg/d，持续 5 ~ 7 天或更长时间。

监测及护理：建议高危患者在能量摄入后的最初 24 小时内每 4 小时进行一次生

命体征检查。根据既定的护理标准，对血流动力学不稳定或循环系统、呼吸系统等受累的患者进行心电监测。同时监测每日的能量摄入及体重变化。

病例分析：

考虑患者存在重度低磷血症，遂停止肠外营养支持，静脉补充氯化钾、硫酸镁、甘油磷酸钠，1次/12小时监测电解质，补充维生素 B_1 100mg/d 及复合维生素制剂。持续补充2天后复查血钾 3.8mmol/L，血磷 0.78mmol/L，血镁 0.78mmol/L，遂开始启动肠外营养支持，起始营养方案仅为100g葡萄糖静脉滴注，能量为400kcal/d [11.4kcal/(kg·d)]，喂养后持续监测电解质水平、临床症状及脏器功能，每1～2日增加33%的能量摄入，在第四天增加至目标能量 26kcal/(kg·d)。喂养过程及能量逐步加量的过程中，患者电解质水平稳定，同时通过呼吸机间断 PSV + CPAP 模式行呼吸锻炼，患者心功能及膈肌功能逐步恢复，四肢肌力逐步上升，并于入 ICU 后第5天停用去甲肾上腺素及多巴胺，同时复查心超提示 EF 值上升，膈肌超声提示较前膈肌移动度较前改善，第8天通过自主呼吸实验（SBT）后拔除气管插管，脱离呼吸机，并最终顺利转出 ICU。

病例点评：

患者为重度营养不良，全结肠切除术后，出现休克、合并脱机困难等并发症。首先对患者进行心超等血流动力学监测，排除低血容量性及分布性休克等，诊断为心源性休克，且结合病史、心梗标志物及动态心电图表现，可除外常见心源性休克病因，如急性冠脉综合征（ACS）。根据喂养后电解质水平紊乱可诊断为重度再喂养综合征伴低磷血症，严重低磷血症累计多系统受累，神经系统表现为虚弱、乏力，循环系统可导致心脏收缩力下降，严重者导致心源性休克。同时，低磷可导致膈肌功能障碍，甚至呼吸衰竭。结合该患者高危病史，喂养后的电解质紊乱，可诊断明确。针对再喂养综合征的治疗核心在于前期限制喂养，阻碍再喂养的病理生理机制，防止电解质紊乱的进一步加重，同时积极补充电解质，监测容量及心脏负荷，维持水、电解质平衡。

病例小结：

1. 老年女性患者，以慢性发病急性加重，病程中因反复腹痛、腹泻、黑便出现严重纳差，体重下降，重度营养不良。

2. 该患者有发展为再喂养综合征高危因素，如重度营养不良、近期内摄入及体重明显下降。

3. 临床症状表现为多系统受累　如神经系统、循环系统及呼吸系统等，表现为虚弱乏力，心脏收缩功能弥漫性下降，心源性休克，膈肌厚度及移动度下降，困难脱机，且排除其他可能常见病因。

4. 检验结果提示严重电解质紊乱，且在喂养 5 天内发生，符合重度再喂养综合征的诊断标准，循环系统及呼吸系统受累可用严重电解质紊乱解释。

5. 明确诊断后早期实施限制性喂养策略，11kcal/（kg·d）起，逐步缓慢加量，积极补充电解质及维生素 B_1，同时监测患者恢复喂养后耐受情况，经治疗后该患者症状体征改善，并最终脱机，顺利康复出院。

（供稿：皋　源　张志赟　上海交通大学医学院附属仁济医院；

校稿：谢　晖　上海交通大学医学院附属第一人民医院）

参考文献

[1]da Silva JSV，Seres DS，Sabino K，et al.ASPEN consensus recommendations for refeeding syndrome[J].Nutrition in Clinical Practice，2020，35（2）：178-195.

[2]Doig GS，Simpson F，Heighes PT，et al.Restricted versus continued standard caloric intake during the management of refeeding syndrome in critically ill adults：a randomised，parallel-group，Multicentre，single-blind controlled trial[J].Lancet Respiratory Medicine，2015，3（12）：943-952.

[3]Mcclave SA，Taylor BE，Martindale RG，et al.Guidelines for the provision and assessment of nutrition support therapy in the adult critically ill patient：society of critical care medicine（SCCM）and american society for parenteral and enteral nutrition（A.S.P.E.N.）[J].JPEN J Parenter Enteral Nutr，2016，40（2）：159-211.

[4]Singer P，Blaser AR，Berger MM，et al.ESPEN guideline on clinical nutrition in the intensive care unit[J].Clinical Nutrition，2018，38（1）：48-79.

病例 11　重症急性胰腺炎合并吸入性肺炎

病例摘要 1：

患者男性，23 岁，未婚。

主诉：左上腹痛 3 天，意识模糊伴胸闷、气急半天。

现病史：患者于 3 天前因暴饮暴食后出现左上腹痛入当地医院，腹部 CT 提示"胰尾部渗出，脂肪肝"，血淀粉酶 239U/L，脂肪酶 663U/L，三酰甘油 4.5mmol/L，C- 反应蛋白 170mg/L，肌酐 104μmol/L，诊断为"急性胰腺炎"，予禁食、头孢曲松（2.0g，1 次 / 日）抗感染、抑酸抑酶、补液 3 天，病情未见明显好转。半天前出现神志模糊，伴胸闷、气急，查血气：pH 6.80，乳酸 3.1mmol/L，碱剩余 −32.5mmol/L，血糖 23.30mmol/L，予吸氧，胰岛素微泵控制血糖，纠酸、补液、纠正电解质失衡等治疗后复查血气：pH 7.24，乳酸 2.1mmol/L，碱剩余 −22mmol/L，碳酸氢盐浓度 11mmol/L，血糖 12.8mmol/L。但患者意识状况无改善，家属要求转院。转运途中出现意识障碍加重伴有呕吐，入我院急诊室时神志模糊、躁动明显，指尖 SaO_2 85%，R 22 次 / 分，BP 53/23mmHg，T 39℃，P 116 次 / 分，予气管插管呼吸机支持，液体复苏及去甲肾上腺素联合肾上腺素维持血压急送至 ICU。

既往史：吸毒史 4 年，已戒毒。否认吸烟、酗酒史，否认食物、药物过敏史及手术史。

入 ICU 查体：R 24 次 / 分，T 39℃，P 131 次 / 分，BP 91/29mmHg［去甲肾上腺素 0.59μg/（kg·min）＋肾上腺素 0.17μg/（kg·min）］；BMI 27.75；昏迷，气管插管，呼吸机辅助通气，A/C 模式，Pi 21cmH_2O，PEEP 15cmH_2O，FiO_2 100%，VT 720ml，SpO_2 68%。双侧瞳孔等大等圆，直径 5mm，对光反射迟钝，颈软，无抵抗，皮肤巩膜无黄染，皮肤湿冷，四肢花斑明显。双下肺呼吸音减低，双肺可闻及弥漫性湿性啰音。心律齐，各瓣膜区未及病理性杂音及额外心音。腹膨隆，质韧，肠鸣音减弱，四肢肌力查体无法配合，双侧巴宾斯基征未引出，双下肢无水肿。

辅助检查：①血气分析：pH 7.05，PO_2 72mmHg，PCO_2 53mmHg，HCO_3^- 15.3mmol/l，

乳酸 2.6mmol/L，碱剩余 –15.3mmol/L，血糖 10.2mmol/L，P/F 72mmHg。②入 ICU 后床边胸片：较前片（急诊）对比两肺渗出明显增多（病例 11 图 1）。

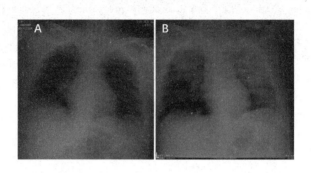

病例 11 图 1　二次胸片检查（A：急诊胸片；B：入 ICU 后床边胸片）

问题 1：根据病史、体征和目前的检查结果，胰腺炎的诊断是否明确？

患者有腹痛症状、淀粉酶、脂肪酶升高、腹部 CT 有胰腺炎的表现，诊断急性胰腺炎明确，无胆道梗阻的表现，查血三酰甘油高，考虑为高脂血症型可能性大，同时患者有急性肾损伤、呼吸衰竭，故诊断为重症急性胰腺炎（高脂血症型？）

知识点 1：急性胰腺炎是消化系统常见的疾病，常表现为急性、突发、持续、剧烈的上腹部疼痛，可伴有恶心呕吐、发热等症状；血清淀粉酶和（或）脂肪酶活性至少高于正常值 3 倍；腹部增强 CT 或 MRI 呈急性胰腺炎典型影像学改变。临床上符合上述 3 项标准中的 2 项即可诊断为急性胰腺炎。

知识点 2：根据亚特兰大标准，胰腺炎严重度分为轻症、中度重症、重症三类。其中诊断重症急性胰腺炎（SAP）必须伴有持续（＞48h）的器官功能衰竭。其器官功能评分采用改良的 Marshall 评分系统，当改良的 Marshall 评分达到 2 或以上，即为器官衰竭[1]。

问题 2：患者治疗过程中出现意识障碍、胸闷气急考虑什么原因？需要哪些进一步检查？

患者重症急性胰腺炎治疗过程中出现意识障碍，需警惕神经系统疾病、代谢性等因素，同时有胸闷气急，可用急性胰腺炎腹内压升高、腹腔间隔室综合征、引起膈肌上抬，限制性通气功能障碍来解释，但患者意识障碍，用上述情况难以解释。结合血气分析提示严重代谢性酸中毒，血糖明显升高，需警惕重症急性胰腺炎合并糖尿病酮症酸中毒可能，可进一步完善血、尿酮体等进一步检查。

知识点 3：急性胰腺炎可出现局部和（或）全身的并发症，其中全身并发症包括全身炎症反应综合征、脓毒症、多器官功能障碍综合征、腹腔内高压或腹腔间隔室综合征[2]。限制性通气功能障碍是胰腺炎患者的主要呼吸问题，高腹腔压力和全身炎症反应是引起早期肺部损伤的主要原因，误吸预防是早期呼吸管理的重点，部分重症胰腺炎患者可进展为 ARDS，或需长时间的有创通气支持，常并发各类呼吸机相关性事件，影响患者预后[3]。

问题 3：转运后出现休克、氧合恶化、意识障碍加重，考虑什么原因？需要哪些进一步检查？

患者转运途中出现意识障碍加重伴有呕吐，入急诊室发现休克、低氧血症，需考虑误吸导致吸入性肺炎可能，可进一步完善纤支镜检查、胸部影像学等检查。

知识点 4：吸入性肺炎指口咽部或胃内容物误吸进入呼吸道造成的肺部不良后果，根据误吸的量、性质、频率及机体对误吸物质的不同反应而产生不同的临床综合征。临床表现多样，可无症状，也表现为轻微的咳嗽、呼吸急促，也可出现支气管痉挛、血性或泡沫样痰，严重者也可迅速出现呼吸衰竭表现[4]。

病例摘要 2：

收住 ICU 后立即予液体复苏，去甲肾上腺素联合肾上腺素维持血压、CRRT 维持内环境等治疗，床边胸片提示两肺明显渗出，行纤支镜检查见两侧支气管腔内大量黄绿色胃液样物，考虑误吸，行纤支镜灌洗，甲泼尼龙抗炎，比阿培南、利奈唑胺、卡泊芬净抗感染等，但患者氧合情况仍未改善，呼吸机 100％氧浓度，氧饱和度 80％，大剂量血管活性药物［去甲肾上腺素 3.14μg/（kg·min）＋肾上腺素 0.13μg/（kg·min）］维持血压，乳酸持续上升，此时中心静脉压 17mmHg，下腔静脉宽度 1.25cm，变异度 25％，肺部超声提示双肺 B 线，PICCO 见病例 11 图 2。

Height	175	cm						
Weight	85.0	kg	BSA	2.01	m²			
HR	126	bpm	C.O.	8.69	l/min	C.I.	4.32	3.0..5.0	l/min/m²
ABPs	83	mmHg	SV	69.0	ml	SI	34.3	40..60	ml/m²
ABPd	42	mmHg	SVR	340	700..1500 DS/cm⁵	SVRI	684	1200..2000	DSm²/cm⁵
ABPm	54	mmHg	LCW	6.4	kg*m	LCWI	3.2	3.4..4.2	kg*m/m²
CVPm		mmHg	LVSW	50.7	g*m	LVSWI	25.2	50..62	g*m/m²
GEF	30	%	EVLW	1086	ml	EVLWI	12.8	3.0..7.0	ml/kg
SVV	26	%	ITBV	1158	ml	ITBVI	576	850..1000	ml/m²
PPV		%	GEDV	927	ml	GEDVI	461	680..800	ml/m²
dPmax	1022		CFI	9.3	4.5..6.5	PVPI	4.6	1.0..3.0	

病例 11 图 2 PICCO 参数

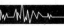

问题 4：患者休克的类型是什么？如何进行血流动力学评估？

患者急性胰腺炎患者治疗过程中出现高血糖、酸中毒，考虑酮症酸中毒，引起严重失水、血容量不足，是导致低血容量休克的重要原因，转运途中出现吸入性肺炎，导致 ARDS，引起血流动力学紊乱，考虑为低血容量性基础上合并分布性休克。可选择 CVP、超声、PICCO、被动抬腿试验等多种手段联合评估、动态、连续评估血流动力学。

知识点 5：根据血流动力学特点将休克分为 4 种类型：低血容量性休克、心源性休克、梗阻性休克、分布性休克。临床实践中对容量状态和容量反应性评估有很多种方法，常用的有 CVP 监测、Swan-Ganz 导管技术、脉波轮廓温度稀释连续心排量监测技术等。需要注意的是患者往往存在腹腔高压，容量相关的压力及心肺交互作用指标会受影响，但热稀释及超声检查评估的左室舒张末容积指标相对可靠。重症急性胰腺炎（SAP）时的循环功能改变以血液分布异常为特点，循环容量不仅因为局部渗出、腹水、呕吐等原因而绝对不足，而且由于血管的异常扩张导致相对不足。应结合患者的腹腔压力、容量、心率、血压等变化，动态监测 CVP 或肺动脉嵌顿压变化，必要时补液试验对临床判断也有帮助。对 SAP 患者应及时进行血流动力学监测，有效地指导治疗 [5]。

问题 5：对于本例患者，改善氧合可以选择哪些方式？

患者顽固性低氧血症考虑为吸入性肺炎并发的急性呼吸窘迫综合征（ARDS），予行纤支镜灌洗、激素治疗，根据 ARDS 的治疗方案给予镇静镇痛、小潮气量肺保护性通气、肌松、肺复张等治疗，甚至可选择 ECMO 支持。

知识点 6：ARDS 最重要的是原发病的处理，由于没有特殊的治疗方法，呼吸机支持治疗是重要的治疗方法，可通过采用小潮气量、适当的 PEEP 等保护性通气、肺复张、俯卧位通气和神经肌肉阻滞等标准治疗 [6]。ARDS 的柏林共识建议对严重呼吸衰竭患者行 ECMO 治疗，符合 ECMO 支持的指征，也可以选择 ECMO 支持 [7]。

病例摘要 3：

给予小潮气量、肺复张等肺保护性通气等策略，氧合仍难以维持，PICCO 提示高排低阻，容量不足，肺水升高，予积极补液，但休克仍在持续恶化，与患者家属商议后行 VV ECMO 支持，患者缺氧纠正，同时予液体复苏等治疗。

问题 6：患者在肺保护通气等措施后，患者氧合改善不明显，循环不稳定在进行性恶化，下一步如何选择？

ARDS 患者治疗中的一个基本挑战就是如何在减少肺部渗出和维持足够的血容量

以保证心输出量和重要组织灌注之间找到一个平衡点，这类患者补液与限液治疗往往是临床的难点，如何找到合适的平衡点，需要及时评估，明确当下的主要矛盾，给予及时治疗。本例急性胰腺炎、吸入性肺炎并发 ARDS，容量不足和低氧血症并存，超声及 PICCO 结果均提示容量不足，在积极改善氧合的同时要稳定循环。综上考虑，我们决定保证循环，维持组织灌注，患者补液试验效果佳，液体反应性良好，故给予补液，但经补液治疗后，患者血流动力学无明显改善，床边超声再次评估仍提示下腔静脉偏低，PICCO 仍提示容量不足，心脏超声见左、右心功能均良好，补液试验仍效果好，此时血流动力学恶化倾向于血容量不足为主，同时患者氧合也在恶化，故家属同意后选择 ECMO 支持。

问题 7：关于 ECMO 模式的选择，是怎样考虑的？ ECMO 起到什么作用？

氧合进一步下降，ECMO 一方面针对肺部的支持治疗，一方面是肺部氧合改善后可进行充分液体复苏。ECMO 的选择上可选取 VA 和 VV 模式，VA ECMO 主要为心源性休克或心搏骤停的严重心功能衰竭患者提供急性期支持治疗。VV ECMO 用于呼吸衰竭患者的治疗[8]。

病例分析：该患者急性呼吸衰竭，病情可逆，虽血流动力学不稳定，但心脏功能无明显受损，故选择 VV 模式，在 ECMO 支持下改善组织缺氧及减少机械通气的强度，可最大化的肺保护，肺休息，待原发疾病好转，同时通过逆转低氧血症和酸中毒改善 ARDS 患者的血流动力学，改善全身氧供、消除氧债，同时对于存在循环容量不足，且具有良好的容量反应性，可积极扩容保证器官灌注，稳定血流动力学[9, 10]。

治疗经过：给予 ECMO 治疗后第 8 天停用升压药物，第 9 天撤除 ECMO，第 11 天停 CRRT 治疗，后逐渐脱机，转出 ICU，病情稳定后出院。

病例小结：

1. 年轻男性患者，以腹痛起病，淀粉酶脂肪酶升高、腹部 CT 胰腺炎表现，治疗过程中出现意识障碍伴氧合下降，检查提示血糖高、代谢性酸中毒，后出现顽固性休克、氧合难以维持。

2. 结合患者病史需考虑重症急性胰腺炎并发酮症酸中毒同时合并吸入性肺炎。

3. 治疗过程中氧合难以维持且休克难以纠正，予 VV ECMO 支持。

4. 休克合并重度 ARDS，可选择 ECMO 支持。

（供稿：郭　丰　浙江大学医学院附属邵逸夫医院；

校稿：屠国伟　复旦大学附属中山医院）

参考文献

[1]Banks PA，Bollen TL，Dervenis C，et al.Classification of acute pancreatitis—2012：revision of the Atlanta classification and definitions by international consensus[J].Gut，2013，62（1）：102-111.

[2] 中华医学会消化病学分会胰腺疾病学组，中华胰腺病杂志编委会，中华消化杂志编委会.中国急性胰腺炎诊治指南（2019 年,沈阳）[J].临床肝胆病杂志，2019，35（12）：2706-2711.

[3] 浙江省医学会重症医学分会.浙江省重症急性胰腺炎诊治专家共识 [J]. 浙江医学，2017，39（14）：1131-1150，1161.

[4]Mandell LA，Niederman MS.Aspiration Pneumonia[J].New England Journal of Medicine，2019，380（7）：651-663.

[5] 中国腹腔重症协作组.重症患者腹内高压监测与管理专家共识(2020 版)[J].中华消化外科杂志，2020，19（10）：1030-1037.

[6]Peek GJ，Mugford M，Tiruvoipati R，et al.Efficacy and economic assessment of conventional ventilatory support versus extracorporeal membrane oxygenation for severe adult respiratory failure（CESAR）：a multicenter randomized controlled trial[J].Lancet，2009，374（9698）：1351-1363.

[7]Ferguson ND，Fan E，Camporota L，et al.The berlin definition of ARDS：an expanded rationale，justification，and supplementary material[J].Intensive Care Medicine，2012，38（10）：1573-1582.

[8] 中国医师协会呼吸医师分会危重症医学专业委员会，中华医学会呼吸病学分会危重症医学学组.体外膜式氧合治疗成人重症呼吸衰竭推荐意见 [J]. 中华结核和呼吸杂志，2019，42（9）：660-684.

[9] 中华医学会呼吸病学分会呼吸危重症医学学组.急性呼吸窘迫综合征患者机械通气指南（试行）[J]. 中华医学杂志，2016，96（6）：5.

[10]Bullen EC，Teijeiro-Paradis R，Fan E.How I do it：how I select which ARDS patients should be treated with venovenous extracorporeal membrane oxygenation[J].Chest，2020，158（3）：1036-1045.

病例 12 一氧化碳中毒合并横纹肌溶解综合征

病例摘要：

患者女性，48岁，已婚。

主诉：突发意识障碍伴呼吸困难1小时。

现病史：患者于入院前1小时被工友发现躺于值班室，意识不清，呼之不应，呼吸急促，室内有火炉，枕旁及口腔内有呕吐物残余，伴大小便失禁，无抽搐、牙关紧闭，无寒战、发热。患者家属拨打120由救护车送至我院，查头颅CT示"脑组织肿胀，双侧基底节区类圆形低密度影"，胸部CT示"双肺下叶斑片影，肺不张"。动脉血气分析示：pH 7.13，PO_2 56mmHg，PCO_2 23.8mmHg，HCO_3^- 9.5mmol/L，乳酸9.8mmol/L，SO_2 90%。碳氧血红蛋白56%。以"急性一氧化碳中毒、吸入性肺炎"急诊收住入院。

既往史：既往体健。饮食习惯正常，无酗酒、吸烟史，否认吸毒史。无旅居史。适龄结婚，子女及配偶均健康。

入院查体：T 36.7℃，P 112次/分，R 32次/分，BP 132/76mmHg，SO_2 90%（面罩吸氧4L/min）。神志呈昏迷状态，GCS评分9分（E2/V2/M5），双侧瞳孔等大等圆，约3.0mm，对光反射灵敏，急性面容，口唇呈樱桃红色，右腰部、右臀部及右下肢可见10cm×30cm红斑，颈软无抵抗，听诊双肺呼吸音粗，双肺可闻及湿性啰音，心率112次/分，律齐，腹平软，压痛及反跳痛无法查，肠鸣音减弱，约1次/分，肌张力减弱，肌力无法查，生理反射存在，双侧巴宾斯基征（－）。留置导尿，尿液呈浓茶色，约20ml。APACHE Ⅱ评分20分。

辅助检查：①血常规：白细胞31.55×10⁹/L↑，中性粒细胞百分比90.3%，血红蛋白155g/L↑，C-反应蛋白278mg/L↑；②肝肾功能检查：天冬氨酸氨基转移酶650.9U/L↑，丙氨酸氨基转移酶475.8U/L↑，血尿素8.60mmol/L↑，血肌酐127μmol/L。③心肌酶谱：血清肌酸激酶160 582U/L↑，肌酸激酶同工酶3159U/L↑，乳酸脱氢酶1951U/L↑，肌红蛋白1238ng/ml↑。④碳氧血红蛋白56%↑。⑤尿常规：

比重 1.015，白细胞定量：2，红细胞定量：140 ↑，管型：2，上皮细胞：11 ↑，潜血（3+），蛋白质（+），尿酮体（−），尿胆原（−），尿胆红素（−）。⑥凝血功能正常，自身抗体全项阴性。⑦心电图检查示：窦性心动过速。⑧头颅 CT 与胸部 CT 见病例 12 图 1、病例 12 图 2。

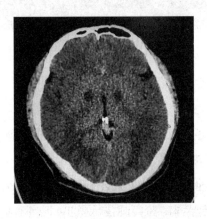

病例 12 图 1　头颅 CT 示脑组织肿胀，双侧基底节区类圆形低密度影

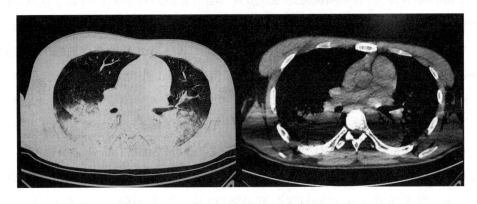

病例 12 图 2　胸部 CT 示双肺下叶斑片影，肺不张

问题 1：根据病史、体征和目前的检查结果，目前可能的诊断是什么？

患者可能诊断为：①急性一氧化碳中毒；②横纹肌溶解综合征、急性肾损伤；③呼吸衰竭；④吸入性肺炎。

诊断依据：①患者有煤烟接触史，入院后临床表现为意识障碍，查体见口唇呈樱桃红色，头颅 CT 检查示双侧基底节区类圆形低密度影，符合一氧化碳中毒的影像学改变，且实验室检查示碳氧血红蛋白检查阳性。据此，患者明确诊断为急性一氧化碳中毒。②患者系急性一氧化碳中毒致意识障碍，入院后查体见右腰部、右臀部及右下肢 10cm×30cm 红斑，床旁 B 超检查损伤肌肉组织，提示肌肉组织密度不均，入院后

12 小时复查上述实验室指标，肌酸激酶 274888U/L，天冬氨酸氨基转移酶 1714U/L，丙氨酸氨基转移酶 475.8U/L，血肌酐 219μmol/L，均较前进行性升高，持续无尿，且 B 超下证实患者肾脏组织形态及血流速无明显异常，患者横纹肌溶解综合征诊断明确，且病情加重并发急性肾衰竭。③患者中午女性，既往体健，此次急性起病后有呕吐病史，入院后胸部 CT 检查示"双肺下叶斑片影，肺不张"，入院行"纤维支气管镜检查＋肺泡灌洗"，吸出少量食物残渣。因此，患者吸入性肺炎诊断明确。

问题 2：病情衍变的病理生理是什么？

1. 急性一氧化碳中毒的病理生理特点　一氧化碳（CO）中毒主要引起组织缺氧，CO 经呼吸道吸入，由肺泡迅速弥散入血，进入血液中的 CO 约 85% 与红细胞内血红蛋白（Hb）结合，形成稳定的碳氧血红蛋白（COHb）。CO 与 Hb 的亲和力比氧与 Hb 的亲和力大 240 倍，而 COHb 解离速度比血红蛋白要慢 3600 倍，血液中的 COHb 浓度增高，引起组织缺氧，导致机体一系列的病理变化。CO 与还原型细胞色素氧化酶二价铁结合，抑制细胞色素氧化酶活性，影响细胞呼吸和氧化过程，阻碍氧的利用，称为 CO 的线粒体效应（病例 12 图 3）[1]。

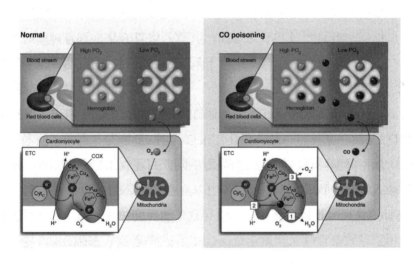

病例 12 图 3　CO 的线粒体效应

正常情况下（病例 12 图 3 左）：血红蛋白结合氧并输送至氧分压低的组织。下降的细胞色素 C（Cytc）将电子（e^-）传递给细胞色素 C 氧化酶亚基 1（CytA）。e^- 在细胞色素 C 氧化酶亚基 2（CytA3）结合 O_2 生产水并从线粒体内膜转运 1 个质子（H^+）。

CO 中毒时（病例 12 图 3 图 3 右）：CO 与 O_2 竞争性结合血红蛋白，由于 CO 与血红蛋白的结合力高（是 O_2 的 200 倍），且结合后的碳氧血红蛋白解离速度很慢，导致携氧能力下降。CO 在 CytA3 竞争性抑制 O_2 结合，抑制 O_2 生成水；终止 H^+ 跨膜转运，切断 ATP 生成；e^- 聚体产生过氧化物导致毒性效应。

2. 横纹肌溶解综合征的病理生理特点　横纹肌溶解症指的是骨骼肌（横纹肌）产生了急速的损伤，肌肉损伤的结果会导致肌肉细胞的坏死及细胞膜的破坏，肌肉的一些蛋白质及肌球蛋白便会渗漏出来，进而进入血液中并随后出现在尿中，尿中出现肌球蛋白的情况称为肌球蛋白尿。目前，国外有人研究指出该病获得性病因就有190余种，遗传性相关的病因 40 余种，常见的原因有过量运动、肌肉挤压伤、缺血、代谢紊乱（低钾血症、甲状腺功能减退、糖尿病酮症酸中毒）、极端体温（高热、低热）、药物、毒物、自身免疫、感染等[2]。

在临床上，受影响的肌肉通常会出现疼痛或有压痛，肌肉收缩的力量也会下降。肌肉的表皮可能会出现肿胀及充血的现象。如果血中的肌球蛋白不多，几天内通常都会痊愈。如果肌肉破坏的比较厉害，尿中肌球蛋白的浓度太高时，就会导致肾脏功能的损伤，甚至导致急性肾衰竭。

目前，急性一氧化碳中毒导致横纹肌溶解，严重者合并急性肾损伤，原因如下[3]：①一氧化碳与血红蛋白结合造成缺氧。②一氧化碳与还原型细胞色素氧化酶的二价铁结合，抑制肌细胞的有氧呼吸和氧化过程，阻断氧化磷酸化，阻碍对氧的利用。③一氧化碳与含二价铁的肌球蛋白结合，干扰了氧与肌红蛋白的正常结合，导致氧储备库耗竭。④一氧化碳中毒后患者长时间保持同一体位，肌肉组织持续受压导致肌肉缺血坏死、溶解，其代谢产物就是肌红蛋白。肌红蛋白堵塞肾小管、对肾小管持续毒性损伤及肾脏缺血是横纹肌溶解并发急性肾损伤的发病机制。

3. 吸入性肺炎的病理生理特点　因病因不同，病理生理特点不相同，常见的有以下几种：①吸入胃酸导致的化学性肺炎；②从口腔或咽部吸入物质，引起细菌性吸入性肺炎；③吸入油（例如矿物油或植物油）导致外源性类脂性肺炎，是一种罕见的肺炎；④吸入异物可能导致急性呼吸道紧急情况，在某些情况下，可能使患者容易患细菌性肺炎。

问题 3：急性一氧化碳中毒的临床表现有哪些？严重程度如何评估？

1. 轻度中毒　血液中 COHb 浓度在 10% ~ 20%。患者表现为头痛、头晕、恶心、呕吐、心悸、四肢乏力。

2. 中度中毒　血液中 COHb 浓度在 20% ~ 40%，患者出现胸闷、气短、呼吸困难、视物不清、意识模糊或浅昏迷，面色潮红，口唇呈樱桃红色。

3. 重度中毒　血中 COHb 浓度在 40% ~ 60%。患者呈深昏迷状态，各种反射消失。

部分患者表现为去大脑皮质综合征状态。体温升高、呼吸频数，严重时呼吸衰竭，脉搏快而弱，血压下降。如空气中 CO 浓度很高，患者可在几次深呼吸后突然发生昏迷、惊厥、呼吸困难及呼吸麻痹，称"闪电样中毒"。

问题 4：急性一氧化碳中毒的早期治疗原则是什么？

1. 纠正低氧血症　①吸氧：吸氧可以加速 COHb 解离，吸新鲜空气时，可以缩短一氧化碳从 COHb 的释放时间；如呼吸暂停或停止应立即气管插管、机械通气[4]。②高压氧：高压氧能提高血氧分压，增加血氧含量，加速 COHb 的解离，迅速纠正低氧血症，减轻脑水肿和 0 病的发生。研究显示：吸室内空气时，血中 COHb 的解离半衰期为 320 分钟，常压纯氧时为 74 分钟，而高压纯氧为 20 分钟（病例 12 图 4）。③红细胞置换：放出一部分含 COHb 的血，输入新鲜红细胞。

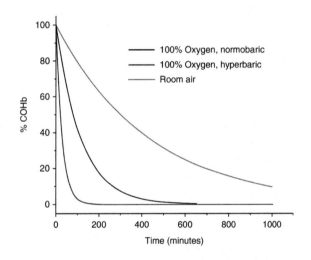

病例 12 图 4　碳氧血红蛋白不同治疗下的解离速度[1]

2. 防治脑水肿，保护脑细胞　① 20%甘露醇 125ml 快速静脉滴注脱水，视脑水肿严重程度每 6 ~ 12 小时 1 次，待颅高压症状减停后再逐渐停用；② 3%高渗盐水脱水；③ 20%白蛋白脱水；④利尿剂如呋塞米静脉推注利尿；⑤控制抽搐，可静脉应用地西泮、咪唑安定或肌内注射苯巴比妥；⑥选择性脑部亚低温：维持脑部温度在低温水平（33 ~ 35℃），降低脑部代谢，控制高热，必要时可用人工冬眠；⑦改脑进脑代谢，促进脑神经功能恢复：依达拉奉、奥拉西坦等可以保护或促进脑神经细胞功能的恢复。

3. 防治并发症　防治急性一氧化碳中毒导致的心肌损害、横纹肌溶解、急性肾损伤、急性肝损伤等并发症；防治应激性溃疡、压疮、下肢深静脉血栓等并发症，积极预防和治疗感染。

4. 药物治疗　①依达拉奉：急性一氧化碳中毒早期应用依达拉奉对减轻脑水肿、改善脑神经功能有一定疗效，受到临床医生和专家认可，但目前尚未见大样本随机双盲的临床研究。在重度急性一氧化碳中毒患者急性期可以应用。②吡咯烷酮类：吡拉西坦、奥拉西坦和普拉西坦均为环状氨基丁酸的衍生物，是作用于中枢神经系统网状结构的拟胆碱能益智药。该药物可以保护或促进神经细胞功能的恢复，已应用于治疗急性一氧化碳中毒多年，有小样本临床研究报告认为有效，此外有报告认为其对器质性脑病综合征有效，未见不良反应报告，可以在急性期临床使用[5]。

5. 预防迟发性脑病　急性一氧化碳中毒患者治疗不及时，或者虽然经过及时治疗，仍有部分患者于中毒症状缓解后经过一段时间的"假愈期"（3～240天）再次出现严重的脑损伤，临床上称为迟发性脑病（delayed neuropathological sequelae，DNS）。大量临床实践证实，早期、足疗程的高压氧是治疗中重度一氧化碳中毒的主要方法，可预防迟发性脑病[6]。

6. 急性一氧化碳中毒的抢救治疗疗程见病例 12 图 5。

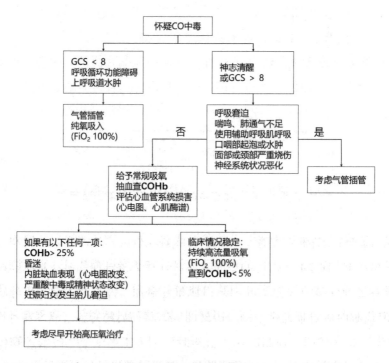

病例 12 图 5　急性一氧化碳抢救流程图（修改自参考文献 5）

问题 5：何谓一氧化碳中毒性脑病？如何治疗？

一氧化碳中毒性脑病，临床上也称为迟发性脑病（DNS），DNS 的临床表现多样，无特异性,主要为严重的精神异常、锥体外系功能障碍、性格改变和轻度认知功能障碍,有时亦可出现严重的痴呆、精神病、癫痫、帕金森综合征、失明、大小便失禁等症状。

1. 一氧化碳中毒迟发性脑病的发生机制尚不明确,目前主要有以下几个观点:

(1)缺血缺氧学说:一氧化碳与 Hb 结合形成 COHb,COHb 不仅妨碍 O_2 与 Hb 的结合,而且抑制氧的解离,引起细胞线粒体呼吸功能障碍,造成全身组织尤其是脑组织能量代谢障碍,导致神经系统功能障碍。甚至神经元变性坏死。

(2)细胞毒损伤学说:一氧化碳与含铁血红蛋白及含铁的酶类结合、使细胞内酶失活,氧利用发生障碍,造成脑细胞受损,形成迟发性脑病;一氧化碳与细胞色素氧化酶亲和力很强,结合后使酶功能失活,氧利用受到抑制,使 ATP 生成减少和线粒体的电子传递受阻。

(3)兴奋性氨基酸学说:急性一氧化碳中毒引起脑内谷氨酸释放增加,谷氨酸的神经毒性作用是通过细胞内钙超载介导的,谷氨酸作用于突触后受体,使神经元去极化,从而引起神经功能异常。

(4)继发性血管损伤学说:急性一氧化碳中毒导致机体缺氧,引起脑组织血管先痉挛后扩张,通透性增加,而后继发闭塞性动脉内膜炎,缺氧亦使脑血管循环障碍,进一步加重组织缺血、缺氧。严重时可有脑水肿纹状体和黑质的血管也可出现血栓坏死及点状出血,甚至出现出血性脑梗死。急性一氧化碳中毒引起的这些血管病理变化,发展到脑组织坏死、出血和梗死等病理改变需要一定的时间,这可能是 DNS 出现"假愈期"的原因之一。

(5)再灌注和自由基损伤学说:一氧化碳中毒患者大脑出现缺血性表现,与脑组织缺血 – 再灌注损伤有非常相似的病理过程。缺血 – 再灌注使脑组织生成大量的自由基,使细胞膜脂质过氧化反应增强,线粒体功能障碍,导致细胞受损 DNS 形成。

(6)细胞死亡方式学说:细胞死亡可以分为三大类,坏死、凋亡和自噬性细胞死亡。一氧化碳中毒作为刺激因素诱导脑组织神经细胞发生自噬现象,中毒早期的自噬对脑损伤具有保护作用,而随着自噬的过度激活,引起自噬性细胞死亡,则可进一步加重神经元损伤。

(7)免疫损伤学说:近年的研究表明,CNS 并非绝对的免疫特免区。急性一氧化碳中毒可引起中性粒细胞激活,产生活性氧簇(ROS),从而使脑组织发生脂质过氧化;醛式脂质过氧化产物,如丙二醛(MDA),与脑组织蛋白反应,可改变蛋白电荷三级结构及其免疫原性,从而产生抗原性物质,激活 CNS 的免疫反应。DNS 的发病过程有一个明显的"假愈期",此期很有可能是急性一氧化碳中毒后 CNS 免疫反应激活的过程。

2. 如何治疗急性一氧化碳中毒迟发性脑病?

早期以对症支持治疗为主。患者发病早期就出现认知功能障碍,应加强看护,避免意外,随着病情进展,患者出现大小便失禁,肌张力高及行动困难。重症卧床患者应防治压疮和反复感染、下肢深静血栓,进食困难者给予鼻饲饮食,且发病早期应进行肢体被动性功能锻炼,避免肢体挛缩[7]。

病例小结:

1. 患者急性起病。

2. 入院头颅 CT 检查示脑组织肿胀,吸入性肺炎。

3. 患者入院后碳氧血红蛋白阳性。

4. 一氧化碳中毒导致患者长时间昏迷,昏迷后姿势固定,局部肌肉、神经、血管长时间受压导致肌损伤出现急性横纹肌溶解,入院后患者合并浓茶色尿,肌酸激酶大于正常 800 倍,考虑横纹肌溶解综合征致肾衰竭。

5. 治疗过程中给予心电监护、机械通气呼吸机辅助呼吸、血液净化、高压氧、脱水降颅压、亚低温脑保护、改善脑功能、防治感染以及血液净化等治疗。

6. 经治疗患者神志恢复,无迟发性脑病发生,预后好。

（供稿:郭　鸿　兰州大学第一医院;

校稿:谢　晖　上海交通大学医学院附属第一人民医院）

参考文献

[1]Rose JJ, Ling W, Xu Q, et al.Carbon monoxide poisoning : pathogenesis, management, and future directions of therapy[J].Am J Respir Crit Care Med, 2017, 195（5）: 596-606.

[2] 章梅华, 卢晓阳, 杨志海, 等 . 横纹肌溶解症及其发病机制研究进展 [J]. 中华急诊医学杂志, 2010, 19（11）: 1226-1228.

[3] 袁小鹏, 陈传宝, 谢文峰, 等 . 横纹肌溶解症合并急性肾功能衰竭供体的肾脏功能维护 [J]. 中华重症医学电子杂志（网络版）, 2017, 3（2）: 107-110.

[4] 高春锦, 葛环, 赵立明, 等 . 一氧化碳中毒临床治疗指南 [J]. 中华航海医

学与高气压医学杂志，2012，19（2）：127-128.

[5] 邱海波，管向东，杨毅，等 .ICU 临床思维与病例演练 [M]. 上海：上海科学技术出版社，2020：242-247.

[6]Rose JJ，Wang L，Xu Q，et al.Carbon monoxide poisoning：pathogenesis，management，and future directions of therapy[J].Am J Respir Crit Care Med，2017，195（5）：596-606.

[7]Zhang L，Zhao J，Hao Q，et al.Serum NSE and S100B protein levels for evaluating the impaired consciousness in patients with acute carbon monoxide poisoning[J].Medicine，2021，100（25）：e26458.

病例 13　PROS1 突变导致反复发作的肺栓塞

病例摘要 1：

患者男性，32 岁，已婚。

主诉：反复胸闷气急 3 个月，加重 4 天。

现病史：患者 3 个月来无明显诱因下反复出现胸闷、气急，活动耐量明显下降，休息后缓解。至当地医院检查胸部 CT 提示右肺磨玻璃样结节，未予以治疗。4 天前患者在工作时突发胸闷气急症状加重，伴呼吸困难，无咳嗽咳痰，无胸背部疼痛，送至当地医院急诊抢救。急诊予以面罩吸氧，但氧饱和度仍然难以维持，予以气管插管、机械通气，收住当地医院 ICU。

既往史：慢性乙肝病史 5 年（长期口服恩替卡韦），否认哮喘、高血压及心血管病病史。

个人史：工人，饮食习惯正常，吸烟 10 年，无酗酒史，否认吸毒。

入院查体：身高 178cm，体重 93.5kg，T 38.2℃，HR 104 次 / 分，R 20 次 / 分，BP 92/60mmHg[去甲肾上腺素 0.05μg/（kg·min）维持]，镇痛镇静状态，RASS 评分 –3，CPOT 评分 0 分；瞳孔等大，左 / 右瞳孔直径：2mm/2mm，对光反射迟钝；气管插管机械通气 A/C（VC）模式，FiO_2 80%，PEEP 15cm H_2O，SpO_2 95%；双肺听诊呼吸音粗，未闻及湿性啰音。心律齐，瓣膜听诊未闻及病理性杂音。腹无膨隆，触诊软。双下肢无水肿，双侧病理征（–）。

实验室检查：白细胞 $12.2×10^9/L$，血红蛋白 134g/L，血小板 $231×10^9/L$；凝血酶原时间 15.8 秒，活化部分凝血活酶时间 44.3 秒，D– 二聚体 6520μg/L（FEU）；钾 4.23mmol/L，钠 145.8mmol/L，肌酐 69μmol/L，白蛋白 37.5g/L，天冬氨酸氨基转移酶 45U/L，丙氨酸氨基转移酶 27U/L，总胆红素 22.4μmol/L；C– 反应蛋白 67.3mg/L，降钙素原 1.652ng/ml；肌钙蛋白 –I 0.164ng/ml，氨基端 B 型利钠肽原 733.68pg/ml；血液 pH 7.311，PCO_2 33.1mmHg，PO_2 74.9mmHg，全血碱剩余 –7.5mmol/L，乳酸 5.80mmol/L。

问题1：根据病史、体征和目前的检查结果，目前可能的诊断是什么？

患者可能诊断为：①呼吸困难待查：急性肺栓塞？气胸？②慢性乙型病毒性肝炎。

知识点1：呼吸困难需要鉴别的疾病很多，包括肺源性呼吸困难（如喉部水肿、肺炎、哮喘、COPD、ARDS、气胸、胸腔积液、呼吸机麻痹等）、肺血管病变（如肺栓塞）、心源性呼吸困难（如急性肺水肿、心包积液等）、中毒性呼吸困难（如酸中毒、毒血症、药物中毒等）、血源性呼吸困难（如重症贫血、失血性休克等）、神经精神性呼吸困难（如癔症、重症肌无力、重症脑部疾病等）。

知识点2：肺栓塞是引起急性呼吸困难较为常见的疾病，常表现为呼吸困难（73%）、胸膜性胸痛（66%）、气促（75%）、肺部啰音（51%）、咳嗽（37%）等。其中表现为呼吸困难、气促和胸膜性疼痛三项中的一项者，概率为97%以上。严重的肺栓塞可表现为休克、右心衰竭、呼吸衰竭。实验室检查异常包括D-二聚体升高、低氧血症、低碳酸碱血症等。

问题2：为进一步明确诊断，需要进行哪些检查和措施？

1. 进行肺栓塞风险评分，如Wells评分。

2. 完善超声心动图、深静脉超声、心电图、胸片。

3. CT肺动脉造影或V/Q显像。

4. 液体复苏及血管活性药物维持循环。

5. 必要时，血管外科介入手术。

知识点3：Wells评分是较为常用的肺栓塞风险评分系统[1]，分为7项，包括：深静脉血栓的体征（单侧下肢疼痛、肿胀等）（3分）；排除可解释现有症状的其他疾病（3分）；心律＞100次/分（1.5分）；制动3天以上或4周内有制动和手术（1.5分）；深静脉血栓或肺栓塞病史（1.5分）；咯血（1分）；恶性肿瘤（1分）。Wells评分0~1分为低度可能；2~6分为中度可能；7~12.5分为高度可能。其他的评分系统包括Geneva评分、PERC筛选方案等[2, 3]。

知识点4：对于Wells评分0~1分的低危患者，可先行肺栓塞排除评估标准进行初步判断（包括年龄＜50岁，心率＜100次/分，血氧饱和度95%以上，无咯血，未应用雌激素，无深静脉血栓或肺栓塞病史，无非对称性的下肢水肿，四周内未进行住院手术或经历外伤者），若均符合，可基本排除肺栓塞的可能[4]。对于Wells评分2~6分的中危患者，可先予以D-二聚体检测，若D-二聚体在500mg/ml以下，可以排除肺栓塞；若＞500mg/ml，需要评估CTPA来确定肺栓塞。对于Wells评分＞6分的高危患者，建议不必等待D-二聚体的结果，直接完善CTPA或V/Q显像评估肺栓塞。

病例摘要 2：

评估患者 Wells 评分为 4.5 分，中危。予以完善 CTPA，提示右肺动脉主干、左下肺动脉分支充盈缺损；超声心动图提示三尖瓣中等量反流，肺动脉中 – 重度高压，估测肺动脉压 65mmHg。患者被确诊为"急性肺栓塞"。遂予以予阿替普酶静脉溶栓，序贯肝素钠 8mg/h 抗凝治疗。患者于入院第 2 天全麻下行"肺动脉造影＋肺动脉碎吸＋肺动脉溶栓术"。术中见右侧肺动脉主干栓塞、左侧肺动脉部分栓塞，使用导丝及猪尾巴导管碎栓后，经导管注入尿激酶，复查见大块血栓消融，部分残留。术后肺动脉导管持续尿激酶溶栓治疗，但术后第 2 天患者再次出现氧合下降，呼吸机纯氧难以维持，予行 VV-ECMO 支持治疗，通过空中救援系统转运至我院综合 ICU 进一步治疗。

入院查体：T 37.4℃，HR 74 次 / 分，R 20 次 / 分，BP 95/62mmHg［去甲肾上腺素 0.05μg/（kg·min）］维持，镇痛镇静状态，RASS 评分 –3，CPOT 评分 0 分；瞳孔等大，左右均为 2mm，对光反射迟钝，停用镇静药物后患者神志转清；气管插管机械通气 A/C（VC），FiO_2 30%，PEEP 5cmH$_2$O，SpO_2 100%。VV-ECMO 支持（转速 3500r/min，血流速 4.0L/min，气流速 4.0L/min，FiO_2 100%，$ScvO_2$ 67%），置管处无渗血，膜肺见血栓形成。听诊双肺呼吸音粗，未闻及湿性啰音。心律齐，瓣膜听诊未闻及病理性杂音。腹无膨隆，触诊软。双下肢无水肿，病理征（–）。

实验室检查：白细胞 8.1×10^9/L，血红蛋白 115g/L，血小板 69×10^9/L；凝血酶原时间 16.0 秒，活化部分凝血活酶时间 55.3 秒，血浆纤维蛋白原 2.09g/L，D- 二聚体＞20000μg/L（FEU）；钾 4.08mmol/L，钠 137.8mmol/L，肌酐 49μmol/L，白蛋白 29.4g/L，天冬氨酸氨基转移酶 32U/L，丙氨酸氨基转移酶 16U/L，总胆红素 19.3μmol/L；C- 反应蛋白 57.6mg/L，降钙素原 0.531ng/ml；肌钙蛋白 -I 0.155ng/ml，氨基端 B 型利钠肽原 689.94pg/ml；pH 7.407，PCO_2 35.5mmHg，PO_2 96.3mmHg，全血碱剩余 –1.9mmol/L，乳酸 1.20mmol/L。

影像学检查：B 超提示双下肢动静脉、双上肢深静脉、颈内静脉均未见明显异常；肝胆脾胰未见明显异常。CTPA 提示右肺动脉主干软组织影，考虑恶性肿瘤侵犯肺动脉可能；左下肺动脉栓塞。肺动脉高压。PET-CT 提示右肺动脉近肺门管腔内低密度灶，无糖代谢分布，符合肺栓塞影像表现；糖代谢未提示肺动脉内癌栓或肉瘤等肿瘤性病变。两侧胸腔少量积液伴双下肺临近肺组织膨胀不全；两肺少许炎性渗出改变。

问题3：该患者肺栓塞的可能病因是什么？

患者肺栓塞的可能病因是肿瘤栓塞、血栓栓塞。

知识点5：肿瘤细胞在体内往往代谢活性高，葡萄糖代谢率高于机体正常组织。基于这一特性，放射性核素标记的葡糖糖（如 ^{18}F FDC）注射到休内可浓聚在肿瘤组织中，通过 PET/CT 扫描可在图像中呈现出高信号，以此发现肿瘤所在的部位。但是少部分肿瘤葡萄糖代谢低，图像上呈现出的信号并不强，会导致假阴性，如肝细胞性肝癌、肾透明细胞癌、胃印戒细胞癌及一些低度恶性肿瘤等[5~7]。

问题4：下一步治疗方案是什么？

患者反复发生肺栓塞，栓子性质不明确，可行 ECMO 维持下肺动脉占位活检。

知识点6：对于循环不稳定的肺栓塞，首先需要进行适当液体复苏，同时应用超声监测是否有右心过负荷的表现。若经过复苏后，循环依然不稳定，且右心出现容量过负荷的表现时，需要溶栓或介入手术。若溶栓和介入手术后，再次出现肺栓塞，则需要维持患者生命体征的情况下积极寻找病因，必要时病理活检明确栓子的性质。

病例摘要3：

患者 ECMO 维持下行"肺动脉占位活检＋肺动脉血栓切除术"，术中病理提示右肺动脉内混合性血栓，未见明确肿瘤依据。完善其他相关检查，抗凝血酶－Ⅲ 63％，血浆蛋白 S 活性 26％，而抗心磷脂抗体、同型半胱氨酸、血浆蛋白 C 活性正常，且风湿相关抗体谱阴性。基因测序检测提示患者有 PROS1 基因突变。患者最终确诊为 PROS1 基因突变导致的遗传性蛋白 S 缺乏症。

在随后的治疗上，予以患者肝素微泵维持部分活化凝血酶原时间 60 ~ 80 秒，全血凝固时间 180 秒左右。复查 CTPA 提示肺动脉增宽，右肺动脉主干及其分支、左下肺动脉充盈缺损，较前好转。患者随后顺利 ECMO 撤机，氧合改善，拔除气管插管，改鼻塞 5L/min，呼吸 18 次 / 分，SpO_2 98％ ~ 100％。根据凝血情况桥接华法林。

患者最后顺利转入普通病房，改口服拜瑞妥，并康复出院。随访患者女儿也同样为 PROS1 基因突变。

病例分析：该患者确诊肺栓塞后积极进行溶栓和介入治疗，但肺栓塞很快再次出现，因此需要积极排查肺栓塞的病因与栓子的性质。我们通过取栓与病理活检发现栓子性质为血栓。结合患者的反复的胸闷气急病史及反复产生血栓栓塞的疾病特征，我们把关注点放在遗传基因、代谢及风湿疾病等方面。患者肥胖、吸烟史、长期药物服用史等都纳入考虑范畴，同时完善风湿疾病抗体谱、血浆蛋白活性检测及遗传基因突变筛查等。经过多方面的筛查和评估，该患者最终明确为 PROS1 突变导致的遗传性蛋白 S 缺乏症，并经过积极抗凝治疗，病情最终可以得到控制并康复出院。

问题 5：长期治疗方案是什么？

知识点 7： 急性肺栓塞在急性期需要进行呼吸支持、循环支持及抗凝、溶栓、介入或手术取栓治疗；病情稳定后患者一般需要至少 3 个月的抗凝治疗，可选择华法林（目标 INR 为 2.5）或凝血因子 X a 抑制剂 [8]，但具体治疗时间需要根据患者病情发展而制定个体化的方案。值得注意的是阿司匹林在患者长期预防血栓形成中的作用。研究表明对已接受完整抗凝治疗疗程的患者长期服用阿司匹林可有效降低深静脉血栓形成的发生率 [9]。

知识点 8： 蛋白 S 是凝血的负调控因子，游离蛋白 S 具有活性，可辅助蛋白 C 灭火促凝因子 V a 和Ⅷ a。蛋白 S 缺乏症为常染色体显性遗传疾病，大多数患者为 PROS1 基因突变。在临床表现上，蛋白 S 缺乏症患者较为隐匿，出现静脉血栓栓塞的患者不足 1% [10]。主要的临床表现为妊娠期易栓症，新生儿暴发性紫癜，动脉血栓形成，静脉血栓形成等。对于有明显 VTE 家族史、蛋白 S 缺乏家族史、首次 VTE 发生年龄 ＜ 50 岁、VTE 发生在不常见部位或 VTE 反复发作的患者需要考虑蛋白 S 缺乏 [8]。

知识点 9： 遗传性蛋白 S 缺乏患者在急性静脉血栓形成及肺栓塞的初始治疗上，与无遗传性血栓形成倾向患者没有明显差异，可按照常规肺栓塞抗凝药的选择及给药方案，但需要无限期使用抗凝治疗 [11]。对于遗传性蛋白 S 缺乏症女性要避免口服避孕药 [12]。

病例点评：

患者以胸闷、气急起病，伴呼吸困难。氧合明显下降、心率快、血压低。D- 二聚体升高，CTPA 见肺动脉充盈缺损，B 超提示右心大，肺动脉高压。肺栓塞诊断明确。通过溶栓、取栓、抗凝等治疗，再发栓塞后往往以手术和介入治疗为主，需要明确栓子性质和病因追查。但是否再次溶栓治疗，目前仍有争议，故需要谨慎评估。患者慢性病程，需要考虑遗传性疾病，需要评估遗传基因和家族史。本病例患者最终证实为遗传性蛋白 S 缺乏症，后续治疗需要无限期使用抗凝，必要时行肺动脉血栓内膜剥脱。

病例小结：

1. 患者为青年男性，反复胸闷气急，急性加重。

2. 无心脏病病史。

3. 查体提示心率快，血压下降，两肺呼吸音对称，未闻及湿性啰音。

4. 实验室检查提示 D- 二聚体 ＞ 500mg/ml，CTPA 提示肺栓塞，B 超提示右心大、肺动脉高压。

5. 溶栓及介入碎栓后再次发作，病理提示肺血栓栓塞。

6. 血浆蛋白活性检测及遗传基因突变筛查提示患者为PROS1突变导致的遗传性蛋白S缺乏症。

7. 抗凝治疗有效，长期抗凝预后良好。

（供稿：黄　曼　浙江大学医学院附属第二医院；
校稿：屠国伟　复旦大学附属中山医院）

参考文献

[1]Songur Yucel Z，Aksu NM，Akkas M.The combined use of end-tidal carbon dioxide and alveolar dead space fraction values in the diagnosis of pulmonary embolism[J].Pulmonology，2020，26（4）：192-197.

[2]Zhao B，Hao B Xu H，et al.Predictive model for pulmonary embolism in patients with deep vein thrombosis[J].Ann Vasc Surg，2020，66：334-343.

[3]Aslam HM，Naeem HS，Prabhakar S，et al.Effect of beta-blockers on tachycardia in patients with pulmonary embolism[J].Cureus，2019，11（12）：e6512.

[4]Kulka HC，Zeller A，Fornaro J，et al.Acute pulmonary embolism-its diagnosis and treatment from a multidisciplinary viewpoint[J].Dtsch Arztebl Int，2021，118（37）：618-628.

[5]Unal E，Arslan S，Aghayeva G，et al.Rare pulmonary tumors and carcinoma mimickers；experience from an interventional radiology unit with radiologic-pathologic correlation-A pictoral essay[J].Curr Med Imaging，2021，17（10）：1183-1190.

[6]Staley SA，Tucker KR，Gehrig PA，et al.Accuracy of preoperative cross-sectional imaging in cervical cancer patients undergoing primary radical surgery[J].Gynecol Oncol，2021，160（2）：384-388.

[7]Regenet N，Sauvanet A，Muscari F，et al.The value of ^{18}F-FDG positron

emission tomography to differentiate benignrom malignant intraductal papillary mucinous neoplasms : A prospective multicenter study[J].J Visc Surg, 2020, 157 (5) : 387–394.

[8]Wilbur J, Shian B.Deep venous thrombosis and pulmonary embolism : current therapy[J].Am Fam Physician, 2017, 95 (5) : 295–302.

[9]Pulmonary Embolism Prevention (PEP) trial Collaborative Group.Prevention of pulmonary embolism and deep vein thrombosis with low dose aspirin : pulmonary embolism prevention (PEP) trial[J].Lancet, 2000, 355 (9212) : 1295–1302.

[10]Mateo J, Oliver A, Borrell M, et al.Laboratory evaluation and clinical characteristics of 2132 consecutive unselected patients with venous thromboembolism––results of the spanish multicentric study on thrombophilia (EMET–Study) [J].Thromb Haemost, 1997, 77 (3) : 444–451.

[11]Nizzi FA Jr, Kaplan HS.Protein C and S deficiency[J].Semin Thromb Hemost, 1999, 25 (3) : 265–272.

[12]Pabinger I, Schneider B.Thrombotic risk in hereditary antithrombin Ⅲ, protein C, or protein S deficiency.A cooperative, retrospective study.Gesellschaft fur Thrombose–und Hamostaseforschung (GTH) Study Group on Natural Inhibitors[J]. Arterioscler Thromb Vasc Biol, 1996, 16 (6) : 742–748.

病例 14 胰腺占位术后休克

病例摘要 1：

患者女性，39 岁，已婚。

主诉：体检发现胰腺占位 3 天。

现病史：患者于入院 3 天前体检发现胰腺占位性病变，无伴肩背部放射痛、发热、食欲减退、体重减轻、进食后腹胀、恶心等。1 天前出现上腹部疼痛，伴食欲减退、进食后腹胀，不伴发热、恶心等。为求进一步明确诊治转来我院，急诊医师经查以"腹痛"收入普外科。查腹部 CT 示"胰腺颈部占位性病变"。

既往史：既往高血压病史，口服"坎地沙坦酯片、拜新同"降压；有糖尿病病史，口服"阿卡波糖片"控制血糖；10 年前行剖宫产术，否认肝炎等传染病病史。

个人史：饮食习惯正常，无酗酒、吸烟史，否认吸毒史。无外地旅游史。

入院查体：身高 160cm，体重 72kg，T 36.7℃，R 20 次 / 分，BP 148/98mmHg，HR 91 次 / 分，SpO_2 99%。意识清楚，皮肤巩膜无黄染，浅表淋巴结未及肿大。颈部对称，颈静脉无怒张，胸廓对称无畸形，双肺呼吸音清，未闻及干湿性啰音，心律齐，无病理性杂音及额外心音。腹平软，未见胃肠型及蠕动波，无腹壁静脉曲张，右下腹约 10cm 手术瘢痕，未触及包块，无压痛，无反跳痛，无肌紧张，肝脾未触及，墨菲征（-），移动性浊音（-），肝浊音界存在，肠鸣音 3 ~ 5 次 / 分，双下肢无水肿，生理反射存在，病理反射未引出。

实验室检查：血常规：血红蛋白 129g/L，白细胞 6.04×10^9/L，中性粒细胞 3.45×10^9/L，血小板 299×10^9/L。C- 反应蛋白 8.1mg/L；降钙素原 0.02ng/ml。凝血功能：凝血酶原时间 12 秒，部分凝血活酶时间 29 秒。肝功能：丙氨酸氨基转移酶 4.7U/L，天冬氨酸氨基转移酶 12.4U/L，总胆红素 8.1μmol/L，碱性磷酸酶 51.55U/L，γ - 谷氨酰转肽酶 15.6U/L，白蛋白 42.6g/L。肾功能：尿素 6.64mmol/L，肌酐 50.4μmol/L。HBV 抗原、丙肝、戊肝 HIV 抗体和梅毒测试阴性。

辅助检查：自带腹部 CT：胰腺颈部占位性病变（病例 14 图 1A）。

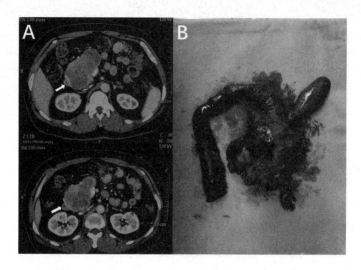

A：上腹部 CT 见胰腺颈部占位性病变（白色箭头所指）B：术中切除肿物大体照片

病例 14 图 1　胰腺病变影像学与病理

诊治经过：完善术前准备后，为患者行腹腔镜下胰十二指肠切除术，手术时间为10 小时，术中输注红细胞悬液 1U、血浆 180ml，晶体液 3000ml，胶体液 1500ml，尿量 800ml，出血量 300ml，生命体征平稳。术后患者在简易呼吸器辅助下转入 ICU。转入时生命体征：HR 124 次 / 分，BP 140/87mmHg，SpO_2：96%，R 12 次 / 分。患者意识麻醉未醒，一般状态差，结膜无水肿，眼睑无苍白，瞳孔等大，左右均为 2mm，气管插管，呼吸机辅助呼吸中，双肺呼吸音粗，心率快，腹部术区敷料覆盖，清洁完整，腹腔引流管 2 根，引出陈旧血性引流液少许，躯体无水肿，肢体运动正常，皮肤花斑、末梢湿冷。入 ICU 血气分析：pH 7.305，PCO_2 39.7mmHg，PO_2 83.3mmHg，HCO_3^- 19.3mmol/L，乳酸 4.6mmol/L。术后患者血压逐渐下降，给予液体输注，次日晨 8 : 30 分患者生命体征不稳定，HR 145 次 / 分，BP 87/57mmHg[去甲肾上腺素，$2\mu g/$（kg·min）]，脉氧：96%，R 12 次 / 分。血气分析：pH 7.366，PCO_2 32.4mmHg，PO_2 82.5mmHg，HCO_3^- 19.6mmol/L，乳酸 5.1mmol/L。心电图示：窦性心动过速。实验室检查：血红蛋白 102g/L，白细胞 3.16×10^9/L，中性粒细胞百分比 74.1%，血小板 101×10^9/L；C- 反应蛋白 78.3mg/L，降钙素原 > 100ng/ml；B 型钠尿肽 718pg/ml；凝血功能：凝血酶原时间 19.8 秒，活化部分凝血活酶时间 48 秒。肝功能：丙氨酸氨基转移酶 35U/L，天冬氨酸氨基转移酶 43U/L，总胆红素 $28\mu mol/L$，γ - 谷氨酰转肽酶 32.6U/L，白蛋白 29g/L。肾功能：尿素 8.75mmol/L，肌酐 $240\mu mol/L$。血清皮质醇 110.09nmol/L，促肾上腺皮质激素（ACTH）26.25pg/ml，醛固酮 133.69pg/ml。心脏超声：

左右心室腔大小比例均正常，射血分数58%，左心室缩短分数31%，左室舒张功能降低。下肢静脉超声：无异常。

问题1：结合患者在ICU的体征及辅助检查，该患者腹腔镜下胰腺十二指肠切除术后转入ICU当日病情变化的原因是什么？

结合患者的症状及体征变化，患者目前病理生理改变考虑：循环性休克：低血容量性休克？分布性休克？窦性心动过速。

给予液体复苏后，患者血流动力学仍然不稳定，考虑围术期无明显失血失液过程，心功能相对正常，无双下肢静脉血栓和肺栓塞表现，因此分布性休克可能性大，病因需要考虑手术导致的感染，切除胰腺肿物导致神经内分泌改变，麻醉相关药物导致过敏等。

知识点1：循环性休克是机体有效循环血容量减少、组织灌注不足，细胞代谢紊乱和功能受损的病理生理过程，由多种原因引起。休克的本质是组织细胞氧供不足和氧耗增加，休克的特征是产生炎性介质。休克的分类，按照血流动力学分为：低血容量性休克、分布性休克、心源性休克和梗阻性休克[1]。

知识点2：分布性休克的基本机制是由于血管收缩舒张调节功能异常，容量血管扩张，循环血容量相对不足导致的组织低灌注。主要病因包括感染性（脓毒性）、神经源性、过敏性休克。其中脓毒性休克是临床最多见、发病机制最复杂、病情变化最凶险、死亡率最高的一类，其血流动力学特点包括"低排高阻型"和"高排低阻型"两种表现。

问题2：患者的休克为哪种类型，将如何治疗？

患者目前血压降低，给予液体复苏后血压仍然低，体温高达39℃，窦性心动过速，140～150次/分，加用大剂量血管活性药物维持血压［去甲肾上腺素，$2\mu g/(kg\cdot min)$］，CVP 11～12cmH_2O，下腔静脉宽度2.1cm，变异率小于10%，Vigileo FloTrac 血流动力学监测 CI 2.8～3L/（min·m²），PCT和血常规、C-反应蛋白变化不一致，不支持感染性休克诊断，围术期无致敏药物应用，既往无过敏史，不符合过敏性休克诊断，结合术后皮质醇水平较低，目前倾向于神经源性因素导致的分布性休克，肾上腺皮质功能减退危象可能性大。

知识点3：降钙素原（PCT）增高是否说明存在细菌感染？

近年来，降钙素原（PCT）广泛应用于细菌感染的早期诊断，与C-反应蛋白相比，在区分细菌感染与非感染性炎症、细菌感染与病毒感染等方面均具有更高的敏感性和特异性。但在ARDS、恶性疟疾的急性发作、全身性真菌感染（如念珠菌病，曲霉病）、外科手术后的创伤、甲状腺髓样癌、肺小细胞癌、类癌、肿瘤的副肿瘤激素时，PCT可能出现假阳性。同时，PCT也被认为是甲状腺癌随访的标志物，并且发现其在肝转移患者中升高，有转移性小细胞肺癌的PCT升高幅度较大，一项针对89位癌症患者的研究得出结论，PCT在肺癌患者中可能会产生假阳性结果，尤其是在患有神经内分泌癌或多发性转移的患者中[2, 3]。患者胰腺肿瘤的病理结果为胰腺实性乳头状瘤（病例14图1B），是一种罕见的胰腺外分泌肿瘤，我们认为此例患者PCT升高可能是肿瘤细胞导致的假阳性结果。

知识点4：肾上腺皮质功能减退症：应激状态可使肾上腺分泌皮质醇增多，约较平时增高2～7倍，以适应机体的需要。无论是原发或继发的因素，急性或慢性的肾上腺皮质功能减退时，不能产生正常的皮质醇。肾上腺皮质功能减退症是一种可以危及生命的疾病，原发性肾上腺皮质功能衰竭或者下丘脑-垂体-肾上腺轴功能受损均可导致。临床表现为糖皮质激素分泌减少或作用不足，伴或不伴盐皮质激素缺乏。手术、创伤或者合并感染均可导致肾上腺皮质功能减退症，大约50%的肾上腺功能不全患者会继发肾上腺危象，临床表现为呕吐、腹痛、肌肉痛、关节痛及难以纠正的低血压和休克[4]。

知识点5：肾上腺危象如何补充糖皮质激素？

临床高度怀疑肾上腺皮质危象时，应在送检皮质醇、ACTH后立即开始治疗。治疗措施包括静脉输注糖皮质激素、纠正低血容量和维持电解质稳定、去除诱因及全身支持治疗。肾上腺危象患者补充皮质激素推荐给予静脉用药为主，但随着病情的好转，糖皮质激素剂量逐渐减量，不同的指南对糖皮质激素的应用推荐有所差异（病例14表1）[5～7]。

病例14表1　不同国家对糖皮质激素的应用推荐

	美国	日本	中国
首剂	50～100mg 静脉注射	50～100mg 静脉注射	100mg 静脉注射
维持量		100～200mg 24小时持续输注或25～50mg 1次/6小时静脉注射	100mg 1次/6小时首日 300mg 1次/日 2～3天
减量			100mg 2～3天

病例分析：该患者术后血压持续偏低，心率快，高热，处于应激状态，但血清皮质醇水平仅有110.09μg/L，考虑肿瘤手术操作继发性肾上腺皮质功能减退症导致肾上

腺危象。经过补充氢化可的松后，患者皮质醇水平升高，血压逐渐稳定。

病例摘要 2：

该患者经过积极的液体复苏及集束化治疗后，给予甲强龙替代治疗后皮质醇上升至 348.9 ~ 1750nmol/L，患者血压趋于稳定，MAP > 65mmHg，CVP 16cmH_2O，ScvO_2 68.2%，CO_2gap 6mmHg，已逐步停用去甲肾上腺素，但是血乳酸继续升高，术后第 3 天患者血气分析乳酸水平高达 11.4mmol/L，肌酐 350μmol/l，丙氨酸氨基转移酶 58.83U/L，天冬氨酸氨基转移酶 341U/L，给予补液治疗后，乳酸水平无明显下降。

问题 3：患者血乳酸仍然升高的原因和临床分型是什么？

知识点 6：血乳酸浓度升高的常见原因？

1. 乳酸生成增加　可见于组织灌注不足：各种类型的休克；组织中毒性缺氧：某些药物、毒素抑制了氧化还原酶，导致组织利用氧的能力下降，如一氧化碳中毒；应激性儿茶酚胺血症：在应激状态下，患者的儿茶酚胺浓度升高，促进糖酵解过程，导致高乳酸血症。

2. 乳酸利用或排出减少　可见于：①严重肝病，严重肝病导致肝脏处理乳酸的能力下降，从而出现高乳酸血症；②糖尿病，一方面糖尿病患者因微血管病变组织功能障碍而时乳酸生成增多，有一部分患者因服用二甲双胍后糖异生减少，抑制了乳酸的转化；③ ARDS，患者的肺乳酸排放量增加，可高于 60mmol/h；④高 D- 乳酸血症：常见于小肠广泛切除，小肠短路术后即慢性胰腺功能不全的疾病[8]。

知识点 7：血乳酸浓度升高的临床分型是什么？

临床上以获得性高乳酸血症居多，根据血乳酸堆积的两种情况，分为高乳酸血症与乳酸性酸中毒。高乳酸血症指乳酸浓度 > 2mmol/L；乳酸性酸中毒指血浆乳酸浓度 > 5mmol/L，同时伴有酸中毒（动脉血气 pH < 7.35）。

乳酸性酸中毒按病因机制不同分为两个亚型。与组织缺氧相关的乳酸酸中毒定义为 A 型，也称为继发性乳酸酸中毒，常继发于各种缺氧或缺血性疾病，如各种休克；无明显全身氧合受损的乳酸酸中毒定义为 B 型，也称为自发性乳酸性酸中毒，如糖尿病、肝肾衰竭，药物或毒素相关，肌肉剧烈活动、癫痫等，但临床多数的乳酸性酸中毒是 A 型和 B 型的混合[9]。

知识点 8：高乳酸血症是否总是反映脓毒症的无氧代谢？

在生理条件下，乳酸是葡萄糖代谢的最终产物，其主要途径是糖酵解和氧化磷酸化。糖酵解可以产生少量三磷腺苷（ATP），但由于它的速度快，可以产生较多的能量。

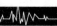

氧化磷酸化是三羧酸循环的过程，这是一个比糖酵解慢的过程，它需要氧气来代谢由葡萄糖产生的丙酮酸。休克时，缺氧状态阻碍了丙酮酸在三羧酸循环的丙酮酸代谢，无氧代谢通过乳酸脱氢酶将其转化为乳酸，细胞的氧供应不足，无法满足氧的需求。

肝功能障碍的患者，乳酸产量增加，乳酸清除能力下降，血乳酸浓度较高。而且，不仅肝衰竭能导致高乳酸症，肾脏也能代谢乳酸，但代谢程度要小得多，因此肾衰竭对血乳酸浓度没有明显影响。脓毒症时，代谢机制中由于丙酮酸脱氢酶的抑制和钠/钾泵活性的增加，可能导致乳酸浓度的增加；此外，脓毒症中乳酸增加的另一个可能原因是糖酵解增加，这一过程受肾上腺素能剂和碱血症等原因引起的刺激[10]。

病例分析：患者出现高乳酸血症，可能的原因为早期休克相关组织灌注不足，同时胰腺肿瘤可能导致乳酸利用或排出减少，术后出现肝肾功能损伤，考虑乳酸性酸中毒是 A 型和 B 型的混合，无氧代谢为主，同时存在糖酵解增加因素，液体治疗后无明显效果，给予血液净化治疗，方式为 CVVH，24 小时后患者乳酸水平逐渐下降，最终患者生命体征稳定，脱离呼吸机，转出 ICU 病房。

病例小结：

1. 中年女性患者，患者既往体健，无不良主诉。

2. 体检发现胰腺占位，行腹腔镜胰腺十二指肠切除术，术后转入 ICU，术后当日即发生顽固性休克，给予充分液体复苏，体温高达 39℃，窦性心动过速，140～150 次/分，加大血管活性药物剂量维持血压，术后患者皮质醇激素处于较低水平，给与氢化可的松替代治疗后循环趋于稳定。

3. 难以纠正的低血压休克需要警惕肾上腺危象的可能性，并及时补充糖皮质激素。

4. 血压稳定后，患者仍然存在高乳酸血症，早期给予连续性血液净化治疗（CRRT），快速降低乳酸水平，最终达到内环境稳定。

（供稿：康　凯　鲁柏涛　哈尔滨医科大学附属第一医院；

校稿：谢　晖　上海交通大学医学院附属第一人民医院）

参考文献

[1]Vincent JL，De Backer D.Circulatory shock[J].N Engl J Med，2013，369（18）：

1726-1734.

[2]El Haddad H，Chaftari AM，Hachem R，et al.Biomarkers of sepsis and bloodstream infections：the role of procalcitonin and proadrenomedullin with emphasis in patients with cancer[J].Clinical Infectious Diseases，2018，67（6）：971-977.

[3]Billy PA，Parmeland L，Brunette S，et al.A major procalcitonin elevation without sepsis in a metastatic small cell lung carcinoma[J].Ann Biol Clin（Paris），2017，75（5）：572-575.

[4]Husebye ES，Pearce SH，Krone NP，et al.Adrenal insufficiency[J].Lancet，2021，397（10274）：613-629.

[5]Fleseriu M，Hashim IA，Karavitaki N，et al.Hormonal replacement in hypopituitarism in adults：An endocrine society clinical practice guideline[J].J Clin Endocrinol Metab，2016，101（11）：3888-3921.

[6]Yanase T，Tajima T，Katabami T，et al.Diagnosis and treatment of adrenal insufficiency including adrenal crisis：a Japan endocrine society clinical practice guideline[Opinion][J].Endocr J，2016，63（9）：765-784.

[7] 卫生部.糖皮质激素类药物临床应用指导原则[J].中华内分泌代谢杂志，2012，28（2）：171-202.

[8]Garcia-Alvarez MM，Marik PP，Bellomo RP.Stress hyperlactataemia：present understanding and controversy[J].Lancet Diabetes Endocrinol，2014，2（4）：339-347.

[9]Singh M，Ajmeri AN，Suliman MS，et al.A Challenging case of coexisting type A and Type B lactic acidosis：A Case Report[J].Cureus，2019，11（1）：e3944.

[10]Vincent JL，Bakker J.Blood lactate levels in sepsis：in 8 questions[J].Curr Opin Crit Care，2021，27（3）：298-302.

病例 15 剖宫产引起的"多米诺骨牌效应"

病例摘要 1：

患者女性，28 岁，因"孕 39^{+3} 周，下腹痛 5 小时余"就诊某产科专科医院，并行阴道试产。随后出现产程停滞伴发热，体温最高达 39.4℃，遂转急诊剖宫术。胎儿娩出后，子宫下段胎盘剥离创面 10 分钟内失血量达 1000ml，纱布压迫并无凝血趋势。患者迅速出现面色苍白、四肢厥冷，伴血压急剧下降（最低至 50/30mmHg）、心率增快（最快至 160 次 / 分）及神志淡漠，故立即经口气管插管呼吸机辅助通气，开放静脉通路，加快补液速度，并紧急申请血制品。

问题 1：根据患者的病史及临床表现，患者目前存在什么样的临床问题？目前临床上按什么标准进行休克分类？

目前诊断：低血容量性休克。

知识点 1：休克的分类及各类型休克的病理生理学特点。

1. 低血容量性休克　基本机制为循环容量丢失[1]，包括外源性丢失和内源性丢失。外源性丢失指循环容量丢失至体外，包括失血、烧伤等所致的血容量的丢失，呕吐、腹泻、脱水、利尿等原因所致的水和电解质的丢失。内源性容量丢失是指循环容量丢失到循环系统之外，但仍然在体内，其原因主要为血管通透性增高，循环容量的血管外渗出或循环容量进入体腔，可由过敏、虫或蛇毒素和一些内分泌功能紊乱引起。

低血容量性休克时的氧输送下降，其基本原因是循环容量不足，心脏前负荷不足，导致心输出量下降，组织灌注减少。肺循环灌注减少使肺脏气体交换发生障碍，氧合功能受损，导致氧输送的进一步下降。在低血容量性休克的早期，机体可通过代偿性心率增快和体循环阻力增高维持心输出量和循环灌注压力。进行血流动力学监测时可发现，中心静脉压下降，肺动脉楔压下降，每搏输出量减少，心率加快和体循环阻力增高等参数的改变[2]。

2. 心源性休克　基本机制为泵功能衰竭，其原因主要为心肌梗死、心力衰竭和严

110

重心律失常等。由于心脏泵功能衰竭而导致心输出量下降，引起的循环灌注不良，组织细胞缺血缺氧。血流动力学监测时可发现中心静脉压增高，肺动脉楔压升高，心输出量下降，体循环阻力升高等参数的改变[3]。

心输出量下降是心源性休克的基本表现，但心脏的多种疾病都可能导致心输出量下降，所以，心源性休克时可能会出现不同的血流动力学表现。不同心室的功能衰竭也会有不同的血流动力学改变和不同的治疗要求。当右心室功能衰竭时中心静脉压力升高，体循环淤血，右心室的前负荷增加，但由于右心室的输出量减少，不能为左心室提供足够的前负荷，这时左心室和右心室的前负荷可处于不同状态。故在监测时应注意血流动力学参数的系统性和不同参数的不同意义。

3. 分布性休克　基本机制为血管收缩舒张调节功能异常。这类休克中，一部分表现为体循环阻力正常或增高，主要是由于容量血管扩张、循环血量相对不足所致。常见的原因为神经节阻断、脊髓休克等神经性损伤或麻醉药物过量等，另一部分是以体循环阻力降低为主要表现，导致血液重新分布，主要由感染性因素所致，也就是临床上称之为的感染性休克[4]。感染性休克的血流动力学特点为：

（1）体循环阻力下降：病理性的动脉系统扩张是感染性休克的主要血流动力学特点。虽然血中儿茶酚胺水平增加，但 α 受体的兴奋性明显下降，血管的自身调节功能受损。

（2）心输出量正常或增加：通常认为心输出量的增加是由于感染性休克时心脏后负荷的下降，血儿茶酚胺水平增高和高代谢状态所致。

（3）肺循环阻力增加：感染性休克时常伴有肺动脉压力的增高，多表现为轻度至中度的肺动脉高压。其原因可能是由于在感染性休克时肺循环与体循环的血管反应性的不同。

（4）循环高流量与组织缺氧：感染性休克时心输出量的正常或增高提示循环高流量状态的存在。这与同时的组织缺氧，如血乳酸水平增加、酸中毒等似乎有自我相驳之处。这种现象强烈提示一定有流量改变之外的原因导致了休克的发生，如动 – 静脉短路的开放、线粒体功能不全等。

4. 梗阻性休克　基本机制为血流的主要通道受阻，如腔静脉梗阻、心包缩窄或压塞、心瓣膜狭窄、肺动脉栓塞及主动脉夹层动脉瘤等。梗阻性休克的血流动力学特点根据梗阻的部位不同而不同，但大都是由于血流的通道受阻导致心输出量减少，氧输送下降，而引起循环灌注不良，组织缺血缺氧。

梗阻性休克会出现非常急剧的血流动力学改变，血流动力学参数变化的幅度大。

由此，血流动力学参数除了具有功能性监测意义之外，对明确梗阻的部位也有较强的诊断价值。对梗阻性休克的根本治疗是梗阻的解除。如暂时无法解除梗阻，则应在血流动力学监测下通过手术或非手术治疗减少梗阻两端的压力差。

病例摘要 2 ：

待患者生命体征平稳后，次日被紧急转入某综合性三甲医院重症监护病房。入监护室时患者镇痛镇静，口插管呼吸机支持，心率 88 次 / 分，有创血压 90/50mmHg，SpO_2 88% ~ 92%（FiO_2 80%）。查体时发现患者左侧瞳孔散大 0.4cm，对光迟钝；右侧 0.2cm，对光存，双侧巴宾斯基征阳性，故紧急行头颅 CT 平扫，结果提示：左侧额顶颞叶大片梗死可能大，左侧侧脑室受压，中线右移（病例 15 图 1A）。神经外科急会诊意见：有急诊手术指征，遂行颅内压监测导管置入＋去骨瓣减压术。

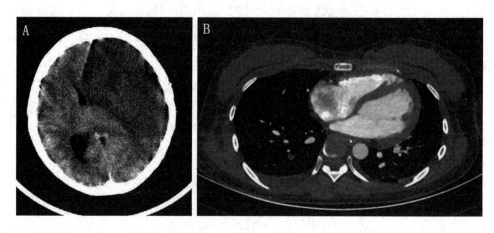

病例 15 图 1　头颅 CT 及肺动脉 CTA（A：头颅 CT 表现；B：肺动脉 CTA 表现）

问题 2 ：该患者发生脑梗死的可能原因有哪些？

知识点 2 ：脑梗死（缺血性脑卒中）的病因和发病机制。

脑梗死又称缺血性脑卒中 [5, 6]，是指在具有潜在脑血管病变基础上，由于各种诱因致使脑血管管腔闭塞或狭窄，并且侧支循环代偿性供血达不到其生理要求的情况下，引起的急性病变脑动脉供血区域的脑组织缺血所造成的脑组织坏死，导致脑神经功能障碍。包括：

1. 动脉粥样硬化性血栓性脑梗死　是在动脉硬化原因所致的颅脑大、中和主要分支动脉内膜病变基础上，发生脑动脉血管管腔狭窄或闭塞，导致脑栓塞而出现偏瘫等神经症状。虽然脑内动脉供应丰富，侧支循环良好，但因为脑组织需氧量极高，对缺氧耐受极差，一旦动脉血液供应受阻，必定导致供应区域脑组织软化。

（1）血栓形成：是活体中血液在心、血管腔内凝固，附着于心房、心室或血管壁上。主要见于动脉粥样硬化，也可因心脏病、动脉瘤、血管畸形、动脉损伤、感染或非感染性动脉炎、血液病、血液流变异常、血管痉挛等原因，在脑动脉或脑静脉内形成。

（2）栓塞：由于进入血液循环的栓子（动脉粥样硬化斑块碎片或血栓脱落）将脑动脉或其分支栓塞，使其供血区域的脑组织缺血坏死。脑动脉栓塞最常见于颈内动脉的主支（大脑中动脉），其次是大脑后动脉，而大脑前动脉和后交通动脉的栓塞较少。栓子的来源有：

1）心源性栓塞：主要见于心瓣膜病、心房颤动、心内膜炎、急性心肌梗死、心房黏液瘤及其他心脏疾病导致的瓣膜或心内膜的血栓形成，脱落后导致的栓塞。

2）非心源性栓塞：主要见于动脉粥样硬化性栓塞，如主动脉和颈动脉，尤其是左颈总动脉起始部与颈内、外动脉分叉处，已形成粥样物质的胆固醇结晶或有纤维素构成的附壁血栓。

3）来源不明栓塞：极少数脑梗死病历经多次检查，无法明确栓子来源。

2. 腔隙性脑梗死　是指由脑深部穿通动脉闭塞造成的缺血性微梗死灶所引起的一种脑梗死临床类型。多发生在基底节、丘脑和脑桥等脑的深部区域，极少发生在脑的皮质和白质。

3. 无症状性脑梗死　这一种脑梗死无任何临床症状，仅为影像学检查所证明。

病例摘要3：

经积极抗休克治疗、及时去骨瓣减压手术治疗，患者循环渐趋稳定，并及早予以抗凝治疗。因患者低血容量性休克期间发生严重血栓栓塞事件，遂待患者生命体征平稳后再次予以心超、颈动、静脉超声筛查，双下肢深静脉血栓超声筛查；并完善肺动脉增强 CT 检查，各项检查结果提示：卵圆孔未闭；左侧颈内动脉闭塞；两肺下叶肺动脉分支充盈缺损（病例 15 图 1B）。

问题 3：该患者短期内发生静脉血栓的原因是什么？

知识点 3：静脉血栓栓塞症的危险因素。

静脉血栓栓塞症（venous thromboembolism，VTE）是指血液在静脉内不正常地凝固，形成血栓，使管腔部分或完全阻塞。血栓（主要在下肢深静脉）可能脱落、进入并栓塞肺动脉，从而导致循环和呼吸功能障碍。VTE 是一种受遗传和环境因素影响的多基因、多因素疾病。增强意识、及时识别、常规评价（住院）患者有无 VTE 高危险因素存在，不仅有助于诊断，也有利于采取预防措施，减少 VTE 的发生[7]。

1. 医源性和环境相关危险因素　如高龄、肥胖、严重头颅创伤、腹部损伤、妊娠、败血症、卒中、各类留置导管等。

2. 外科手术与创伤　麻醉时间 30 分钟以上的大型手术，尤其当患者存在一些基础疾病和其他易感因素时，容易发生下肢近端深静脉血栓形成（deep venous thrombosis, DVT）和致死性肺血栓栓塞症（pulmonary thromboembolism, PTE），是最重要的 VTE 危险因素。

3. 恶性肿瘤和其他内科疾病　恶性肿瘤与 VTE 存在一定的生物关系。

4. 妊娠和其他继发性危险因素　妊娠期和产褥期是妇女 VTE 发生的高危期，是非妊娠妇女的 5 倍。

5. 遗传性或自身免疫性疾病相关的危险因素　参与凝血、抗凝、纤溶过程的部分抗凝蛋白缺乏和凝血因子活性因基因突变而异常增强，均可使血栓形成的风险增加。

知识点 4：静脉血栓栓塞症的预防措施。

静脉血栓栓塞症起病隐匿，50% ~ 70% 的 DVT 无临床表现，致死性 PTE 发生前常无先兆，而发病凶险，病死率极高。VTE 高危患者广泛分布于各科，如果采取规范预防措施，近 2/3 的 VTE 是可以预防的[8]。预防的原则包括：危险分层（评估危险因素）、预防的选择（针对发病机制）、预防的决策（平衡获益/风险）和评价的标准（安全性和死亡率）。

1. VTE 危险性评估　对可能发生 VTE 的患者进行危险分层，采取相应的预防措施，是切实降低 VTE 发生率和病死率的关键。

2. 基本预防措施　应对患者进行预防 VTE 知识教育，鼓励患者勤翻身、早期功能锻炼、下床活动、做深呼吸及咳嗽动作；手术操作应轻巧、精细，避免损伤静脉内膜，尽可能缩短麻醉及手术时间；围术期注意维持水、电解质平衡，及时补充液体；对贫血或术中出血多的患者输注新鲜全血或成分输血；术后尽可能不用止血药。

3. 物理预防措施　可增加静脉血流流速，减少下肢静脉淤血，促使血管内皮纤维蛋白溶解，防止血栓形成，预防 DVT 的发生。方法包括梯度加压弹力袜、间歇充气加压泵和静脉足泵。

4. 药物预防措施　预防 PTE-DVT 应以抗凝血酶药物为主，LMWH 一般优于 UFH，对严重肾功能不全者宜用 UFH，不主张单独使用抗血小板药物如阿司匹林预防 PTE-DVT[9]。

问题4：该患者体循环与肺循环均发生血栓栓塞的原因是什么？用一元论如何解释？

知识点5：反常栓塞的概念。

正常卵圆孔是连续完整的膜状组织，左房压力大于右房[10]。但在心室收缩早期，Valsalva动作放松期，刺激动作如咳嗽、打喷嚏、大便、用力、小儿哭闹时，右房压力可高于左房，通过开放的卵圆孔产生暂时性的右向左分流[11]。易引起卵圆孔开放的解剖异常：①卵圆窝较大＞15mm；②间隔缘向左、右心房突出＞15mm；③卵圆孔运动增强；④形状不规则等。

Zahn等于1885年首先描述并提出了矛盾性栓塞的概念，即体循环静脉系统或右心系统的栓子通过患者存在的先天性或获得性心内外不同水平的动静脉交通，由静脉或右心系统转移到体动脉或左心系统所造成的栓塞，称为矛盾性栓塞。先天性心脏病包括ASD、VSD、PDA、心内膜垫缺损、升主动脉 - 肺动脉间隔缺损、冠状动脉 - 肺动脉瘘、法洛四联症等、卵圆孔未闭（病例15图2）、Chiari's网与房间隔瘤、各种动静脉吻合，动静脉瘘等。

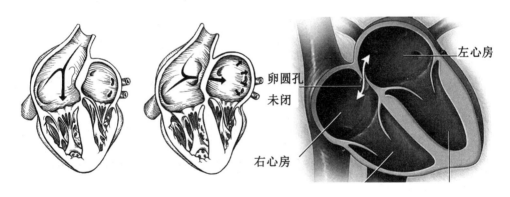

病例15图2　卵圆孔未闭产生的右向左分流（图片来源于网络）

病例小结：

本病例是由产后大出血引发低血容量性休克的案例，继而发生颈内动脉闭塞和肺栓塞。以达到回忆与复习休克，尤其是低血容量性休克的临床诊断与处理。因妊娠、大出血，合并自身心脏解剖异常，患者后期发生的动、静脉血栓栓塞事件，帮助复习与静脉血栓栓塞相关的临床医学知识，基础学科包括解剖学、生理学、病理生理学、病理学及药理学；临床学科包括医学诊断学、内科学、外科学。整个讨论的重点围绕如何处理低血容量性休克，这种临床最常见的休克类型，同时重点围绕静脉血栓栓塞症，这种临床常见的并发症进行讨论，看似分割的病例部分，因同时发生于一位患者，使得学习内容紧密联系，对巩固与理解低血容量休克及静脉血栓栓塞事件非常有益。

（供稿：李颖川　同济大学附属第十人民医院；

袁子茗　上海市第六人民医院；

校稿：阮正上　上海交通大学医学院附属新华医院）

参考文献

[1]Aditya AS，Akash K，Manoj PD.A review on preclinical models of ischemic stroke：insights into the pathomechanisms and new treatment strategies.Curr Neuropharmacol，2021．

[2]Cecconi M，De Backer D，Antonelli M，et al.Consensus on circulatory shock and hemodynamic monitoring.Task force of the european society of intensive care medicine[J].Intensive Care Med，2014，40（12）：1795-1815．

[3]Levy B，Bastien O，Karim B，et al.Experts' recommendations for the management of adult patients with cardiogenic shock[J].Ann Intensive Care，2015，5（1）：1-10．

[4]Rhodes A，Evans LE，Alhazzani W，et al.Surviving sepsis campaign：international guidelines for management of sepsis and septic shock[J].Intensive Care Med，2017，43（3）：304-377．

[5]Ko Y，Lee S，Chung JW，et al.MRI-based algorithm for acute ischemic stroke subtype classification[J].J Stroke，2014，16（3）：161-172．

[6]Ospel JM，Qiu W，Menon BK，et al.Radiologic patterns of intracranial hemorrhage and clinical outcome after endovascular treatment in acute ischemic stroke：results from the ESCAPE-NA1 trial[J].Radiology，2021，300（2）：402-409．

[7]Geerts W，Cook D，Selby R，et al.Venous thromboembolism and its prevention in critical care[J].J Crit Care，2002，17（2）：95-104．

[8]Varrias D，Palaiodimos L，Balasubramanian P，et al.The Use of Point-of-Care

Ultrasound（POCUS）in the diagnosis of deep vein thrombosis[J].J Clin Med，2021，10（17）：3903.

[9]Fernando SM，Tran A，Cheng W，et al.Venous thromboembolism prophylaxis in critically ill adults−A systematic review and network Meta−Analysis[J].Chest，2022，161（2）：418−428.

[10]Rhoades R，Tzeng D，Ruggiero N.Secondary stroke prevention in patients with patent foramen ovale[J].Curr Opin Hematol，2021，28（5）：292−300.

[11]Cho KK，Khanna S，Lo P，et al.Persistent pathology of the patent foramen ovale：a review of the literature[J].Med J Aust，2021，215（2）：89−93.

病例16 孕妇合并肺动脉高压

病例摘要1：

患者女性，22岁。

主诉：停经33+6周，呼吸困难、发绀1周，加重1天。

现病史：患者于1周前开始出现活动后呼吸困难、胸闷，伴口唇、四肢发绀、头晕、乏力等，休息后可缓解，无畏寒、发热，无咳嗽、咳痰，无咯血。1天前上述症状明显加重，休息后缓解不明显，由120送至我院急诊科就诊，测SpO_2 80%左右，给予吸氧等处理后氧合无明显改善。患者末次月经2020年11月19日，孕期不定时产检，未见明确异常，妊娠前无呼吸困难、胸闷、发绀等表现。

既往史：否认手术、外伤史，否认食物、药物过敏史。无血吸虫等疫区接触史，无家族性遗传疾病史。

入院查体：T 36.6℃，P 119次/分，R 28次/分，BP 123/74mmHg，神志清，球结膜水肿，颈静脉怒张，指端及口唇发绀，胸廓外形正常，呼吸急促，端坐呼吸，双肺听诊呼吸音清，未闻及明显干湿性啰音。心率119次/分，心律规则，P2＞A2，肺动脉瓣听诊区闻及舒张期吹风样杂音，三尖瓣听诊区闻及收缩期吹风样杂音。腹部隆起，无压痛、反跳痛，肠鸣音3～4次/分，双下肢轻度水肿。

辅助检查：①血常规：白细胞$21.0×10^9$/L，中性粒细胞百分比89%，血红蛋白94g/L，血细胞比容29%，血小板$225×10^9$/L。②凝血功能：凝血酶原时间11.2秒，活化部分凝血活酶时间27.6秒，纤维蛋白原2.98g/L，国际标准化比值0.96，PT% 106%，D-二聚体7.6mg/L，3P试验阴性。③血生化：丙氨酸氨基转移酶104.4U/L，天冬氨酸氨基转移酶83.3U/L，白蛋白29.5g/L，肌酐68.6μmol/L，尿素氮65mmol/L，钾5.4mmol/L，钠139mmol/L，氯106mmol/L，镁0.90mmol/L，淀粉酶35.6U/L。④心肌酶谱＋肌钙蛋白：CK-MB 18.3U/L，乳酸脱氢酶305U/L，肌酸激酶161.4U/L，肌钙蛋白I 0.02ng/mL。B型尿钠肽5110pg/ml。⑤血气分析：pH 7.41，PCO_2 29.1mmHg，PO_2 55mmHg，SaO_2 88.9%，乳酸2.1mmol/L，HCO_3^- 23mmol/L。⑥心电图：窦性心动过速，左心室高电压，右心室大？部分导联T波改变。⑦心脏彩超：肺动脉高压（肺动脉收缩压约

90mmHg），肺动脉增宽，肺动脉瓣反流（中大量）；右心明显增大，右室壁明显增厚；三尖瓣关闭不全并大量反流；室间隔缺损（直径约2mm，少量右向左分流0.8m/s）。

问题1：根据病史、体征和目前的辅助检查结果，患者目前的可能诊断是什么？

患者诊断考虑：①肺动脉高压，肺动脉瓣关闭不全，三尖瓣关闭不全，右心室肥大；②室间隔缺损；③孕1产0孕33周。

知识点1：孕妇合并肺动脉高压的病死率高达25%~56%。患者出现并发症和死亡的主要原因在于心脏无法适应循环血量和心输出量的增加、外周血管阻力的下降及伴随孕期出现的高凝状态[1]。

知识点2：临床上将肺动脉高压分为5大类[1~3]：①动脉性肺动脉高压：如特发性肺动脉高压、遗传性肺动脉高压、疾病相关的肺动脉高压（结缔组织病、HIV感染、血吸虫病等）；②左心疾病所致肺动脉高压：如射血分数降低的心力衰竭、射血分数保留的心力衰竭、瓣膜性心脏病等导致肺动脉高压；③肺部疾病和（或）低氧所致肺动脉高压：如阻塞性肺疾病、限制性肺疾病、肺发育障碍性疾病等导致肺动脉高压；④慢性血栓栓塞性肺动脉高压和（或）其他肺动脉阻塞性病变所致肺动脉高压；⑤未明和（或）多因素所致肺动脉高压：如血液系统疾病、复杂性先天性心脏病等导致肺动脉高压。在我国，先天性心脏病相关肺动脉高压是最为常见的肺动脉高压类型，且好发于中青年女性，其次为特发性肺动脉高压、结缔组织病相关性肺动脉高压和慢性血栓栓塞性肺动脉高压。

对肺动脉高压患者应重点询问有无先天性心脏病、结缔组织病、左心疾病、慢性肺部疾病、睡眠呼吸暂停、静脉血栓栓塞症、人类免疫缺陷病毒（HIV）感染、慢性肝病、血液系统疾病、甲状腺疾病、血吸虫感染和鼻衄病史等。个人史需要注意有无危险因素接触史，如印刷厂和加油站工人接触油类物质、高原居住史、特殊用药史（食欲抑制剂类减肥药、达沙替尼、来氟米特和干扰素等）及吸毒史（甲基苯丙胺和可卡因）等[2]。

知识点3：肺动脉高压的临床症状缺乏特异性，主要表现为右心功能不全的相关症状，常为劳累后诱发，表现为疲劳、呼吸困难、胸闷、胸痛和晕厥，部分患者还可表现为干咳和运动诱发的恶心、呕吐。晚期患者静息状态下可有症状发作。随着右心功能不全的加重可出现踝部、下肢甚至腹部、全身水肿。妊娠早期轻度肺动脉高压患者常无症状，中度以上可有心悸、呼吸困难、胸闷及咳嗽咳痰等明显临床症状。此外，肺动脉高压患者还可能出现中央性发绀症状，由于肺动脉内压力升高，影响血液循环，肺通气血流比失调，而引起发绀；另外由先天性心脏病引起的肺动脉高压患者，如果出现右向左分流，也可能出现发绀[2~4]。

问题 2：患者床旁彩超提示室缺较小（2mm），少量右向左分流，无法完全解释患者重度肺动脉高压，需进一步完善什么检查鉴别有无其他原因？

1. 结缔组织病筛查 抗核抗体筛查、抗双链 DNA 抗体筛查、抗中性粒细胞胞质抗体筛查、风湿四项等。

2. 抗 HIV 病毒抗体检测。

3. 下肢深静脉血栓筛查 下肢深静脉血管彩超检查。

4. 肺部超声检查。

5. 经食管超声进一步明确患者室间隔缺损情况。

病例摘要 2：

完善了结缔组织病筛查、抗 HIV 病毒抗体检测、下肢深静脉血栓筛查、肺部超声等检查，终止妊娠后进行了经食管超声检查、抗核抗体筛查、抗双链 DNA 抗体筛查、抗中性粒细胞胞质抗体筛查均阴性，抗链球菌溶血素"O"27.30U/ml（阴性），类风湿因子＜20.00U/ml（阴性），C-反应蛋白 34.90mg/L，抗环瓜氨酸肽抗体＜0.50U/ml（阴性），抗 HIV 病毒抗体阴性；下肢深静脉血管彩超检查示双侧下肢深静脉管腔内血流均通畅，未见明显异常；双侧上蓝点、下蓝点、膈肌点、PLAPS 点均为 A 线，属于正常肺部超声改变。结合患者病史，亦可排除血吸虫病、家族遗传性疾病等所致肺动脉高压，最后行食管超声检查提示膜周部室间隔缺损，直径约 7.0mm，双期双向分流，以右向左分流为主，Vmax 约 1.2m/s。

病例分析：患者床旁经胸超声心动图显示室间隔小缺损及分流，食管超声提示膜周部室间隔缺损，直径约 7.0mm，可见双期双向分流，以右向左分流为主，因此，患者重度肺动脉的原因考虑为室间隔缺损所致。

问题 3：该患者最终诊断是什么？

患者最终诊断为：①先天性心脏病、室间隔缺损；②肺动脉高压（重度）、肺动脉瓣关闭不全、三尖瓣关闭不全、右心室肥大；③艾森曼格综合征；④孕 1 产 0 孕33[+6] 周。

问题 4：终止妊娠的方式和时机如何选择？

孕妇合并重度肺动脉高压的病死率极高，该患者入院后氧合、血压低，胎心开始下降，继续妊娠随时可能发生孕妇及胎儿死亡，需要立即终止妊娠，选择剖宫产术。

知识点 4：关于终止妊娠时机，强调个体化，综合考虑孕周、心功能分级、肺动脉高压严重程度及胎儿情况。妊娠中若出现心功能恶化，宜于孕 32 周前终止。生命体征稳定者可于孕 34 周行剖宫产。有计划的在妊娠 32 ~ 34 周终止妊娠可减少母婴死亡率，改善产妇预后。维持妊娠至 34 ~ 37 周只适用于轻中度肺动脉高压且病情稳定者[5 7]。

病例摘要 3：

患者氧合、血压下降，并出现胎心下降等胎儿宫内窘迫，立即行剖宫产术，术后新生儿送新生儿 ICU，产妇转回我科，整个手术过程顺利。产妇转回我科后继续气管插管机械通气，A/C-VC 模式：f 16 次 / 分，VT 500ml，PEEP 3cmH2O，FiO2 90%，监测 SpO2 90%，约 1 小时后患者神志转清，此时患者 HR 114 次 / 分，R 26 次 / 分，BP 102/51mmHg[去甲肾上腺素 0.15μg/（kg·min）]，SpO2 92% 左右，患者术前肺部正常，为减少感染风险，予脱机拔管，拔管后予高流量吸氧（气体流速 50L/min，FiO2 80%），但患者在脱机拔管后 20 分钟左右出现呼吸困难、胸闷，不能平卧，伴氧合、血压下降，SpO2 80% 左右，BP 80/65mmHg 左右 [去甲肾上腺素 0.2μg/（kg·min）]。

知识点 5：肺动脉高压孕妇由于肺血管重构等原因使肺血管对肺血流量升高的代偿能力下降，难以适应血容量和心输出量的增加，平均肺动脉压进一步升高。肺动脉压升高使右心室后负荷增加、右心室代偿性肥大、机体氧耗增加，逐渐发展为右心衰竭，甚至全心衰竭。加之妊娠期母体耗氧量增加，自身氧储备减少，低氧血症发生风险增加。同时，妊娠期血液处于高凝状态，加剧了肺动脉栓塞和静脉血栓的发生风险。妊娠期血容量增加，伴随孕妇心率逐渐增加，肺血管阻力迅速变化，增加了妊娠晚期心力衰竭的风险[6 ~ 7]。

知识点 6：分娩期患者全身血容量和血压急剧变化，子宫收缩、第二产程产妇屏气用力、胎盘娩出胎盘循环停止及疼痛紧张等因素，使大量血液进入体循环，回心血量增加，且腹压骤降，腹腔血管迅速扩张，大量血液向内脏灌注，加重心脏负担，因此分娩期是心脏负担最重的时期。产后 3 天子宫收缩复旧部分血液回流到心脏，妊娠期组织间潴留的液体也开始回到体循环，造成血容量继续增加，加重心脏负担。孕妇合并肺动脉高压于妊娠晚期、分娩期、产后 3 天心脏负担增加，最易发生心力衰竭[7, 8]。

问题 5：患者剖宫产术后脱机拔管，很快即出现氧合、血压下降的原因可能是什么？

原因考虑：①产后回心血量增加，脱机后患者由正压通气变成负压通气，回心血量进一步增加，导致右心室前负荷明显增加，使该患者右向左分流增加；同时由于妊娠期间激素的影响导致患者体循环阻力下降，左心室压力下降，右心室与左心室压力差增加，加重右向左分流；分流增加使得低氧血症恶化，出现缺氧、酸中毒，从而使肺血管收缩加重、肺血管阻力进一步增加，加重肺动脉压，右向左分流进一步增加，导致恶性循环；②孕产期患者氧耗增加、血容量增加导致右心室扩大、右心室衰竭，并进而出现低血压，同时血液呈高凝状态，肺栓塞和静脉血栓栓塞风险增加，使患者进一步出现低氧、低血压，低氧和低血压等又可加重右心室缺血。上述所有因素共同导致患者出现低氧、右心室衰竭、休克等临床表现。

病例摘要 4：

急诊行床旁超声检查，结果显示：最大下腔静脉直径（IVC_{max}）2.8cm，宽大固定，三尖瓣反流增加，估测肺动脉收缩压约 110mmHg，室间隔向左侧膨出，血气分析提示 pH 7.25，$PaCO_2$ 55mmHg，PaO_2 45mmHg，血红蛋白 8.1g/L，乳酸 3.5mmol/L。因此，我们在治疗上予以调整方案，一方面给予呋塞米（4 ~ 10mg/h）持续泵入加强利尿，并予无创通气辅助（S/T 模式，f 18 次/分，EPAP 4cmH$_2$O，IPAP 12cmH$_2$O，FiO_2 100%）降低心脏前负荷、降低呼吸做功、改善低氧和通气，增加去甲肾上腺素剂量［去甲肾上腺素 0.7μg/（kg·min）］提高血压，将收缩压提高至 140 ~ 150mmHg 以减少右向左分流，加用地高辛、多巴酚丁胺［3 ~ 8μg/（kg·min）］强心，输红细胞悬液 2.0U 改善贫血；另一方面，给予曲前列尼尔、安立生坦降低肺动脉压治疗，瑞芬太尼和右美托咪定镇痛镇静降低氧耗。

至产后第 2 天，患者 14 小时负平衡 1500ml，此时患者无创通气辅助下，SpO_2 88% ~ 92%，SBP 120 ~ 130mmHg［去甲肾上腺素 0.6μg/（kg·min），多巴酚丁胺 8μg/（kg·min）］，复查血气分析：pH 7.38，$PaCO_2$ 38mmHg，PaO_2 55mmHg，血红蛋白 9.4g/L，乳酸 2.2mmol/L；B 型尿钠肽 18 590pg/ml；床旁彩超：IVC_{max} 2.3 ~ 2.4cm，变异度 < 10%，估测肺动脉收缩压约 105mmHg，收缩期仍可见室间隔向左侧膨出。继续利尿、无创通气维持氧合、降低肺动脉压、强心、预防感染等治疗，产后第 4 天加用低分子肝素抗凝，至产后第 5 天，液体总共负平衡 5100ml，复查床旁彩超：IVC_{max} 1.9 ~ 2.0cm，估测肺动脉收缩压约 95mmHg，收缩期仍可见室间隔轻度向左侧膨出，B 型尿钠肽 7600pg/ml，患者 SpO_2 90% ~ 93%（高流量吸氧：气体流速 50L/min，FiO_2 80% ~ 90%），SBP 110 ~ 120mmHg［去甲肾上腺素 0.2 ~ 0.3μg/（kg·min），多巴酚丁胺 3μg/（kg·min）］。产后 15 天患者出院时 SpO_2 94% 左右，SBP 约 110mmHg，超声估测肺动脉收缩压约 85mmHg。

病例小结：

1. 青年女性患者，以孕期出现呼吸困难、发绀为主要症状入院。

2. 查体：颈静脉怒张，指端及口唇发绀，呼吸频速，端坐呼吸，心率119次/分，P2＞A2，肺动脉瓣听诊区闻及舒张期吹风样杂音，三尖瓣听诊区闻及收缩期吹风样杂音，双下肢轻度水肿。

3. 实验室检查白细胞明显升高，肝功能受损，B型尿钠肽明显升高。床旁超声提示严重肺动脉高压，肺动脉瓣中大量反流，右心明显增大，右室壁明显增厚，三尖瓣关闭不全并大量反流；后经食管超声检查提示室间隔膜周部缺损，并见右向左分流。

4. 治疗的重点在于容量管理（积极利尿）、降低肺动脉压、减少右向左分流，合并右心室衰竭时可予强心治疗，同时注意静脉血栓预防；在大剂量血管活性药物或正性肌力药应用下仍存在明显组织低灌注时可考虑体外膜肺氧合的辅助。

（供稿：刘　芬　南昌大学第一附属医院；

校稿：屠国伟　复旦大学附属中山医院）

参考文献

[1]Martin SR，Edwards A.Pulmonary hypertension and pregnancy[J].Obstetrics and gynecology，2019，134（5）：974-987.

[2] 中华医学会呼吸病学分会肺栓塞与肺血管病学组，中国医师协会呼吸医师分会肺栓塞与肺血管病工作委员会，全国肺栓塞与肺血管病防治协作组，等 . 中国肺动脉高压诊断与治疗指南（2021 版）[J]. 中华医学杂志，2021，101（1）：11-51.

[3]Jiang X，Humbert M，Jing ZC.Idiopathic pulmonary arterial hypertension and its prognosis in the modern management era in developed and developing countries[J].Progress in respiratory research，2012，41：85-93.

[4] 陈果，何建国，柳志红，等 . 不同类型肺动脉高压患者临床特征和血流动力学的比较分析 [J]. 中国循环杂志，2013，28（4）：300-303.

[5] 徐婧，王亮，陈义汉，等 . 肺动脉高压患者合并妊娠的临床管理 [J]. 中华

心血管病杂志，2019，47（3）：249-252.

[6]Olsson KM，Channick R.Pregnancy in pulmonary arterial hypertension[J].European respiratory review，2016，25（142）：431-437.

[7]Duarte AG，Thomas S，Safdar Z，et al.Management of pulmonary arterial hypertension during pregnancy：a retrospective，multicenter experience[J].Chest，2013，143（5）：1330-1336.

[8]Yucel E，DeFaria Yeh D.Pregnancy in women with congenital heart disease[J].Current treatment options in cardiovascular medicine，2017，19（9）：73.

[9]Banerjee D，Ventetuolo CE.Pulmonary hypertension in pregnancy[J].Seminars in respiratory and critical care medicine，2017，38（2）：148-159.

病例 17　肺念珠菌病

病例摘要：

患者女性，51 岁，汉族，已婚已育。

主诉：发热 15 天。

现病史：患者于 15 天前无明显诱因出现晨起乏力，傍晚感畏寒，未重视，凌晨自测体温 39℃，无头痛、头昏，无咽痛、咳嗽、咳痰、胸痛，无腹痛、恶心、呕吐、腹泻等，无尿频、尿急、尿痛。遂至当地医院就医，体温高于 38℃，予以经验性抗感染治疗。发热无法控制，于 11 天前转入上级医院，行相关检查后未明确感染源，予以莫西沙星抗感染。9 天前出现发热、腹泻、血压下降至 74/58mmHg，予以美罗培南抗感染及对症支持治疗，患者炎症指标稍好转，体温仍反复，期间体温最高达 43℃。遂拟"发热待诊，脓毒症"收入我院。患病以来，患者一般情况差，精神差，饮食差，大小便可，体重无明显变化。

既往史：一般健康状况可。30 余年前曾行"阑尾切除术"，术后恢复可。30 余年前曾行双侧输卵管结扎术。1 个月前于嘉兴某美容机构接受额部除皱针、玻尿酸注射术。

个人史：出生于原籍。否认疫区接触史，否认疫情接触史。否认化学性物质、放射性物质、有毒物质接触史。否认吸烟、饮酒史。

入院查体：身高 158cm，体重 67kg，HR 98 次 / 分，BP 134/83mmHg，R 28 次 / 分，SpO_2 99%（鼻导管吸氧中，氧流量 3L/min），T 38.7℃。心律齐，未闻及杂音。呼吸急促，双肺呼吸音粗，未及明显干湿性啰音。腹部平坦、软，无压痛，无反跳痛，腹膜刺激征阴性。

实验室检查：血常规：白细胞 15.1×10^9/L，中性粒细胞百分比 90.2%，嗜酸性粒细胞百分比 0.5%，嗜碱性粒细胞百分比 0.3%，淋巴细胞百分比 6.4%，单核细胞百分比 2.5%，红细胞 2.94×10^{12}/L，血红蛋白 88.0g/L，血细胞比容 27.8%，红细胞平均体积 27.8fL，平均血红蛋白量 30.3pg，平均血红蛋白浓度 315g/L，红细胞分布宽度 15.1%，血小板 253.0×10^9/L，血小板压积 0.236%，血小板分布宽度 16.3fL，平均血小板体积 8.6fL。血气分析：pH 7.43，PCO_2 29.18mmHg，PO_2 66.75mmHg，HCO_3

11.3mmol/L，TCO$_2$ 12.2mmol/L，BEb –14.8，SBC 13.6mmol/L，碱剩余 –4.5，SO$_2$% 95.8%。生化测定：丙氨酸氨基转移酶 48.8U/L，天冬氨酸氨基转移酶 57.5U/L，总胆红素 36.4μmol/L，直接胆红素 15.4mol/L，间接胆红素 21.0μmol/L，总蛋白 60.1g/L，白蛋白/球蛋白：1.3，白蛋白 34.9g/L，碱性磷酸酶 130.0U/L，胆固醇 2.42mmol/L，三酰甘油 1.11mmol/L，葡萄糖 6.6mmol/L，尿素氮 5.3mmol/L，肌酐 40.1μmol/L，尿酸 102μmol/L，淀粉酶 42.0U/L，钙 2.0mmol/L，磷 3.03mmol/L，钾 3.87mmol/L，钠 135.0mmol/L，氯 104.1mmol/L，C-反应蛋白 32.13mg/L，降钙素原 0.34ng/ml，白介素 -6 47.8pg/ml。动脉血气：pH 7.38，PCO$_2$ 41.48 mmHg，PO$_2$ 90.75mmHg，HCO$_3^-$ 35.2mmol/L，TCO$_2$ 36.8mmol/L，碱剩余 9.8，SO$_2$% 98%。

影像学检查：胸部 CT 示两肺多发斑片样实变/磨玻璃灶，边缘模糊；两肺下叶部分不张，以左肺为著；两下肺多发粗大索条灶。各叶、段支气管开口通畅。纵隔及两肺门未见肿大淋巴结。两侧胸膜部分增厚、粘连，两侧胸腔内见积液影。心包少量积液（病例 17 图 1）。

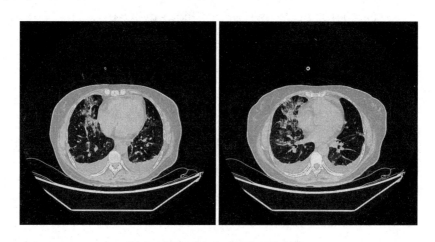

病例 17 图 1　患者入院当天胸部 CT

问题 1：根据病史、体征和目前的检查结果，目前可能的诊断是什么？

患者可能诊断为：①脓毒症；②肺部感染。

知识点 1：脓毒症 3.0 定义。

2016 年 2 月，在第 45 届危重病医学年会上，美国重症医学会（SCCM）与欧洲重症医学会（ESICM）联合发布脓毒症 3.0 定义及诊断标准[1]。脓毒症 3.0 的定义为，机体对感染的反应失调而导致危及生命的器官功能障碍。脓毒症 1.0 和 2.0 的定义为，感染引起的全身炎症反应综合征。既往的脓毒症定义强调感染为核心，而脓毒症 3.0

的新定义则以宿主的器官功能障碍为核心。结合近年来对脓毒症发病机制的深入研究，新的定义更聚焦于机体应对感染时所发生的复杂病理生理反应[2]。新的定义也意味着不再使用此前"严重脓毒症"的概念。

脓毒症和感染性休克的临床诊断见病例 17 图 2[2]。对于感染乃至疑似感染的患者，当 qSOFA（呼吸频率 ≥ 22 次 / 分、意识状态改变及收缩压 ≤ 100mmHg，每项各计 1 分）≥ 2 分时，应进一步评估患者是否有器官功能障碍。此时，若患者 SOFA 评分变化程度 ≥ 2 分，表示存在器官功能障碍。例如，若患者在感染前无急慢性器官功能障碍病史，可假定其 SOFA 基础水平为 0 分；当患者此时 SOFA ≥ 2 分时，可诊断为脓毒症。脓毒症的院内整体死亡风险为 10%[2]。

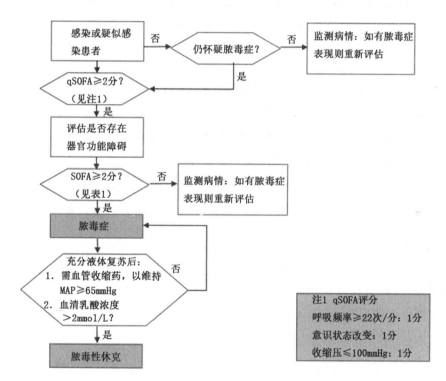

病例 17 图 2　脓毒症和脓毒性休克的临床诊断流程图

问题 2：患者目前是否能诊断为 ARDS？

知识点 2：ARDS 诊断标准。

2011 年，欧洲重症医学分会在柏林会议上提出了新的急性呼吸窘迫综合征（acute respiratory distress syndrome，ARDS）的诊断标准，并于 2012 年 7 月在 JAMA 发表，即为"柏林定义"（The Berlin Definition）[3]。具体诊断标准见病例 17 表 1。

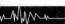

病例 17 表 1　ARDS 柏林诊断标准

指标	数值
起病时间	从已知临床损害及新发或加重呼吸系统症状至符合诊断标准时间，≤ 7 天
胸部影像学 *	双侧浸润影，不能用积液、大叶 / 肺不张或结节来完全解释
肺水肿原因	呼吸衰竭不能用心力衰竭或液体过度负荷来完全解释；如无相关危险因素，需行客观检查（如超声心动图）以排除静水压增高型肺水肿
氧合情况 #	轻度△：PEEP 或 CPAP ≥ 5cmH$_2$O 时，200mmHg < PaO$_2$/FiO$_2$ ≤ 300mmHg
	中度：PEEP ≥ 5cmH$_2$O 时，100mmHg < PaO$_2$/FiO$_2$ ≤ 200mmHg；
	重度：PEEP ≥ 5cmH$_2$O 时，PaO$_2$/FiO$_2$ ≤ 100mmHg

注：* 胸部影像学包括胸片或 CT；# 如果海拔超过 1000m，PaO$_2$/FiO$_2$ 值需用公式校正，校正后 PaO$_2$/FiO$_2$ = PaO$_2$/FiO$_2$*（当地大气压 /760）；△轻度 ARDS 组，可用无创通气时输送的持续气道正压；CPAP：持续气道正压；FiO$_2$：吸入氧分数；PEEP：呼气末正压；1mmHg = 0.133kpa；1cmH$_2$O = 0.098kPa

根据患者吸氧流量（3L/min）即对应血气 PaO$_2$ 12.1kPa（90mmHg）计算出患者氧合指数（OI）272mmHg，故患者目前不能诊断为 ARDS。

问题 3：为进一步明确诊断，需要进行哪些检查和措施？

留取微生物培养（痰、血），肺泡灌洗并送 mNGS。

入科室后予以肺泡灌洗送 mNGS，后报告提示序列数最高为白色念珠菌（序列数 149200，念珠菌属覆盖度 99％），之后肺泡灌洗液细菌培养结果亦提示白色念珠菌，考虑疑似肺念珠菌病。

问题 4：如何诊断肺念珠菌病？

知识点 3：根据我国在 2020 年发表的"中国成人念珠菌病诊断与治疗专家共识"，对于侵袭性念珠菌病的高危患者，原有肺部细菌感染经恰当抗菌药物治疗无效，下呼吸道标本多次念珠菌培养或直接镜检阳性，应考虑念珠菌气管 – 支气管炎或肺炎可能，可酌情考虑经验性抗念珠菌治疗（低等级，中等推荐）[4]。支气管镜检查及气道分泌物或支气管肺泡灌洗液真菌 G 试验阳性，对其诊断有一定参考价值，组织病理检查有助于确诊[4]。原发性念珠菌肺炎临床上比较少见，主要是血行播散所致继发性肺炎。临床可表现为畏寒、发热等明显全身毒血症状，病理除肺炎改变及菌丝帮助确诊外，常见血管侵犯[4]。

该患者急性起病，以发热为主要临床表现，针对细菌抗感染无效，肺泡灌洗液的 mNGS 和培养均提示白色念珠菌，血培养阴性，考虑诊断为肺念珠菌病。

问题 5：该患者是否为重症肺炎？抗感染措施如何选择？

知识点 4：如何定义重症肺炎，目前许多国家制定了重症肺炎的诊断标准，虽然有所不同，但均注重肺部病变的范围、器官灌注和氧合状态。美国感染疾病学会 / 美国胸科学会（IDSA/ATS）几经修订，于 2007 年发表了成人 CAP 处理的共识指南[5]，其重症肺炎标准如下：

主要标准：①需要有创机械通气；②感染性休克需要血管收缩剂治疗。

次要标准：①呼吸频率 ≥ 30 次 / 分；②氧合指数（PaO_2/FiO_2）≤ 250mmHg；③多肺叶浸润；④意识障碍 / 定向障碍；⑤氮质血症（BUN ≥ 20mg/dl）；⑥白细胞减少（< 4.0×10^9/L）；⑦血小板减少（< 10.0×10^9/L）；⑧低体温（< 36℃）；⑨低血压，需要强力的液体复苏。

符合 1 项主要标准或 3 项次要标准以上者可诊断为重症肺炎，考虑收入 ICU 治疗。

在 2019 年美国 IDSA/ATS 成人社区获得性肺炎诊疗指南更加注重临床实际，给临床医师更多自主选择如除了沿用 2007 版指南重症肺炎标准外，同样可以选择 CURB-65 评分和肺炎严重程度指数（PSI）作为参考[6]。

根据目前患者病史、实验室及影像学表现该患者目前暂不能归为重症肺炎。

抗感染药物的选择：根据 2016 美国感染性疾病学会念珠菌病处置的临床实践指南解读[7]ICU 内非中性粒细胞减少患者疑似念珠菌病的首选经验治疗：对这类患者采用棘白菌素类（卡泊芬净：负荷 70mg，之后 50mg/d；米卡芬净：100mg/d；阿尼芬净：负荷 200mg，之后 100mg/d）。近期无唑类暴露和唑类耐药念珠菌定植患者的治疗。用氟康唑，负荷 800mg（12mg/kg），之后每天 400mg（6mg/kg），是可接受的替代药物。适用于近期没有唑类暴露和没有唑类耐药念珠菌定植的患者。根据我国在 2020 年发表的"中国成人念珠菌病诊断与治疗专家共识"，重症念珠菌下呼吸道感染推荐棘白菌素类药物治疗（低等级，中等推荐），轻症者根据药敏也可选用氟康唑、伊曲康唑或伏立康唑治疗（低等级，中等推荐）。血行播散性念珠菌肺炎治疗参照急性播散性念珠菌病治疗方案（低等级，中等推荐）[4]。

该患者不属于重症且属于没有唑类暴露和没有唑类耐药念珠菌定植的患者，同时考虑后期序贯治疗，选择氟康唑负荷 800mg（12mg/kg），之后每天 400mg（6mg/kg）。在抗感染治疗 10 天后复查肺部 CT 见两肺验证较前明显好转（病例 17 图 3），予以出院改为氟康唑 400mg 口服序贯治疗。

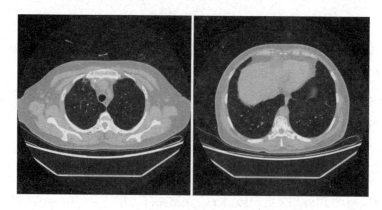

病例 17 图 3　患者出院时的胸部 CT

病例小结：

1. 患者中年女性，以发热起病。当地经验性抗感染治疗无效。

2. 查体：两肺呼吸音粗，未闻及湿性啰音。

3. 实验室检查：炎症指标升高，血气基本正常。

4. 影像学检查：两肺多发斑片样实变 / 磨玻璃灶，边缘模糊；两肺下叶部分不张，以左肺为著。

5. 予以行肺泡灌洗并送检 mNGS 查见白色念珠菌序列高，肺泡灌洗液培养提示白色念珠菌。

6. 氟康唑治疗有效。

（供稿：韩　冰　吴志雄　宋晓华　复旦大学附属华东医院；

校稿：屠国伟　复旦大学附属中山医院）

参考文献

[1]Singer M，Deutschman CS，Seymour CW，et al.The third international consensus definitions for sepsis and septic shock（Sepsis-3）[J].JAMA,2016,315（8）:801-810.

[2] 薄禄龙，卞金俊，邓小明 .2016 年脓毒症最新定义与诊断标准：回归本质重新出发 [J]. 中华麻醉学杂志，2016，36（3）:259-262.

[3]Ranieri VM，Rubenfeld GD，Thompson BT，et al.Acute respiratory distress syndrome：the berlin definition[J].JAMA，2012，307（23）：2526-2533.

[4] 中国成人念珠菌病诊断与治疗专家共识组 . 中国成人念珠菌病诊断与治疗专家共识 [J]. 中华内科杂志，2020，59（1）：5-17.

[5]Mandell LA，Wunderink RG，Anzueto A，et al.Infectious diseases society of America/American thoracic society consensus guidelines on the management of community-acquired pneumonia in adults[J].Clin Infect Dis，2007，44（2）：27-72.

[6]Metlay JP，Waterer GW，Long AC，et al.Diagnosis and treatment of adults with community-acquired pneumonia.An official clinical practice guideline of the american thoracic society and infectious diseases society of America[J].Am J Respir Crit Care Med，2019，200（7）：45-67.

[7]Pappas PG，Kauffman CA，Andes DR，et al.Clinical practice guideline for the management of candidiasis：2016 Update by the infectious diseases society of America[J].Clin Infect Dis，2016，62（4）：1-50.

病例 18　血源性腰椎间隙感染

病例摘要 1：

患者男性，72 岁。

主诉：腰痛伴发热 5 天。

现病史：患者于 5 天前无明显诱因出现腰部疼痛，伴发热，未自测体温，伴头晕、晕倒一次，10 分钟后自行苏醒，无恶心呕吐，无腹痛腹泻，遂于外院就诊，测体温 38.5℃，拟"感染性发热"收住入院，入院后完善相关辅助检查，予对症支持处理，期间仍有发热，体温最高 39.7℃，伴畏寒寒战，伴小便次数增多，颜色发红，无尿痛尿急，血培养见革兰阳性球菌，予"泰能 1g、1 次 /8 小时＋万古霉素 0.5g、1 次 /12 小时＋奥硝唑 0.5g、1 次 /12 小时"抗感染治疗，发热未见明显好转，后拟"血流感染"收入我院 ICU。患者自发病以来食欲、睡眠差，大便 3 天未行。

既往史：既往高血压、冠心病、房颤、糖尿病病史，曾因车祸行"枕部颅骨手术"，曾行"腰部疝气手术"。1 个月前曾行拔牙术。平素服用倍他乐克 47.5mg、1 次 / 日，氯吡格雷 1 片、1 次 / 日，阿托伐他丁 1 片、1 次 / 晚，苯磺酸氨氯地平 1 片、1 次 / 日，二甲双胍 1 片、2 次 / 日。

个人史：饮食习惯正常，无酗酒、吸烟史。生于原籍，否认疫水疫地接触史。否认家族相关疾病。

入院查体：T 39.4℃，HR 80 次 / 分，R 23 次 / 分，BP 145/78mmHg，神志清，精神萎，听诊双肺呼吸音清，未闻及明显干湿性啰音。心律不齐，脉搏短绌，未闻及明显杂音。腹软，中上腹及下腹压痛，听诊肠鸣音正常。$L_5 \sim S_1$ 间隙压痛。

实验室检查：C- 反应蛋白 149mg/L，白细胞 9.23×10^9/L，中性粒细胞百分比 96%；炎症指标升高：降钙素原 36.35ng/ml；白介素 –6 36.35ng/ml；尿常规：尿蛋白（2+），尿葡萄糖（3+），尿酮体（+），尿胆原（3+），隐血（2+），白细胞 14 个 /μl，红细胞 15 个 /μl，细菌 9.9 个 /μl；总胆红素 30.9μmol/L，直接胆红素 12.8μmol/L；血培养：金黄色葡萄球菌（碳青霉烯类敏感）；血 NGS：金黄色葡萄球菌。

影像学检查：①心超：左心房、右心房扩大二尖瓣反流（轻度），主动脉瓣反流（轻度），三尖瓣反流（轻度），肺动脉压轻度增高未见节段性室壁运动异常。②下肢 B 超：双下肢动脉硬化伴斑块形成，两下肢深静脉内血流速度缓慢；③肾脏彩超：双肾结晶，左肾囊肿，双侧输尿管未见明显扩张，膀胱壁稍毛糙，双侧腹股沟区淋巴结肿大，双侧腋下淋巴结肿大；④心电图：心房颤动（快心室率），左心室高电压，不完全性右束支阻滞，T 波改变（Ⅱ、Ⅲ、aVF 导联低平）；⑤胸部 CT：两肺轻度气肿，两肺散在纤维条索灶，心脏体积增大，左右肺动脉增粗，右侧肋骨多发陈旧性骨折，附见：右肾结石，左肾囊性灶；⑥上腹部 CT：左肾多发小囊肿，右肾结石，右侧腹壁肌层缺如伴致密影；⑦腰椎椎体 CT：腰椎退行性变、骨质疏松，伴部分椎间盘变性。

问题 1：根据病史、体征和目前的检查结果，目前可能的诊断是什么？

患者可能诊断为：①脓毒症（血流感染）；②泌尿系感染可能；③腰椎间隙感染可能；④慢性心房颤动；⑤高血压；⑥冠心病；⑦糖尿病；⑧肾结石。

知识点 1：急性肾盂肾炎是肾盂和肾实质的急性细菌性炎症。致病菌主要为大肠埃希菌和其他肠杆菌及革兰阳性菌。多由尿道进入膀胱，上行感染经输尿管达肾，或由血行感染播散到肾。临床表现常有发热、腰痛及膀胱刺激症状。血行感染者常由高热开始，而膀胱刺激症状随后出现，有时不明显。尿液检查有白细胞、红细胞、蛋白、管型和细菌，尿细菌培养每毫升尿有菌落 10^5 以上，血白细胞计数升高，中性粒细胞增多明显。

知识点 2：椎间隙感染的致病菌以金黄色葡萄球菌与白色葡萄球菌最为常见。细菌进入椎间隙的途径有两种，一种为经手术器械的污染直接带入椎间隙，如腰椎间盘手术后感染，另一种为经血液途径播散。皮肤黏膜或泌尿系感染都可以经血液播散至椎间盘内，以泌尿系感染最为常见，细菌系来自脊椎静脉丛的反流。由金黄色葡萄球菌所致的感染往往起病急骤，有寒战与高热，腰背痛加剧，并有明显的神经根刺激症状，患者因剧烈疼痛而不敢翻身。体征有腰部肌痉挛与压痛，活动障碍。经卧床、抗生素治疗后症状可缓解，一旦活动过多或停止治疗症状又加重。病程趋向慢性。在发热期白细胞计数增高，但血沉持续增快提示病变仍处于活动期。早期 X 线检查往往无异常发现。MRI 检查可以发现椎体内破坏灶有硬化骨形成。

问题 2：为进一步明确诊断，需要进行哪些检查和措施？

1. 完善相关微生物培养　复查血培养，完善中段尿、痰液、肛周培养。

2. 完善腰椎 MRI 检查。

3. 复查泌尿系彩超。

病例摘要 2：

考虑患者临床诊断不明确，入院后复查泌尿系彩超提示：右肾结石，肾囊性灶，考虑肾囊肿，随访，前列腺增大，膀胱未见明显异常，双侧输尿管未见明显扩张，肾脏囊性灶，考虑肾囊肿。复查血培养：金黄色葡萄球菌（碳青霉烯类敏感）；中段尿、痰液、肛周培养回报均阴性。完善腰椎 MRI 提示：腰椎退行性改变，生理曲度变直，L_5-S_1 椎体弥漫性信号异常伴椎体后方异常信号灶，L_4-L_5、L_5-S_1 间盘膨出；后进一步完善腰椎增强 MRI 提示：L_5-S_2 椎体信号异常伴后方硬膜外异常强化影，考虑感染性病变，临近硬膜受累增厚，椎管明显狭窄，骶前软组织水肿增厚；腰椎退行性改变；L_1-L_2、L_2-L_3、L_3-L_4、L_4-L_5 及 L_5-S_1 椎间盘突出或膨出改变。

问题 3：该患者目前最有可能的诊断及流行病学是什么？

结合患者腰痛主诉，L_5-S_1 间隙压痛体征、腰椎增强 MRI 及血培养结果，考虑为血源性腰椎间隙感染可能。

目前诊断：①脓毒症（血流感染）；②腰椎间隙感染；③慢性心房颤动；④高血压；⑤冠心病；⑥糖尿病；⑦肾结石。

知识点 3：椎间隙感染通常是指椎间隙和临近锥体骨质破坏的感染性病变。是非特异性脊柱感染，又称化脓性脊柱感染，较大多数由普通细菌感染引起的化脓性炎症，多发于成年人，男女比约 4：1，最常见的致病菌为金黄色葡萄球菌（50% ~ 80%），其次为大肠杆菌、溶血性链球菌[1]，其发病可能与高龄、营养不良、免疫功能低下、糖尿病、艾滋病毒感染、恶性肿瘤、激素的使用、肾衰竭、脓毒症、静脉药物的滥用、脊柱创伤性手术等因素相关[2]。

知识点 4：椎间隙的感染途径可能有以下两种：①血源性感染：通过血液系统的细菌种植。当存在脓毒症的情况下，细菌可通过 Batson 的椎旁静脉丛感染椎体，之后经过局部蔓延的方式透过终板发展到椎间隙，从而破坏相邻的终板和椎体[3 ~ 4]。②直接感染：细菌也可通过直接侵入或接种到达椎间隙。包括从受感染的传染源直接延伸和医源性感染[5]。

知识点 5：原发性椎间隙感染由于缺乏早期明显特征且首发症状与体征不具有特异性使其诊断更为困难，一般认为非特异性椎间隙感染的临床表现主要为顽固性腰痛和不规则低热或高热，大约有 60% ~ 70% 的患者有发热病史[6]，部分患者可因脓肿压迫神经组织出现下肢感觉及运动等症状。原发性椎间隙感染最常见的发病位置为腰椎，约占 60%[7]。

病例分析：该患者在此次出现症状前曾有拔牙史，是其血流感染可能病因。该患者存在原发性椎间隙感染的几大危险因素：血流感染、肾结石、糖尿病。由于原发性腰椎间隙感染临床发生率较低，且早期临床症状体征缺乏特异性，临床易漏诊、误诊，需进一步完善相关影像学检查明确诊断，行早期治疗。结合患者血流感染，存在腰痛症状体征，完善腰椎增强 MRI 后进一步明确患者存在腰椎间隙感染。经过头孢唑林目标性抗感染治疗后，患者体温降至正常，腰痛症状逐渐好转。

问题 4：如何诊断椎间隙感染？

知识点 6：成人原发性椎间隙感染的早期诊断较困难，尤其是亚急性或慢性发病者。腰背部疼痛伴不规则低热是本病的主要症状，急性发作时呈剧烈的痉挛性腰痛、骶棘肌痉挛和腰部活动严重受限。血沉加快、C-反应蛋白增高具有一定特异性，但白细胞计数和分类多轻度异常或正常[8]。

知识点 7：影像学检查在椎间隙感染的诊断中有重要意义。X 线检查只能在患者进入到感染晚期后才会出现一些变化，无法指导患者后期的治疗和干预，所以 X 线检查并不能对椎间隙感染进行有效的诊断。CT 扫描虽能对患者的早期病灶进行一定程度的显示，但扫描层面会对 CT 扫描的结果造成影响，导致不能对患者病变的病理特征进行明显的显示。MRI 检查的敏感性、准确性和特异性较高，研究显示，其敏感性和准确性达 90%[9]，能够较全面的对患者病理变化特点进行显示，还能够在此基础上反映出患者椎管内各结构形态的变化，有利于患者后期治疗方案的选取。椎间隙感染发生的位置一般和腰椎间盘突出症病变的位置存在一致性，主要位于 L_4–L_5 和 L_5–S_1 腰椎间歇两个位置，其 T_1 均表现为对称的低信号，T_2 均表现为高信号。腰椎间隙感染患者的 MRI 影像中，病变指针为感染相邻椎体的长 T_1 低信号，对早期诊断意义重大[10]。

病例分析：该患者早期症状体征缺乏特异性，与上泌尿系感染容易相混淆，易造成漏诊误诊。治疗过程中早期完善腰椎增强 MRI 有助于我们做出准确诊断，从而为我们后期治疗提供指导。临床上，当患者症状体征缺乏特异性，一些必要的影像学检查将更有助于我们对重症感染患者做出准确诊断与治疗。

问题 5：治疗措施有哪些？

知识点 8：非手术治疗：主要为严格卧床休息，局部制动，静脉滴注大剂量广谱抗生素。

知识点 9：手术治疗：对于保守治疗 3 ~ 4 周后剧烈腰痛无明显缓解或反复发作，特别时年老、肥胖及伴糖尿病而不适宜长期卧床的患者，建议手术治疗。手术适应证包括：①顽固性疼痛；②药物治疗失败；③有神经根刺激症状；④明显的终板或椎体破坏；⑤脊柱不稳或进展性的脊柱畸形[11, 12]。

病例小结：

1. 老年男性患者，以腰痛伴发热 5 天就诊。

2. 存在脓毒症血流感染，既往合并糖尿病病史，曾行拔牙术。

3. 查体有中上腹及下腹压痛，L_5-S_1 间隙压痛。

4. 实验室检查提示炎症指标升高，血培养及 NGS 提示金黄色葡萄球菌感染。

5. 治疗中予目标性抗感染治疗，后完善腰椎增强 MRI 提示腰椎间隙感染。

6. 患者对头孢唑林抗感染治疗有效，腰痛症状逐渐好转。

（供稿：刘嘉琳　上海交通大学医学院附属瑞金医院；

校稿：阮正上　上海交通大学医学院附属新华医院）

参考文献

[1] 孙厚杰，蔡小军，韩建华，等 . 非特异性脊柱感染的诊断与治疗 [J]. 中国脊柱脊髓杂志，2013，23（6）：508-513.

[2]Cornett CA，Vincent SA，Crow J，et al.Bacterial spine infections in adults：evaluation and management[J].J Am Acad Orthop Surg，2016，24（1）：11-18.

[3]Batson OV.The vertebral system of veins as a means for cancer dissemination[J].Progress in clinical cancer，1967，3：1-18.

[4]McHenry MC，Easley KA，Locker GA.Vertebral osteomyelitis：long-term outcome for 253 patients from 7 cleveland-area hospitals[J].Clin Infect Dis，2002，34（10）：1342-1350.

[5] Partio E，Hatanpää S，Rokkanen P.Pyogenic spondylitis[J].Acta orthopaedica Scandinavica，1984，55（3）：310-314.

[6]Cottle L，Riordan T.Infectious spondylodiscitis[J].Journal of Infection，2008，56（6）：401-412.

[7]Legrand E，Flipo R M，Guggenbuhl P，et al.Management of nontuberculous

infectious discitis.Treatments used in 110 patients admitted to 12 teaching hospitals in France[J].Joint Bone Spine，2001，68（6）：504-509.

[8]Fantoni M，Trecarichi EM，Rossi B，et al.Epidemiological and clinical features of pyogenic spondylodiscitis[J].Eur Review Med Pharmacological Sci，2012，16（2）：2-7.

[9]Lury K，Smith JK，Castillo M.Imaging of spinal infections[J].Seminars Roentgenol，2006，41（4）：363-379.

[10]Lukasiewicz Adam M，Bohl Daniel D，Varthi Arya G，et al.Spinal fracture in patients with ankylosing spondylitis：cohort definition，distribution of injuries，and hospital outcomes[J].Spine，2016，41（3）：191-196.

[11]Hee HT，Majd ME，Holt RT，et al.Better treatment of vertebral osteomyelitis using posterior stabilization and titanium mesh cages[J].J Spinal Disord Tech，2002，15（2）：149-156.

[12]Friedman JA，Naher CO，Quast LM，et al.Spontaneous disc space infections in adults[J].Surg Neurol，2002，57（2）：81-86.

病例19　嗜铬细胞瘤破裂出血

病例摘要1：

患者男性，50岁。

主诉：反复胸痛5+小时。

现病史：患者饱餐后出现胸前区闷痛，表现为心前区压榨感，症状持续数分钟不缓解，卧位时加重，伴心悸、恶心、呕吐，伴反酸、嗳气，呕吐物为胃内容物，共四次，伴头晕、头痛，无大汗淋漓，无喘累、气促，无黑矇等病史。于某区人民医院测血压收缩压为240mmHg，心电图示"不完右束支传导阻滞，ST段改变"。头胸部CT未见明显异常。考虑"急性非ST段抬高型心肌梗死"，予阿司匹林300mg＋氯比格雷300mg口服抗血小板，硝酸甘油扩管，卡托普利25mg口服降压等治疗后，患者胸痛症状较前有改善。应患者要求急诊转我院。我院完善心电图（病例19图1）提示：①不完全性右束支阻滞；②ST-T改变（T波高尖）。心肌酶结果回示：肌酸激酶同工酶1.3ng/ml，肌红蛋白190ng/ml，肌钙蛋白I＜0.05ng/ml。急诊以"冠心病"收入心内科。

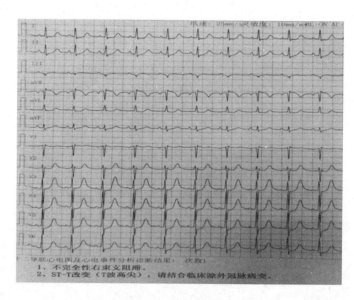

病例19图1　心电图表现

138

既往史：1个月余前，患者出现胸前区不适，无大汗淋漓，无反酸、嗳气，无喘累、气促，无头晕、黑矇等不适，休息后症状缓解，未予特殊处理。3年前体检发现血压升高，收缩压最高240mmHg，期间规律服用比索洛尔5mg、1次/日降压，平素血压维持在130/90mmHg。

家族史：父亲因心肌梗死去世。

入院查体：T 36.5℃，P 95次/分，R 20次/分，BP 192/132mmHg。神清，精神可，查体合作。颈软无抵抗，颈静脉无充盈，肝颈征阴性。双肺呼吸音清，未闻及明显干湿性啰音。心率95次/分，律齐，各瓣膜区未闻及明显杂音。全腹软，无压痛及反跳痛。双下肢无水肿。

入院后辅助检查：①心酶五项：D-二聚体103ng/ml，肌酸激酶同工酶1.8ng/ml，肌红蛋白287ng/ml，肌钙蛋白Ⅰ 0.21ng/ml，B型钠尿肽9.8pg/ml。②血常规：白细胞22.10×10^9/L，血红蛋白159.0g/L，血小板331×10^9/L，中性粒细胞百分比81.8%，余未见明显异常。③心脏彩超：左室下壁中段搏动减弱，左室增大，二尖瓣轻-中度反流，射血分数61%。

入院诊断：①急性非ST段抬高型心肌梗死、冠心病；②高血压亚急症；③原发性高血压3级（极高危）。

入院后结合心电图及心肌酶谱较前有所升高，考虑急性冠脉综合征。立即予以氯吡格雷+阿司匹林抗血小板，急诊行冠脉造影，提示：左右冠状动脉均衡型；左右冠状动脉未见明显狭窄，除外明显冠脉狭窄病变。术后患者血压波动大，波动在220~120/120~70mmHg。

问题1：本例患者为何会误诊？

本例患者病情与急性心肌梗死极其相似，根据欧洲心脏病协会（ESC）《非ST段抬高的急性冠脉综合征（NSTEACS）指南》[1]，患者具备以下条件应高度怀疑甚至诊断急性心肌梗死：胸闷胸痛临床症状，心电图改变及心肌酶谱升高。该患者具有急性起病的胸闷胸痛临床症状，心电图显示非抬高型ST段改变，入院后心肌酶谱有原来外院的阴性进展为阳性，结合患者既往劳力性胸痛病史和家族史，该患者初步具备了诊断NSTEACS的条件。

但需要注意的是，NSTEACS需要除外其他引起心肌损伤的因素，而且该患者非常重要的伴随症状——高血压被忽略了，同时，临床医生在询问病史时只询问心肌梗死相关病史而忽略了患者提供的反复出现高血压急症的病史信息。高血压急症这一信息被忽略和未及时处理是患者后续病情转为重症状态的重要原因，临床医师在处置急危

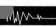

患者时，应引以为戒，注意询问病史和诊断思维的全面性。

知识点 1：胸部不适合并高血压急症患者的鉴别诊断思路。

临床上，重症医师常常面临患者出现胸部不适合并高血压急症的情况，这些患者往往发病较急，而且病情演变迅速，如不正确而及时诊治，往往导致灾难性的后果。由于急性心肌梗死已成为威胁成年人健康致命疾病中的常见病因，胸部不适等症状应首先考虑到急性心肌梗死可能，患者一旦胸痛，往往通过绿色通道短时间被输送至导管室。胸痛中心的建立挽救了大量急性心肌梗死（AMI）患者的性命，但临床医师面对胸痛患者时，在强调时间的同时也应注意进行鉴别诊断，避免误诊。高血压急症患者往往同时伴有胸部不适症状，因此常常需要与急性心肌梗死相鉴别。高血压急症是指是一组以急性血压升高，伴有靶器官损伤，或原有功能受损进行性加重为特征的一组临床综合征。高血压急症包括主动脉夹层、急性脑卒中、嗜铬细胞瘤等多种疾病，这些疾病如漏诊同样可导致严重后果，重症医师在诊疗过程中需对此进行鉴别诊断[2~4]。

1. 主动脉夹层　常表现为胸部撕裂样疼痛和高血压，但部分可近表现为胸部不适感，上肢或颈动脉搏动消失，左右上肢收缩压不等且 > 20mmHg 提示该病可能，胸腹部 CT 或 CTA 可明确诊断，夹层累及冠脉血供时也可出现心肌酶谱升高，胸痛患者在未除外该病之前不宜盲目给予溶栓或抗凝治疗，否则可导致出血等严重并发症。

2. 急性肺栓塞　急性肺栓塞症状也可有相似症状，常同时合并氧饱和度下降，大块急性肺栓塞患者血压一般降低甚或晕厥、猝死。要注意询问患者是否有手术后、产后长期卧床等深静脉血栓形成高危病史，肺动脉造影或胸部 CTA 扫描可明确诊断。

3. 急性脑卒中　前驱症状可有胸部不适，发病后往往伴随意识改变和神经体征，头部 CT 可明确诊断。

4. 嗜铬细胞瘤　较少见内分泌疾病，临床表现为阵发性或持续性血压升高伴"心动过速、头痛、多汗"三联征，但大部分仅有之一的症状或症状不典型，并可伴有糖、脂代谢异常。发生嗜铬细胞瘤危象时，大量儿茶酚胺释放入血，导致血压急剧升高，儿茶酚胺水平和血儿茶酚胺代谢产物可升高，可同时伴有心肌损伤和心肌酶谱升高，易误诊为心肌梗死，常常并发出血危及生命。

5. 交感神经亢进　常由于毒品中毒等各种原因所导致的交感神经兴奋性增强，而引起高血压急症等一系列综合症状。详细询问病史及患者毒品中毒等表现有助于鉴别。

6. 原发性醛固酮增多症和 Cushing 综合征　内分泌性高血压，以持续性难治性高血压为主要表现，常规降压药物治疗难以有效控制，但多有慢性表现和特征性面容，仔细询问病史有助于鉴别。

《中国高血压急症诊疗规范》提供高血压急症整体评估流程有助于理清诊断本类疾病思路，可供重症医师参考（病例19图2）[5]。

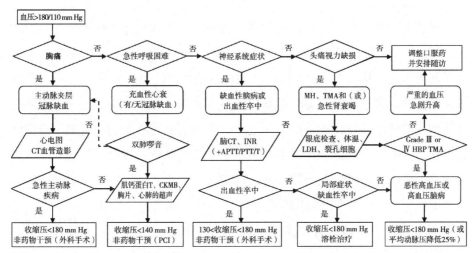

注：HRP（hypertensive retinopathy）为高血压视网膜病变；INR（international normalized ratio）为国际标准化值；LDH（lactic dehydrogenase）为乳酸脱氢酶；CK-MB（creatine kinase-MB）为肌酸激酶同工酶；MH（malignant hypertension）为恶性高血压；APTT（activated partial thromboplastin time）为活化部分凝血活酶时间；PTT（partial thromboplastin time）为部分凝血活酶时间；TMA（thrombotic microangiopathy）为血栓性微血管病变；▭（端点）为标准流程的开始与结束，每一个流程图只有一个起点；◇（判断）为决策或判断；▱（数据）为表示数据的输入/输出；▭（进程）为要执行的处理

病例19图2 高血压急症的整体评估

病例摘要2：

追问患者病史：患者2+年前于清华大学某医院行上腹部增强磁共振检查发现肾上腺瘤，考虑无功能腺瘤。1年前复查发现右侧肾上腺区占位病变，较前略增大，遂考虑嗜铬细胞瘤不除外，停用抗血小板药物，予以加用特拉唑嗪降压治疗转入CCU监护治疗。患者未诉胸痛、胸闷不适，后转入普通病房继续治疗，当晚出现心悸、胸闷、心前区疼痛，伴右侧腰背部轻度疼痛。测血压高至220/120mmHg、心率增快至150次/分，先后予以非洛地平、硝酸甘油、乌拉地尔等降压治疗，夜间血压忽高忽低，波动于90～200/50～120mmHg。次日清晨患者诉右侧腰背部疼痛加重，完善胸部增强CT、盆腔动脉和腹部动脉CT三维成像示：右上腹膜后肿块，考虑良性病变，与右侧肾上腺外支及腔静脉后壁分界不清，考虑肾上腺来源可能；左肾局部皮质欠光整，强化欠均匀，提示缺血改变；腹部CTA+CTV：病灶推挤右侧肾动脉及静脉，相应左肾静脉狭窄；余腹部主要血管未见明显异常。

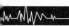

问题 2：患者更改诊断为嗜铬细胞瘤，监护期间注意要点是什么？

结合患者病史、症状及体征，已除外心肌梗死，高度怀疑为嗜铬细胞瘤，而嗜铬细胞瘤具有发作性特点，在患者血压平稳时不应掉以轻心，转入 ICU 后应立即抽取血样，检测儿茶酚胺水平和血儿茶酚胺代谢产物水平［推荐测定血游离肾上腺素（MN）、甲氧基去甲肾上腺素（NMN）浓度］以帮助诊断，可通过功能影像学检查 – 间碘苄胍（metaiodobenzylguanidine，MIBG）显像明确诊断，同时积极做好手术准备，包括以 α 受体阻滞剂酚苄明、选择性 $α_1$ 受体阻滞剂乌拉地尔等控制高血压、β 受体阻滞剂降低心率控制心律失常，补充容量，准备时间 2 ~ 4 周。但在期间，应注意监测患者是否有嗜铬细胞瘤危象征象，包括高血压危象、儿茶酚胺性心肌病、高血压与低血压休克交替发作。如患者出现低血压，不可简单认为是减压药物过量引起的，而应该除外是否合并儿茶酚胺性心肌病或嗜铬细胞瘤破裂出血。重症医学核心技术血流动力学监测、床旁重症超声、血色素监测均有助于辅助诊断。

知识点 2：嗜铬细胞瘤危象和儿茶酚胺性心肌病。

1. 嗜铬细胞瘤危象（phaeochromocytoma crisis，PCC）[6] 是指儿茶酚胺（CA）突然大量释放，或分泌突然减少、停止而出现的机体血流动力学极不稳定，并最终导致器官功能损害。发病率为 7% ~ 18%。PCC 最常见的表现是高血压危象或儿茶酚胺性心肌病，以及高血压与低血压或休克交替发作。PCC 可能原因包括：①肿瘤分泌大量儿茶酚胺，使血管收缩，血压急剧升高；但因血容量不足，又可在儿茶酚胺作用减弱或消退后导致低血压，而低血压又反射性地引起儿茶酚胺分泌增多，血压又迅速上升；②瘤内出血、坏死或栓塞，使儿茶酚胺释放迅速减少而致血压下降；或瘤破裂入腹腔导致失血性休克；③在长期高浓度的儿茶酚胺作用下，可引起心肌细胞变性、坏死、纤维化，致心肌炎或心功能衰竭，即儿茶酚胺性心肌病，也导致血压下降。

2. 儿茶酚胺心肌病[7] 由于嗜铬细胞瘤分泌大量儿茶酚胺类药物直接损害心肌所致的心脏病变，称为儿茶酚胺心肌病。发生机制与嗜铬细胞瘤长期分泌高浓度儿茶酚胺引起心肌细胞变性、坏死、纤维化有关。约 10% 嗜铬细胞瘤患者会发生。其临床表现不特异，包括血压升高，胸闷、心悸，心前区疼痛、晕厥，严重者出现心律失常、休克、心力衰竭甚至心搏骤停，由于常合并胸痛和心肌酶谱增高，容易误诊为心肌梗死。影像学表现为应激性心脏病的特点，如心脏超声检查显示左室明显增大，心脏可呈球形心，心脏部分节段或全部收缩功能减退明显。手术切除嗜铬细胞瘤后，心肌损伤和心力衰竭可迅速好转。

病例摘要 3 :

患者腰背部疼痛明显，血压高、心率快，全院会诊后考虑嗜铬细胞瘤危象及肾绞痛均不能除外，与患者及其家属充分沟通后转入重症医学科治疗。入 ICU 发现患者出现明显腹胀、腹痛，伴全身湿冷，血压较前明显下降至 90/55mmHg，氧饱和度降至91%（吸氧 3L/min），复查血红蛋白较前明显下降至 76g/L。床旁心脏彩超提示左心室扩大，搏动减弱，射血分数 38%，下腔静脉直径中度大小，变异度 18%。腹部 B 超示双结肠旁沟及盆腔内散在多发无回声区。立即给予积极输血、扩容，气管插管后再次复查腹部 CT 提示下腔静脉（双肾静脉汇入水平）后方混杂密度团块影，与右肾动脉及下腔静脉紧贴并受压推移，右侧腹膜后、双结肠旁沟及所见盆腔内散在多发积血，以右侧腹膜后明显。考虑嗜铬细胞瘤破裂出血可能。

问题 3 : 患者转入重症医学科后的诊疗思维是什么?

患者入室后伴有明确血流动力学不稳定，在其他科医师考虑血压降低是降压药物过量的前提下，重症医师需要在短时间内冷静分析其可能原因，并及时给予相应处置。全面而迅速的重症筛查思维有助于重症医师迅速抓住主要矛盾 : 本例患者结合病史，在诊断已经明确为嗜铬细胞瘤情况下，血压下降大致可能为三方面因素，即瘤破裂出血导致失血性休克、儿茶酚胺心肌病进展为心力衰竭、降压药物使用过量。而运用血流动力学监测可迅速明确上述原因。由于通过重症超声筛查心脏情况和血容量状态，同时进行肺部筛查可迅速除外低氧血症的其他可能病因，故本例患者迅速进行了床旁超声检查。腹腔低回声和血色素下降，提示瘤破裂出血存在，但超声同时发现患者下腔静脉无纤细提示患者血容量状态尚可，而患者心功能较前明显下降，故患者因前期儿茶酚胺大量释放导致心肌病可能大，儿茶酚胺心肌病为当前患者主要矛盾，应立即考虑手术治疗。

知识点 3 : 重症超声血流动力学评估方案。

CCUE 方案 : 是以心肺为核心的问题导向床旁超声检查，是经典的心肺超声检查方案，由肺部和心脏超声方案构成，包括肺双侧 10 个切面和心脏 5 个切面。整个检查以定性评估为主，目的是评估心肺病理生理急性改变，通过心脏整体评估、容量及容量状态评估、右心评估、左心评估、外周阻力评估、肺肾脑胃肠等组织灌注评估六步法分析后，结合临床资料判断导致急性呼吸循环事件的原因。

病例摘要 4 :

但考虑术前准备尚不充分，手术风险极大，经全院讨论后建议先行建议穿刺动静脉建立股静脉、股动脉通路，预备 ECMO 作为循环支持后备手段后再行手术治疗，遂于 20 日下午行腹剖腹探查＋异位嗜铬细胞瘤切除＋腹膜后血肿清除＋肾周粘连松解术，术中取上腹部"奔驰切口"，见腹腔大量淡红色血性液体，吸出约 800ml，见肿瘤位于右侧肾上腺区、腔静脉及左右肾静脉后方，与上述血管关系紧密。钝锐结合分离，清理后腹膜血肿后见肿瘤约 9cm×4cm，肿瘤腹侧见一约 1.5cm 长破口，伴持续出血，逐步分离，分离过程中，患者血压最高达 220mmHg，给予降压治疗，但整切除肿瘤时血压低至 0，立即紧急扩容，升压治疗并启动 VA-EMCO 支持，维持 MAP 至 65mmHg以上。术后返 ICU 继续治疗。术后病检（病例 19 图 3）见肿瘤破裂出血，中间可见少量坏死，镜检见肾上腺组织皮、髓质均大片出血，其中见成片嗜铬细胞，免疫组化：CgA（＋），Syn（＋），CD56（＋），MelanA（－），SF-1（－），a-inhibin（－），Ki-67 约 2%（＋），S100（＋），NSE（＋）。符合嗜铬细胞瘤伴破裂出血。患者术后血压逐渐平稳，血管活性药物 1 天后撤退，ECMO 上机 5 天后心功能 EF 恢复至 50% 撤机。于术后第 8 天转出 ICU，术后第 11 天出院。

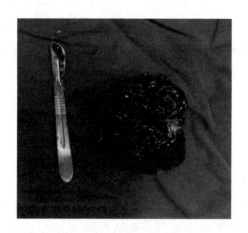

病例 19 图 3　肿瘤破裂处血

问题 4 : 嗜铬细胞瘤危象急诊手术的风险是什么？

嗜铬细胞瘤明确诊断后，需要给予手术治疗以根治，但通常需要给予 2 ～ 4 周的术前准备[8]，准备过程中，需要通过以 α 受体阻滞剂酚苄明、选择性 $α_1$ 受体阻滞剂乌拉地尔等平稳降低患者高血压，同时还需逐渐补充容量增加动脉系统血容量。嗜铬细胞瘤术前准备主要原因是嗜铬细胞瘤导致血中儿茶酚胺及代谢产物导致动脉严重收缩，如未经充分术前准备，手术切除瘤体时，血中儿茶酚胺分泌突然停止而导致血管扩张，动脉血容量不足、后负荷急剧下降而导致患者术中血流动力学的不稳定、甚至严重休克而死亡，因此嗜铬细胞瘤急诊手术风险极高，死亡率高。

知识点4：ECMO与嗜铬细胞瘤急诊手术。

ECMO能暂时替代患者心脏和肺部功能，在患者呼吸衰竭、心脏衰竭甚至心搏骤停等情况下减轻其心肺负担，为医护人员争取更多救治时间，其中VA-ECMO是将血液从静脉系统引流出来，经膜肺氧合后，输入主动脉，既可明显增加患者氧输送，又可增加后负荷，改善脏器灌注和降低脏器缺血。对于手术准备不充分的嗜铬细胞瘤患者，VA-ECMO的机制可以避免患者因嗜铬细胞瘤切除后导致的严重血流动力学障碍，因此推荐对此部分患者实施EMCO支持[9]。

（供稿：刘景仑　重庆医科大学附属第一医院；

校稿：屠国伟　复旦大学附属中山医院）

参考文献

[1]Collet JP，Thiele H，Barbato E，et al.2020 ESC guidelines for the management of acute coronary syndromes in patients presenting without persistent ST-segment elevation[J].Eur Heart J，2021，42（14）：1289-1367.

[2]Brathwaite L，Reif M.Hypertensive emergencies：A review of common presentations and treatment options[J].Cardiol Clin，2019，37（3）：275-286.

[3]Paini A，Aggiusti C，Bertacchini F，et al.Definitions and epidemiological aspects of hypertensive urgencies and emergencies[J].High Blood Press Cardiovasc Prev，2018，25（3）：241-244.

[4]Siddiqui MA，Mittal PK，Little BP，et al.Secondary hypertension and complications：diagnosis and role of imaging[J].Radiographics，2019，39（4）：1036-1055.

[5] 中华急诊医学教育学院，北京市心肺脑复苏重点实验室，首都医科大学

附属北京朝阳医院急诊医学临床研究中心，等 . 中国高血压急症诊治规范 [J]. 中国急救医学，2020，40（9）：795–803.

[6]Farrugia FA，Charalampopoulos A.Pheochromocytoma[J].Endocr Regul，2019，53（3）：191–212.

[7]Y–Hassan S，Falhammar H.Cardiovascular manifestations and complications of pheochromocytomas and paragangliomas[J].J Clin Med，2020，9（8）：2435.

[8]Aygun N，Uludag M.Pheochromocytoma and paraganglioma：from clinical findings to diagnosis[J].Sisli Etfal Hastan Tip Bul，2020，54（3）：271–280.

[9]Garla VV，Gosi S，Kanduri S，Lien L.A case of catecholamine–induced cardiomyopathy treated with extracorporeal membrane oxygenation[J].BMJ Case Rep，2019，12（9）：230196.

病例 20　药物性胰腺炎

病例摘要：

患者男性，29 岁，汉族，已婚已育。

现病史：患者于 4 个月前因频繁发热、鼻腔异物前往五官科医院就诊。入院后完善相关检查后予以鼻腔异物切除术，病理示：结外 NK/T 细胞淋巴瘤鼻型。术后予以化疗 P–Gemox 方案化疗。2 周前结束第三次化疗。化疗前因进食大量烤鸭出现腹痛前往我院就诊。现患者自述上腹部不适，无发热。入院后完善相关检查，CT 检查考虑急性胰腺炎可能。患者一般情况可，余未见特殊不适，为进一步加强监护入 ICU 治疗。

既往史：重度脂肪肝；5 年前曾行"鼻中隔偏曲手术"，术后恢复可。4 个月前行鼻结外淋巴瘤切除术，药物化疗。

个人史：饮食习惯正常，无酗酒、吸烟史，否认吸毒史。

入院查体：身高 174cm，体重 80kg，HR 128 次 / 分，BP 134/83mmHg，R 26 次 / 分，SpO_2 99％，T 37.4℃。心律齐，未闻及杂音。呼吸急促，双肺呼吸音粗，未及明显干湿性啰音。腹壁韧，Cullen 征（－），Grey–Turner 征（－），中上腹轻压痛，无反跳痛，Murphy's（－），移动性浊音（－），未闻及肠鸣音。

实验室检查：①血细胞分析：白细胞 11.9×10^9/L，中性粒细胞百分比 78.2％，嗜酸性粒细胞百分比 0.1％，嗜碱性粒细胞百分比 0.2％，淋巴细胞百分比 12.0％，单核细胞百分比 9.5％，红细胞 6.63×10^{12}/L，血红蛋白 199.0g/L，红细胞压积 60.3％，红细胞平均体积 90.9fL，平均血红蛋白量 30.3pg，平均血红蛋白浓度 333g/L，红细胞分布宽度 15.1％，血小板 273.0×10^9/L，血小板压积 0.236％，血小板分布宽度 16.3fL，平均血小板体积 8.6fL。②血气分析：pH 7.191，PCO_2 29.25mmHg，PO_2 97.28mmHg，HCO_3 11.3mmol/L，TCO_2 12.2mmol/L，BEb －14.8，SBC 13.6mmol/L，BE －17.1，SO_2％ 95.8％。③生化测定：丙氨酸氨基转移酶 119.9U/L，天冬氨酸氨基转移酶 100.0U/L，总胆红素 30.6μmol/L，直接胆红素 8.7μmol/L，间接胆红素 21.9μmol/L，总蛋白 71.1g/L，白蛋白 / 球蛋白 0.8，白蛋白测定 31.9g/L，碱性磷酸酶 102.0U/L，胆固醇 8.4mmol/L，三酰甘油 5.93mmol/L，葡萄糖 7.0mmol/L，尿素氮 7.5mmol/L，肌酐 159.9μmol/L，尿

酸 381.3μmol/L，淀粉酶 42.0U/L，磷酸肌酸激酶 59.0U/L，钙 2.0mmol/L，磷 3.03mmol/L，γ- 谷氨酰转移酶 107.0U/L，钾 5.5mmol/L，钠 138.0mmol/L，氯 104.1mmol/L。C-反应蛋白 32.13mg/L。

影像学检查：上腹部 CT 示肝脏形态、大小在正常范围之内，肝缘光滑，肝裂未见增宽，肝脏密度明显降低，平扫 CT 值为 15 ～ 20HU，肝实质内未见明确占位性病变。肝内、外胆管未见明显阳性结石影及扩张。胆囊大小、形态正常，囊内无异常密度影。胰腺体积增大、密度不均匀，周围见多发斑片和积液，一直延伸至两侧髂窝，部分包绕十二指肠，胰管未见扩张，周围血管无受压推移征象。脾脏形态、大小、密度未见异常。扫描范围内腹腔、腹膜后区未见肿大淋巴结（病例 20 图 1）。

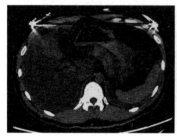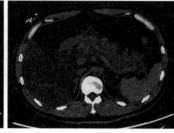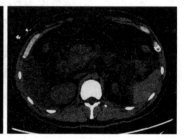

病例 20 图 1　入科室后 3 天腹腔 CT

问题 1：患者的完整诊断是什么？诊断依据是什么？

完整的诊断应包括急性胰腺炎分级、病因和全身或局部并发症。本例患者初步诊断为：①药物性重症急性胰腺炎，急性胰周液体积聚；②急性呼吸窘迫综合征（ARDS）；③急性肾损伤（AKI）；④急性腹腔间隔综合征；⑤高脂血症；⑥ NK/T- 细胞淋巴瘤。

知识点 1：急性胰腺炎的诊断标准。

急性胰腺炎通常起病急，部分患者有进食或饮酒等诱因，典型症状为持续性上腹部剧烈疼痛，可伴有背部放射痛，常伴有腹胀、恶心、呕吐、停止排便排气，严重者可出现低血压、少尿等表现。体检可有腹膜刺激征，Grey-Turner 征（腰肋部皮下瘀斑）和 Cullen 征（脐周皮下瘀斑）。

根据急性胰腺炎的亚特兰大定义，其诊断标准：①急性、突发、持续、剧烈的上腹部疼痛，可向背部放射；②血清淀粉酶和（或）脂肪酶活性至少高于正常上限值 3 倍；③增强 CT 或 MRI 呈急性胰腺炎典型影像学改变（胰腺水肿或胰周渗出积液）。临床上符合上述 3 项标准中的 2 项，即可诊断为急性胰腺炎[1]。

本例患者临床症状和影像学符合诊断标准，故诊断为急性胰腺炎。

知识点 2：急性胰腺炎的严重程度分级。

急性胰腺炎的严重程度分级包括修订版亚特兰大分级（revised atlanta classification，RAC）和基丁决定因素的分级（determinant based classification，DBC），目前主要应用 RAC 分级[2]。

RAC 分级标准：①轻症急性胰腺炎（mild acute pancreatitis，MAP）：符合 AP 诊断标准，不伴有器官功能衰竭及局部或全身并发症；②中重症急性胰腺炎（moderately severe acute pancreatitis，MSAP）：伴有一过性的器官衰竭（48 小时内可以恢复），或伴有局部或全身并发症；③重症急性胰腺炎（severe acute pancreatitis，SAP）：伴有持续（＞ 48 小时）的器官功能衰竭[1]。器官功能障碍的诊断标准基于改良 Marshall 评分（病例 20 表 1），如果 Marshall 评分≥ 2 分，考虑存在器官功能障碍。APACHE Ⅱ、BISAP、JSS、MCTSI 等评分系统也有助于判断 AP 的病情严重度[3, 4]。

病例 20 表 1　改良 Marshall 评分

分值	呼吸（PaO_2/FiO_2）	血压（收缩压 mmHg）	血肌酐（$\mu mol/L$）
0	＞ 400	＞ 90	＜ 134
1	300 ~ 400	＜ 90，补液纠正	134 ~ 169
2	200 ~ 300	＜ 90，补液不能纠正	170 ~ 310
3	100 ~ 200	＜ 90，pH ＜ 7.3	311 ~ 439
4	＜ 100	＜ 90，pH ＜ 7.2	＞ 439
合计			

Marshall ≥ 2 考虑存在器官功能衰竭

吸氧浓度 FiO_2 计算：空气（21%），2 ~ 3L/ 分（25%），4 ~ 5L/ 分（30%），6 ~ 8L/ 分（40%），9 ~ 10L/ 分（50%）

知识点 3：急性胰腺炎的局部并发症。

根据亚特兰大共识及我国的急性胰腺炎诊疗共识[1, 5]，急性胰腺炎的局部并发症分为 4 类：①急性胰周液体积聚（acute peripancreatic fluid collection，APFC），均匀的没有壁的胰腺周围液体积聚；②胰腺假性囊肿（pancreatic pseudocyst，PPC），周围有清晰壁的液体聚集物，不含固体物质，通常发生在胰腺炎后 4 周以上；③急性坏死物积聚（acute necrotic collection，ANC），胰腺和胰腺周围组织急性坏死，无明确的组织壁，通常发生在胰腺炎后 2 ~ 3 周；④包裹性坏死（walled-off necrosis，WON），有囊壁的坏死病灶，其中有液体、坏死组织和脂肪组织，通常出现在胰腺炎发生 4 周后。

问题 2：该患者急性胰腺炎的病因是什么？

知识点 4：急性胰腺炎的病因学。

根据我国的流行病学调查，胆源性急性胰腺炎是我国急性胰腺炎的主要病因，其次是高三酰甘油血症及酒精性胰腺炎[2]。其他原因有胰腺肿瘤、药物和毒物、胰腺外伤、高钙血症、血管炎性、遗传性、病毒或细菌感染、自身免疫性、α_1- 抗胰蛋白酶缺乏症等[6]。经临床与影像、生物化学等检查，不能确定病因者称为特发性胰腺炎[7]。

急性胆源性胰腺炎（acute biliary pancreatitis，ABP）是指因胆道疾病导致的急性胰腺炎，胆囊结石、胆管结石、急性胆管炎、硬化性胆管炎、胆管和壶腹部肿瘤、内镜逆行胰胆管造影（ERCP）等。本例患者虽然起病伴有黄疸，但体检 Murphy's 阴性，影像学未发现胆道结石或胆总管梗阻表现，故排除该诊断。

随着我国人民生活水平的提高和饮食结构的改变，高三酰甘油血症引起的急性胰腺炎增多明显，需要引起重视。当患者的三酰甘油＞ 1000g/L 或三酰甘油在 500 ～ 1000g/L 伴乳糜血症，且排除其他原因，可以诊断为高三酰甘油血症性胰腺炎（Hyper-triglyceridemic pancreatitis，HTGP）[8]。本例患者虽然三酰甘油在 500 ～ 1000g/L，但无乳糜血症，故排除该诊断。

患者原发病为淋巴瘤，且近期有化疗病史。追问患者为 P-Gemox 化疗方案（联合吉西他滨、奥沙利铂和培门冬酶）。其中的培门冬酶，不良反应之一为胰腺炎，发病率为 5% ～ 14%，且可能为致命的暴发性胰腺炎[9]。说明书要求，从培门冬酶用药前 3 天开始控制饮食，选择清淡易消化的食物，延续至用药后 2 ～ 4 周。培门冬酶引起胰腺炎的机制尚不清楚，可能与药物本身损害胰腺组织有关。本例患者在化疗期间，因高脂饮食诱发急性胰腺炎，符合药物性胰腺炎诊断，为培门冬酶相关急性胰腺炎。

问题 3：影像学如何量化评价急性胰腺炎的严重程度？

知识点 5：急性胰腺炎的 CT 评价。

胰腺 CT 平扫有助于急性胰腺炎起病初期明确诊断，胰腺增强 CT 可精确判断胰腺坏死和渗出的范围，并判断胰腺外并发症是否存在，通常建议起病 5 ～ 7 天后进行。改良的 CT 严重指数评分（modified CT severity index，MCTSI）有助于评估 AP 的严重程度（病例 20 表 2）[2]。在 MSAP 或 SAP 的病程中，建议每 1 ～ 2 周随访 CT 检查。MRI 检测胰腺水肿比增强 CT 敏感，也能判断局部并发症，磁共振胰胆管造影（magnetic resonance cholangiopancreatography，MRCP）检查有助于鉴别胆源性胰腺炎。内镜超声

（endoscopic ultrasonography，EUS）有助于明确有无胰腺微小肿瘤、胆道微结石及慢性胰腺炎[2, 7]。

病例 20 表 2　改良的 CT 严重指数评分（MCTSI）

特征	评分（分）
胰腺炎性反应	
正常胰腺	0
胰腺和（或）胰周炎性改变	2
单发或多个积液区或胰周脂肪坏死	4
胰腺坏死	
无胰腺坏死	0
坏死范围 ≤ 30%	2
坏死范围 > 30%	4
胰外并发症，包括胸腔积液、腹腔积液、血管或胃肠道受累等	2

注：MCTSI 评分为炎性反应＋坏死＋胰腺外并发症评分之和

问题 4：急性胰腺炎患者能否早期经口饮食或肠内营养？

既往的观点认为急性胰腺炎患者需要禁食，避免刺激胰液分泌，使肠道休息。越来越多的研究表明，中重症急性胰腺炎患者在可耐受的情况下可尽早开放饮食。饮食类型采用流质、低脂或正常脂含量、软食或普食，但要依病情确定。由于疼痛、呕吐、肠梗阻等原因，限制了部分急性胰腺炎患者早期进食。重症急性胰腺炎患者通常无法耐受经口饮食，可放置鼻胃管或鼻空肠管，进行肠内营养。肠内营养的时机视病情的严重程度和胃肠道功能的恢复情况来定，只要患者胃肠动力能够耐受，建议尽早实行肠内营养（入院后 24 ~ 72 小时）[6,10,11]。对于高脂血症患者应减少脂肪类物质的补充。进行肠内营养时应注意患者的腹痛、肠麻痹、腹部压痛等症状和体征是否加重，并定期复查血常规、肝肾功能、电解质、血脂、血糖等水平，以评价机体代谢状况，调整肠内营养的剂量与剂型。可先采用短肽类制剂，再逐渐过渡到整蛋白类制剂。早期采用肠内营养有助于保护肠黏膜屏障及减少菌群易位，降低感染性胰周坏死的发生，以及降低其他严重并发症的风险，不会增加重症急性胰腺炎患者的不良反应[12 ~ 14]。

问题 5：患者发病 4 周后复查强 CT 如病例 20 图 2 所示，应如何处理？

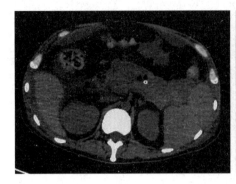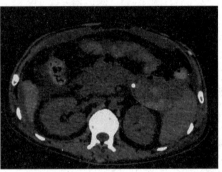

病例 20 图 2　4 周后腹腔 CT

急性胰腺炎的局部并发症中，没有感染征象的部分 APFC 和 ANC 可在发病后数周内自行消失，无须干预，仅在合并感染时才有穿刺引流的指征。部分无症状假性囊肿及 WON 可自行吸收。APFC 可待胰腺假性囊肿形成后（一般＞ 6 周）考虑行进阶式微创引流或清除术（不限定手术方式）。对于有症状或合并感染、直径＞ 6cm 的假性囊肿及 WON 可施行微创引流治疗。在引流之前需针对性选择增强 CT、MRI、MRCP、EUS 等排除囊性肿瘤、假性动脉瘤、肠憩室及非炎症性的液体积聚等情况[15]。

有感染征象的患者可先予广谱抗菌药物抗感染，根据穿刺液培养结果选择针对性抗菌药物。坏死伴感染如果保守治疗无效，需考虑外科干预，目前主张进阶式微创引流或清除术（升阶梯原则），即首先选择 CT 引导下经皮穿刺置管引流术（PCD）或内镜超声经胃、十二指肠穿刺支架引流（ETD），然后在 PCD 基础上选择经皮内镜坏死组织清除术（PEN），在 ETD 基础上行内镜直视下坏死组织清除术（DEN）和以外科腹腔镜为基础的视频辅助腹腔镜下清创术（VARD）等清创方式，可减轻胰周液体积聚及压力。究竟采用何种治疗方式取决于患者的一般情况、病变部位、操作器械及要结构如肠管、血管等。当 24 小时引流量小于 10ml 时，复查 CT 确定腔隙减少、消失、无胰瘘时可拔管。有胰管离断综合征的患者有假性囊肿复发倾向，可延长其胰管支架留置时间。

本例患者复查腹腔增强 CT 提示，患者目前存在包裹性坏死（WON）。抗生素治疗效果不佳。予以超声引导下穿刺并留置引流管，1 周后复查腹腔 CT 提示腹腔积液较前明显减少（病例 20 图 3），临床症状缓解，予以拔除引流管。患者体温正常，症状改善，感染控制，转回原科室继续治疗。

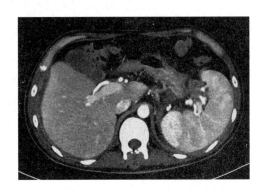

病例 20 图 3　腹腔穿刺 1 周后复查腹部 CT

病例小结：

1. 青年男性患者，进食油腻食物为诱因，急性腹痛起病。既往有淋巴瘤化疗病史。

2. 体检　上腹有压痛，无反跳痛。

3. 实验室检查　三酰甘油升高、炎症指标升高。

4. 影像学检查　腹腔 CT 平扫提示胰腺周围有明显渗出，后逐步发展成包裹性坏死（WON）。

5. 诊断　①药物性重症急性胰腺炎，急性胰周液体积聚；②急性呼吸窘迫综合征（ARDS）；③急性肾损伤（AKI）；④急性腹腔间隔综合征；⑤高脂血症；⑥ NK/T- 细胞淋巴瘤。

6. 治疗　早期肠内营养。抗感染。外科干预依循升阶梯原则，予经皮穿刺置管引流术。

（供稿：韩　冰　吴志雄　宋晓华　复旦大学附属华东医院；

校稿：屠国伟　复旦大学附属中山医院）

参考文献

[1]Banks PA，Bollen TL，Dervenis C，et al.Classification of acute pancreatitis——2012：revision of the atlanta classification and definitions by international consensus[J].Gut，2013，62（1）：102-111.

[2] 李非，曹锋 . 中国急性胰腺炎诊治指南（2021）[J]. 中国实用外科杂志，2021，41（7）：739-746.

[3]Yang CJ，Chen J，Phillips AR，et al.Predictors of severe and critical acute pancreatitis : a systematic review[J].Dig Liver Dis，2014，46（5）：446-451.

[4]Mounzer R，Langmead CJ，Wu BU，et al.Comparison of existing clinical scoring systems to predict persistent organ failure in patients with acute pancreatitis[J].Gastroenterology，2012，142（7）：1476-1482.

[5] 中华医学会急诊分会，京津冀急诊急救联盟，北京医学会急诊分会，等 . 急性胰腺炎急诊诊断及治疗专家共识 [J]. 中华急诊医学杂志，2021，30（2）：161-172.

[6]Forsmark CE，Vege SS，Wilcox CM.Acute pancreatitis[J].N Engl J Med，2016，375（20）：1972-1981.

[7] 中华医学会消化病学分会胰腺疾病学组，《中华胰腺病杂志》编委会，《中华消化杂志》编委会 . 中华医学会消化病学分会胰腺疾病学组 . 中国急性胰腺炎诊治指南（2019 年，沈阳）[J]. 中华消化杂志，2019，35（12）：2706-2711.

[8] 宏欣、王立明、张正良，等 . 高甘油三酯血症性急性胰腺炎诊治急诊专家共识 [J]. 中国全科医学，2021，24（30）：3781-3793.

[9]Riley DO，Schlefman JM，Vitzthum Von Eckstaedt VH，et al.Pegaspargase in practice : minimizing toxicity，maximizing benefit[J].Curr Hematol Malig Rep，2021，16（3）：314-324.

[10]Petrov MS，McIlroy K，Grayson L，et al.Early nasogastric tube feeding versus nil per os in mild to moderate acute pancreatitis : a randomized controlled trial[J].Clin Nutr，2013，32（5）：697-703.

[11]Wereszczynska-Siemiatkowska U，Swidnicka-Siergiejko A，Siemiatkowski A，et al.Early enteral nutrition is superior to delayed enteral nutrition for the prevention of infected necrosis and mortality in acute pancreatitis[J].Pancreas，2013，42（4）：640-646.

[12]Bakker OJ，van Brunschot S，van Santvoort HC，et al.Early versus on-demand nasoenteric tube feeding in acute pancreatitis[J].N Engl J Med，2014，371（21）：

1983-1993.

[13]Vege SS，DiMagno MJ，Forsmark CE，et al.Initial medical treatment of acute pancreatitis：american gastroenterological association institute technical review[J]. Gastroenterology，2018，154（4）：1103-1139.

[14]Vaughn VM，Shuster D，Rogers MAM，et al.Early versus delayed feeding in patients with acute pancreatitis：a systematic review[J].Ann Intern Med，2017，166（12）：883-892.

[15]Bausch D，Wellner U，Kahl S，et al.Minimally invasive operations for acute necrotizing pancreatitis：comparison of minimally invasive retroperitoneal necrosectomy with endoscopic transgastric necrosectomy[J].Surgery，2012，152（3 Suppl 1）：128-134.

[16]Portelli M，Jones CD.Severe acute pancreatitis：pathogenesis，diagnosis and surgical management[J].Hepatobiliary Pancreat Dis Int，2017，16（2）：155-159.

[17]Rana SS，Bhasin DK，Rao C，et al.Consequences of long-term indwelling transmural stents in patients with walled off pancreatic necrosis & disconnected pancreatic duct syndrome[J].Pancreatology，2013，13（5）：486-490.

病例 21 播散性诺卡菌病

病例摘要 1：

患者男性，34 岁。

主诉：咳嗽伴胸闷、发热 1 周。

现病史：患者于 1 周前无明显诱因出现咳嗽、咳痰，伴有胸闷、发热，最高体温 38.6℃，无寒战、无咯血、无呼吸困难，无胸痛，当地医院查血白细胞 $18 \times 10^9/L$，中性粒细胞百分比 84%，痰涂片检出大量 G^+ 球菌，少量 G^- 球菌，真菌（1，3）-β-D-葡聚糖检测（G 试验）（+），胸部 CT 提示肺部感染，予以左氧氟沙星联合氟康唑抗感染治疗，1 周后患者病情加重，转入我院进一步治疗。患者自发病以来，神志清，睡眠饮食不佳，大小便正常。

既往史：患者半年前诊断为肾病综合征，予以口服醋酸泼尼松（25mg，1 次 / 日）和他克莫司（4mg，1 次 / 日）至今；有慢性乙型肝炎 1 年，口服恩替卡韦（1mg，1 次 / 日）6 个月。

个人史：饮食习惯正常，无酗酒、吸烟史，否认吸毒史。

入院查体：身高 175cm，体重 70kg，T 39.0℃，BP 88/51mmHg，HR 110 次 / 分，R 25 次 / 分，SpO_2 95%。呼吸急促，双肺呼吸音粗，未及明显干湿性啰音，心律齐，未闻及病理性杂音。腹部平软，无压痛、反跳痛，腹膜刺激征（-）。右侧背部可及皮下一包块，大小约 4cm×5cm×3cm，质软、轻压痛、活动度差、边界欠清、皮温正常。

辅助检查：①血常规：白细胞 $11.84 \times 10^9/L$ ↑，中性粒细胞 $10.16 \times 10^9/L$ ↑，C-反应蛋白 47.4mg/L ↑；②肝功能：总胆红素 9.7μmol/L，天冬氨酸氨基转移酶 19U/L，丙氨酸氨基转移酶 23U/L，肌酐 66.7μmol/L。③ HBV-DNA 818.56cps/ml，丙肝、戊肝、HIV 抗体和梅毒测试阴性。全血肿瘤标记物阴性。甲状腺功能阴性，T-spot 阴性。④胸部 CT：见双肺散在多发结节及实变影，结节质地不均，边缘稍模糊，部分结节内空洞（病例 21 图 1）。

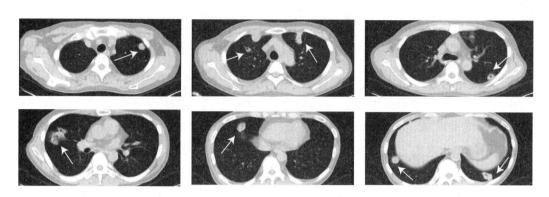

病例 21 图 1　胸部 CT：箭头所示双肺散在多发实变影，边缘稍模糊

问题 1：患者是否存在免疫抑制状态？针对免疫抑制患者，呼吸道感染需常规进行那些检查？针对不同的免疫抑制类型和影像学改变，需重点进行哪些检查？本例患者还需完善哪些检查和措施？

知识点 1：免疫抑制状态是指患者长期（＞ 3 个月）接受或高剂量[＞ 10mg/（kg·d）]泼尼松或其他免疫抑制药物、实体器官移植、最近 5 年内需要化疗的实体肿瘤或诊断血液恶性肿瘤一直接受治疗以及原发性免疫缺陷的状态[1]。本例患者半年前诊断为肾病综合征，长期口服免疫抑制剂，存在免疫抑制状态。

知识点 2：所有怀疑呼吸道感染的免疫功能低下患者需要常规完善血细胞计数、电解质、肾功能、肝酶、乳酸脱氢酶水平和凝血功能，呼吸道相关病毒检测，胸部影像学、超声心动图，血培养、痰培养。

知识点 3：免疫抑制类型分为 T 细胞、B 细胞、中性粒细胞和巨噬细胞三种类型[1]：①T 细胞：免疫类型多见于长期使用化疗药物及激素患者，毛细胞白血病、T 淋巴瘤和实体器官移植患者，感染菌主要考虑一些机会性致病菌和病毒，如巨细胞病毒、单纯疱疹病毒、水痘 – 带状疱疹病毒、肺囊虫病、隐球菌、分枝杆菌及弓形虫。通常需要完善痰培养、血培养，呼吸道病毒 PCR，巨细胞病毒、单纯疱疹病毒、水痘带状疱疹病毒 PCR，肺泡灌洗液，弓形虫 PCR、隐球菌 PCR、诱导痰检验、真菌 G 试验。②B 细胞：免疫类型多见于脾脏切除术后、补体缺陷、免疫缺陷、骨髓瘤及慢性淋巴细胞白血病患者，感染菌多为细菌性，如肺炎链球菌、脑膜炎奈瑟菌、流感嗜血杆菌，通常需要完善痰培养、血培养、呼吸道病毒 PCR。③中性粒细胞、巨噬细胞：免疫抑制类型多见实体器官移植、中性粒细胞缺乏症、骨髓增生异常综合征、急性髓细胞白血病、造血干细胞移植等，感染菌主要有系统性的病毒、曲霉菌、毛霉菌、弓形虫、分枝杆菌及诺卡菌。通常需要完善痰培养、血培养，呼吸道病毒 PCR，巨细病毒、单纯疱疹病毒、水痘带状疱疹病毒 PCR，诱导痰检测。

同时根据它们的影像学改变，也可以初步考虑不同的菌属感染（病例 21 图 2）：①胸部 CT 表现为结节样病变，多考虑细菌性肺炎、曲霉菌、诺卡菌病、毛霉菌病，需完善痰细菌培养和血培养、痰真菌学培养、曲霉菌和毛霉菌的 PCR、真菌 G 试验、支气管肺泡灌洗液（bronchoalveolar lavage fluid，BALF）检查。②胸部 CT 表现为小叶间隔增厚，多考虑为非典型细菌性肺炎，需完善痰细菌培养和血培养、BALF 检查。③胸部 CT 表现为空洞病变，多考虑为分枝杆菌肺炎、组织胞质菌肺炎、金黄色葡萄球菌，需完善分枝杆菌培养、痰液培养和血液培养、组织胞质菌 PCR 检查。④胸部 CT 表现为磨玻璃病变，多考虑为肺孢子虫病、病毒性肺炎、非典型的细菌性肺炎，需完善痰液培养和血液培养、军团菌尿抗原、真菌 G 试验、诱导痰肺孢子虫检查、呼吸道病毒 PCR、巨细胞病毒和单纯疱疹病毒及水痘带状疱疹病毒的 PCR、BALF 检查。⑤胸部 CT 表现为微小结节，多考虑细菌性肺炎、病毒性肺炎、分枝杆菌，需完善痰液培养和血液培养、呼吸道病毒 PCR、分枝杆菌培养、巨细胞病毒和单纯疱疹病毒及水痘带状疱疹病毒的 PCR 检查。⑥胸部 CT 表现为浸润性小结节，多考虑为细菌性肺炎、毛霉菌、诺卡菌、放线菌、曲霉菌，需完善痰液培养和血液培养、毛霉菌 PCR、诺卡

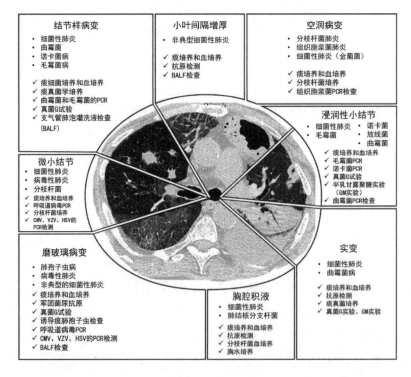

病例 21 图 2　根据胸部 CT 影像分析肺部感染的病因[1]

菌 PCR、真菌 G 试验、曲霉菌 PCR 检查。⑦胸部 CT 表现为胸腔积液，多考虑为细菌性肺炎和肺结核，需完善痰液培养和血液培养、分枝杆菌的血培养及胸水的培养检查。⑧胸部 CT 表现为实变，多考虑为细菌性肺炎或曲霉菌病，需完善痰液培养和血液培养、曲霉半乳甘露聚糖检验（GM 试验）、真菌 G 试验。

知识点 4：

针对本例患者，考虑真菌、不典型病原菌及寄生虫可能，进一步完善如下检查：

1. 感染指标评估 PCT、真菌 G 试验、GM 试验、内毒素。

2. 获取血、痰、脓液等标本行病原学检测（细菌、结核、寄生虫）。

3. 支气管肺泡灌洗液 mNGS、血液 mNGS 检测。

4. 头颅 CT、MRI 影像学。

5. 背部包块穿刺引流培养。

病例摘要 2：

患者免疫检查结果提示 CD_4^+、CD_8^+ T 淋巴细胞下降，同时病原学不明确，入院当天完善血培养，气管镜检查留取 BALF 送细菌学检查及培养，同时外周血和 BALF 送 mNGS 检测以及行头颅影像 CT 检查，并与第二天行背部肿块超声检查：可见肿块大小约 4cm×5cm×3cm，性质考虑炎性病变可能，予局麻下行穿刺活检并送病理和微生物检查。检验结果回报：BALF 液涂片阴性，第 3 天 BALF mNGS 检测见诺卡菌属 695 个序列数，相对丰度 55.07% 和肺孢子菌属 110 个序列数，相对丰度 8.72%；血液 mNGS 检测见诺卡菌属 40 个序列数，相对丰度 54.05% 和肺孢子菌属 1 个序列数，相对丰度 1.35%，与此同时本院 BALF 培养结果为阴性。第 3 天背部肿块活检微生物检查提示少量革兰阳性抗酸细菌细胞，质谱分析提示鼻疽诺卡菌（病例 21 图 3）。头颅 CT 结果未见异常，1 周后本院血培养结果为阴性，头颅 MRI 结果提示：右侧额叶以及左侧颞叶可见低密度灶。

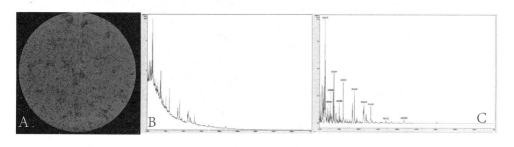

病例 21 图 3　质谱分析（A:鼻疽诺卡菌革兰染色可见分散的分支细菌丝;B、C:鼻疽诺卡菌质谱分析）

问题 2：该患者目前最有可能的诊断及流行病学是什么？

结合患者有肾病综合征、长期口服免疫抑制剂病史、影像学特点及 mNGS 检测结果，目前最有可能的诊断：①鼻疽诺卡菌肺炎；②肺孢子菌肺炎；③肾病综合征；④慢性乙型病毒性肝炎。

知识点 5：诺卡菌是一种罕见的可引起局部或播散性感染的机会性致病菌，广泛存在于土壤、空气、淡水和海水中。诺卡菌感染患者大部分存在不同程度的免疫功能受损。其中，常见的免疫系统受损的原因包括激素治疗、罹患恶性肿瘤、经历过器官移植和造血干细胞移植，以及存在 HIV 感染。目前，已知的诺卡菌有 80 多种，其中 30 多种对人体存在致病性，主要有巴西诺卡菌、星形诺卡菌、豚鼠诺卡菌和鼻疽诺卡菌，其中鼻疽诺卡菌约占 15%[2]。与其他一些诺卡菌相比，鼻疽诺卡菌的毒力更强，感染该菌后发生播散性疾病的可能性更大，并且往往更耐受抗菌药物，鼻疽诺卡菌感染皮肤和软组织后临床表现缺乏特异性，通常需通过皮肤活检予以明确[3]。

知识点 6：鼻疽诺卡菌存在嗜神经性，感染诺卡菌病病程中最常见的神经系统症状是局灶性神经系统异常、精神状态改变、共济失调[4]。诺卡菌也可引起无症状的大脑侵犯，在脑组织中保持静止期或休眠状态数月甚至数年[5]，常规检查有时难以发现。本例患者初始头颅 CT 检查也未能发现颅内病变，后续完善了头颅核磁共振，才确认颅内也有病变（病例 21 图 4）。

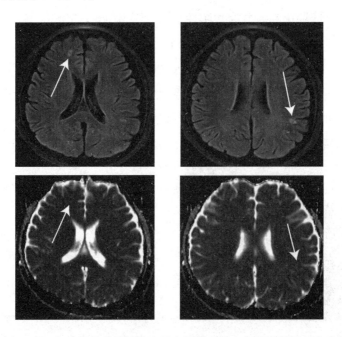

病例 21 图 4　头颅核磁共振检查示右侧额叶及左侧颞叶可见低密度灶

知识点 7：耶氏肺孢子菌肺炎（pneumocystis jirovecii pneumonia，PJP）是一种发生于免疫功能受损个体中的感染，可能会危及患者生命，可引起多种临床症状，其感染的临床特点、病程和预后很大程度上取决于宿主的免疫功能损害程度，其表现为更惰性、严重程度更轻的呼吸困难和咳嗽。CT 表现多样，典型放射影像学特征为双侧弥漫性的间质浸润。目前对具有 PJP 危险因素的患者，BALF 样本识别病原菌是应用最广泛的诊断方法。本例患者在诊断过程中多次出现血清真菌 G 试验阳性，最终通过 BALF 的 mNGS 检测获得病原学依据，得以针对性抗真菌治疗。

病例分析：本例患者为青年男性，急性起病，症状以咳嗽咳痰、发热为主，胸部影像学结果提示双肺散在结节，部分结节伴空洞形成，真菌 G 试验阳性，常规经验性抗感染治疗效果不佳，结合患者肾病综合征长期使用激素和免疫抑制剂，符合免疫功能抑制状态，不能排除真菌感染等少见致病菌可能，最终 BALF 和血液 mNGS 结果提示患者为鼻疽诺卡菌合并耶氏肺孢子菌引起的复杂肺部感染及播散性感染，并最终通过微生物检查得到了证实。提示在免疫功能移植的严重肺部感染的患者中，应常规考虑并筛查一些罕见病原菌的感染，以便早期诊断。

问题 3：诺卡菌病如何诊断？

知识点 8：诺卡菌感染的临床及影像表现缺乏特异性，临床诊断困难，基因检测如 PCR 检测和 mNGS，具有快速、敏感性高等特点，有助于提高诊断的阳性率。本例患者有肾病综合征的基础疾病，且长期接受免疫抑制治疗，成为条件性感染的高危人群。且患者早期临床表现为肺部感染常见症状，肺部 CT 提示肺实变和多发结节影，体格检查发现皮肤多发肿块，皮肤肿块穿刺组织培养、质谱分析及 BALF 和血液的 mNGS 检测，最终明确该例患者为鼻疽诺卡菌感染。

病例分析：在送检的 BALF 及血培养结果均未提示鼻疽诺卡菌感染，原因可能是培养的条件和时间周期不够。据报道诺卡氏菌培养具有初代生长缓慢的特点，对怀疑该菌感染的患者需适当延长培养时间，一般应至少培养两周[5]。mNGS 技术的临床应用可能使得严重感染的临床治疗更为精准并有效降低病死率。该病例通过 mNGS 检测明确了病原体，指导临床诊断，同时在诊治过程中，要注意体检和合并症状的鉴别诊断，本例患者就是通过包块活检的微生物培养和质谱分析验证了 mNGS 诊断。

问题 4：诺卡菌病治疗药物有哪些？如何选择治疗方案及选择敏感药物（病例 21 表 1）？

知识点 9：20 世纪 50 年代以来，磺胺类药物（最常见的是甲氧嘧啶磺胺甲恶唑）一直是诺卡菌病治疗的首选，除甲氧嘧啶磺胺甲恶唑外，一些其他药物也能在体外对诺卡菌产生活性,包括静脉用药（如碳青霉烯类、头孢曲松、阿米卡星）和口服药物（如米诺环素、氟喹诺酮类、阿莫西林 – 克拉维酸酯）。利奈唑胺和替地唑胺上市后,发现它们在体外对几乎所有诺卡菌都有活性,进一步扩大了药物的选择范围[6]。

知识点 10：对于大多数诺卡菌病患者,在最初阶段,通常首选静脉注射治疗,建议使用 2 ~ 6 周。然而,一些症状不严重的患者（如原发性皮肤诺卡菌病或轻度孤立性肺诺卡菌病）,如果所选药物具有良好的口服生物利用度（如甲氧嘧啶磺胺甲恶唑）,并且患者能够服用和吸收口服药物,则可以口服治疗。同时在多药治疗的情况下,伴随药物的选择应该考虑到个体的特异性。传统上建议诺卡菌病的总治疗时间至少为6 个月。

在中枢神经系统受累的诺卡菌病患者中,鼻疽诺卡菌多见。因此,对于这类患者大多推荐采用甲氧嘧啶磺胺甲恶唑联合亚胺培南的多药方案。诺卡菌的后续治疗应考虑到对初始治疗的反应,易感性结果及个体特异性,大多数患者在明确药敏结果后使用单或双药治疗通常足以治疗中枢神经系统诺卡病和耐药菌株引起的诺卡病。对于中枢神经系统诺卡菌病,通常推荐较长的疗程（9 ~ 12 个月）。

病例 21 表 1　诺卡菌患者治疗方案[5]

病灶累及范围	单纯皮肤感染	孤立肺部感染（单药适用非重症）	不累及中枢神经系统（≥ 2 个不连续器官）	累及中枢神经系统
初始治疗方案（未知菌属或药敏）	SMZ	SMZ ± 亚胺培南 / 阿米卡星 / 头孢曲松 / 头孢噻肟		SMZ ＋亚胺培南 ± 阿米卡星
替代方案	利奈唑胺	利奈唑胺 ± 亚胺培南 / 头孢曲松 / 头孢噻肟		利奈唑胺＋亚胺培南
影像检查	所有患者都需完善胸部＋头颅 MRI/ 增强 CT（例外：免疫抑制的原发性皮肤诺卡菌病患者）			
维持治疗	初始治疗为联合方案和使用静脉用药：持续 2 ~ 6 周			
序贯口服治疗（临床效果好）	SMZ			SMZ
	替代方案：二甲胺四环素或阿莫西林克拉维酸			
治疗时长	3 ~ 6 个月 短时间适用免疫功能良好患者	6 个月 3 ~ 4 个月适用治疗反应良好和出现不良反应患者	6 ~ 12 个月 根据治疗效果和个体调整	9 ~ 12 个月 可能更长
二级预防	不适用免疫功能良好患者（复发风险极低）,SMZ 可用于免疫缺陷患者（如耐受性良好）			

病例摘要 3 ：

本例患者皮下包块及头颅检查都提示鼻疽诺卡菌感染，在明确为播散性鼻疽诺卡菌感染后，调整抗感染方案 SMZ 1.44g，4 次 / 日口服，亚胺培南 0.5g、1 次 /8 小时（治疗期间贴片法药敏结果证实对利奈唑胺、亚胺培南、复方新诺明敏感），治疗 2 周后患者症状、体征明显改善予以正常出院，1 个月后复查血液指标正常、胸部 CT 明显好转，序贯 SMZ 口服治疗，3 个月后复查头颅核磁共振低密度灶好转，复查 mNGS 未检测到鼻疽诺卡菌和肺孢子菌，目前继续 SMZ 减量口服治疗中。

病例小结 ：

1. 中年男性患者，以咳嗽伴胸闷、发热 1 周就诊，病程中无寒战、无咯血、无呼吸困难、无胸痛。

2. 有肾病综合征史和乙型病毒性肝炎病史，长期口服激素，存在免疫功能抑制。

3. 查体见背部有散在 4cm×5cm×3cm 大小肿块。

4. 实验室检查：炎症指标升高，肝功能正常，肿瘤指标正常。影像学检查：双肺散在实变影，部分结节伴空洞形成，头颅 CT 平扫阴性，头颅 MRI 提示右侧额叶及左侧颞叶可见低密度灶。

5. 治疗过程中常规病原学检查（BALF 及血培养）均为阴性，mNGS 结果（血和肺泡灌洗液）均提示鼻疽诺卡菌感染，并通过肿块活检得到了证实。

6. 初始治疗即考虑颅内感染播散可能，给予亚胺培南 + SMZ 治疗，治疗后临床、影像学和 mNGS 复查均提示显著改善，予以 SMZ 维持。

（供稿：陆　健　魏东坡　上海交通大学医学院附属第一人民医院；

校稿：谢　晖　上海交通大学医学院附属第一人民医院）

参考文献

[1]Azoulay E，Russell L，Van de Louw A，et al.Diagnosis of severe respiratory infections in immunocompromised patients[J].Intensive Care Med，2020，46（2）：298-314.

[2]Valdezate S，Garrido N，Carrasco G，et al.Epidemiology and susceptibility to antimicrobial agents of the main nocardia species in Spain[J].J Antimicrob Chemother，2017，72（3）：754-761.

[3]Marcia Ramos-e-Silva MD，Ph D，Roberta SimãoLopes MD，et al.Trope.Cutaneous nocardiosis：a great imitator[J].Clin in Dermatol，2020，38（2）：152-159.

[4]Rafiei N，Peri AM，Righi E，et al.Central nervous system nocardiosis in queensland：A report of 20 cases and review of the literature[J].Medicine（Baltimore），2016，95（46）：e5255.

[5]Margalit I，Lebeaux D，Tishler O，et al.How do I manage nocardiosis[J]？Clin Microbiol Infect，2021，27（4）：550-558.

[6]Brown-Elliott BA，Wallace Jr RJ.In vitro susceptibility testing of tedizolid against isolates of nocardia[J].Antimicrob Agents Chemother，2017，61（12）：e01537-17.

病例 22 AMI 合并 CS：从 VA-ECMO 到心脏移植

病例摘要 1：

患者男性，55 岁，已婚。

主诉：左胸持续性疼痛 2 小时。

现病史：患者于 2 小时前活动后出现左胸闷、胸痛，压榨性，向肩背部放射痛，逐渐加重，伴气促，乏力，全身大汗，无恶心、呕吐，无头痛、晕厥，无双下肢水肿，遂至外院就诊，心电图提示：Ⅱ、Ⅲ、aVF 导联 ST 段弓背抬高，急查心肌酶升高。

既往史：既往高血压病史 10 年，最高血压 180/100mmHg，长期口服苯磺酸氨氯地平 5mg/d，自诉血压控制可。

个人史：个体劳动者，饮食习惯正常，无吸烟史，偶尔饮酒，否认吸毒史。

入院查体：身高 175cm，体重 70kg，体温 37.4 ℃，心率 90 次 / 分，血压 140/83mmHg，呼吸 30 次 / 分，血氧饱和度 99%。平车推入病房，急性病面容，心律齐，心脏未闻及杂音，气急，双肺呼吸音粗，未及干湿性啰音，腹部未见异常，四肢活动自如，神经系统查体正常。

实验室检查：①血常规：血红蛋白 136g/L，白细胞计数 10.5×10^9/L，中性粒细胞占比 74.7%，C- 反应蛋白 21mg/L；②电解质：钾 3.38mmol/L；③肝功能：总胆红素 14.4μmol/L，碱性磷酸酶 86U/L，γ- 谷氨酰转肽酶 69U/L，白蛋白 38g/L。④肾功能：血肌酐 92μmol/L，血尿酸 66μmol/L；⑤心肌标志物：BNP 1980pg/ml，cTnt 0.29ng/ml；⑥甲状腺功能：TSH 3μIU/ml，FT_3 5.12，FT_4 11.34；⑦D- 二聚体 1.13mg/ml；⑧空腹血糖 5.4mmol/L；⑨乙肝、丙肝、戊肝、HIV 抗体和梅毒测试阴性；⑩全血肿瘤标记物阴性。

急诊心电图：Ⅱ、Ⅲ、AVF 导联 ST 段弓背抬高，考虑下壁心肌梗死。

问题 1：根据病史、体征和目前的检查结果，目前可能的诊断是什么？

患者可能诊断为：①急性心肌梗死；②高血压。

知识点 1：急性心肌梗死（acute myocardial infarction，AMI）是指存在急性心肌缺血证据时，根据异常生物标志物检出的急性心肌损伤。心肌肌钙蛋白 I 和心肌肌钙蛋白 T 是心肌损伤的生物标志物，兼具特异性和敏感性，是评估疑似急性心肌梗死患者的首选血清学检测方法。对于可能提示心肌缺血的胸痛，危及生命的病因还包括气胸、肺栓塞、主动脉夹层、心包炎。

知识点 2：AMI 的机械并发症：心室游离壁破裂，室间隔破裂，乳头肌断裂。AMI 最常见的死亡原因（术前/术后）：心搏骤停，心源性休克，恶性心律失常。传统治疗患者死亡率高达 60%～90%。2018 ESC/EACTS 指南指出：急性心肌梗死冠状动脉再通后出现机械并发症（post-acute myocardial infarction mechanical complications，post-AMI MC），且并发心源性休克或心搏骤停建议行 ECMO 辅助，但推荐、证据级别不高（Ⅱb 类，C 级）[1]。

病例摘要 2：

患者院内发生心搏骤停，行心肺复苏＋非同步 100J 电除颤后，复苏成功，紧急转至上级医院，急诊行冠脉造影：右冠 90% 狭窄，前降支近段、回旋支中段完全闭塞，IABP 辅助下植入 3 枚支架，术后出现严重低氧血症，予以气管插管，呼吸机辅助通气，同时合并顽固性低血压，予以大剂量去甲肾上腺素＋肾上腺素维持血压，行床旁心脏超声检查提示：左心室整体收缩活动减弱，LVEF 30%，患者乳酸进行性升高，紧急行 VA-ECMO 治疗。

问题 2：心搏骤停的处理策略？

知识点 3：心搏骤停在 AMI 患者人群中较为常见，且可能会导致患者休克期的死亡风险进一步增加。通常，如 AMI 患者因自主循环和神经功能恢复而成功复苏（格拉斯哥昏迷评分 ≥ 8 分），应尽快送至导管室进行全面评估；在转运和实验室检查过程中，均应谨防心搏骤停复发。

知识点 4：心脏复苏后仍处于昏迷状态（格拉斯哥昏迷评分 < 8 分）或无法遵循简单指令的 AMI 患者应尽快接受目标体温管理。处于昏迷状态的院外心搏骤停患者的早期侵入性治疗策略应个体化定制，并将潜在的不良预后风险纳入考虑，包括但不限于：无目击者的心搏骤停、非可电击节律、无心肺复苏，自主循环恢复或心肺复苏时长 > 30 分钟、年龄 > 85 岁、终末期肾脏疾病，及非心源性心搏骤停[2]。

问题 3：心源性休克的定义和常见原因是什么？

知识点 5：心源性休克（cardiogenic shock，CS）是指心功能不全引起的组织（终末器官）灌注不足。

临床诊断标准：收缩压（SBP）＜ 90mmHg 持续 30 分钟以上，或儿茶酚胺类药物 / 机械辅助装置作用下 SBP ≥ 90mmHg，同时合并器官灌注不足表现（精神状态改变、皮肤、肢端湿冷、尿量＜ 30ml/h 或血清乳酸＞ 2.0mmol/L）。

血流动力学诊断标准：心指数（CI）≤ 2.2L/（min·m²）和肺毛细血管楔压（PCWP）≥ 15mmHg。

知识点 6：CS 的常见病因是：AMI，通常为 ST 段抬高型 MI（STEMI）伴左心室衰竭，亦可由机械性并发症引起，如急性二尖瓣关闭不全（MR）、室间隔或游离壁破裂。其他任何导致急性严重左心室或右心室功能障碍均可导致 CS。AMI 合并 CS 的发病率 7% ~ 10%，30 天死亡率 40% ~ 45%[2]。短期预后与血流动力学异常的严重程度直接相关。AMI 合并 CS 的预测因素包括：年龄较大、前壁 MI、高血压病史、糖尿病病史、多支冠状动脉病变、既往 MI、收缩压＜ 120mmHg、心率＞ 90 次 / 分、入院时诊断为心力衰竭、心电图显示 STEMI 和左束支传导阻滞。

知识点 7：根据临床表现及血流动力学指标不同，可分为以下几种：①湿冷型：是心源性休克最常见的表现，约占 AMI 合并 CS 的 2/3。②干冷型：是对利尿剂尚有反应的慢性心衰亚急性失代偿期患者的常见症状。与湿冷型心源性休克相比，干冷型心源性休克通常 PCWP 较低，且既往常无心肌梗死史或慢性肾病史。③暖湿型：可见于心肌梗死后全身炎症反应综合征和血管舒张反应后，此型心源性休克体循环血管阻力较低，脓毒血症和死亡的风险较高。④血压正常型：心源性休克尽管 SBP ≥ 90mmHg，但存在外周灌注不足的表现，与血压降低型心源性休克相比，体循环血管阻力显著升高。⑤右心室梗死型：心源性休克占心梗相关心源性休克的 5.3%，其具有较高的中心静脉压。

2021 年美国心血管造影和介入学会（SCAI）引入了一种全新的分类方案，依据患者的血流动力学状态将心源性休克分为 A ~ E 五期，这种分类的目的是为了更好的管理、评估患者。患者等级越高，死亡率越高。从 A 到 E 的发病率分别是：46%、30%、15.7%、7.3%、1%，对应的病死率是 3%、7.1%、12.4%、40.4%、67%。A 期（具有休克风险因素）或 B 期（休克前期）的稳定患者通常可直接行冠脉造影和罪犯血管血运重建，同时应持续地评估休克的病征和症状。C ~ E 期（典型期、恶化期、终末期）患者可能首先需要迅速稳定病情，并重点关注血压、终末器官灌注、氧合及酸碱状态的变化。对于 E 期的某些特殊患者（晚期或极重度休克），如侵入性治疗与治疗目标不符且收效甚微，应改为姑息治疗；需要注意的是，早期姑息治疗与积极的早期侵入性管理并不冲突[3]。

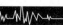

问题 4：急性心肌梗死合并 CS 如何治疗？

知识点 8：①再灌注 / 血运重建：与药物治疗相比，早期进行的成功血运重建可改善患者结局。若患者所在医院无血运重建条件且患者无侵入性治疗禁忌证，应立即转诊至有条件的三级医疗中心[4]。若预期转诊行心导管术会被延迟很长时间，且纤溶疗法的风险较低，且 MI 症状的持续时间小于 3 小时，推荐在转诊前迅速开始纤溶治疗（< 30 分钟）。纤溶疗法：虽然 STEMI 患者可通过纤溶治疗实现再灌注，但优选 PCI 直接进行血运重建。PCI：对于符合条件的急性 STEMI 和 NSTEMI 合并 CS 患者，对梗死相关动脉的单个或多个罪犯血管立即行 PCI。②机械通气：AMI 合并 CS 容易诱发低氧血症（由心源性肺水肿引起）和代谢性酸中毒（由乳酸性酸中毒和急性肾损伤引起），致使患者处于急性呼吸衰竭的风险之中。严重的低氧血症和酸中毒会增加患者对心室纤颤的敏感性，并可能增加冠状动脉血运重建过程中的死亡风险。因此，在意识恶化或心搏骤停的患者中，临床医师应积极考虑在早期进行气管插管和机械辅助，这类措施可改善血氧饱和度，为血运重建提供帮助。对于右室心肌梗死的患者，临床医师应注意，启动正压通气可能会导致全身动脉压突然降低。③心脏超声：AMI 合并 CS 患者应在 24 小时内尽快进行急诊超声心动图检查，或是在侵入性治疗前或同期进行。应重点检查是否存在左 / 右心室收缩功能、明显的瓣膜狭窄或反流、心包积液 / 压塞、心内血栓及机械并发症（包括中膈肌、乳头肌或游离壁破裂）等证据。当可获得诊断性超声心动图时，应考虑推迟对比剂心室造影，尤其是在 LV 舒张末期压力严重升高或肾功能不全的情况下。④血管加压药和正性肌力药：应使用最低剂量的升压药来维持平均动脉血压 > 65mmHg，并推荐使用去甲肾上腺素作为一线治疗药物。在特殊情况下，如发生不稳定心动过缓，可在应用去甲肾上腺素的基础上加用多巴胺或肾上腺素，或是直接替代去甲肾上腺素以增强心脏的变时性功能；在遇到难治性低氧血症或酸中毒情况时，儿茶酚胺类升压药的功效可能会减弱，推荐使用血管加压素。值得注意的是，当前的平均动脉血压目标值（65mmHg）尚未得到有效验证，故临床医师必须密切关注患者的临床灌注状态。避免 β 受体阻滞剂的使用。⑤机械循环辅助（MCS）：AMI 合并 CS 患者早期行 MCS 的主要目的在于降低心室负荷（卸负荷）、增加全身灌注、增强心肌灌注，及在 PCI 期间提供稳定的血流动力学支持。即便充盈压足够，如若存在持续的临床低灌注、低血压，则表明患者可能需要在冠脉血运重建前启用 MCS 以辅助稳定状态。左心室衰竭为主的患者，可考虑启用主动脉内球囊反搏（IABP）、经瓣膜轴向血流泵（Impella LP/CP/5.0/5.5）及 TandemHeart 左室辅助装置；可考虑使用 VA-ECMO 以提供系统性循环支持，但需要密切监测是否出现左室扩张和肺水肿恶化。

右心室衰竭为主的患者，可选择 Impella RP 和 TandemHeart 等右心室辅助设备。双心室衰竭患者可通过双侧 Impella 或 VA-ECMO 进行支持；并发难治性呼吸衰竭的患者应考虑启用 VA-ECMO 稳定病情，使器官功能恢复。

病例分析：该该患者急性心肌梗死诊断明确，此类患者到达医院后，应在 10 分钟之内完成简要病史采集（重点是胸痛史）、体格检查、ECG 检查，以及取血检测肌钙蛋白，该患者院内发生心搏骤停，行 CPR 和电除颤后，成功复苏，转移至有 PCI 能力的上级医院，在 IABP 辅助下急诊 PCI 术，术后出现心源性休克，予以机械通气，VA-ECMO 辅助。

病例摘要 3：

患者 VA-ECMO + IABP 辅助，转运至我院 ICU。

入院查体：体温 37℃，心率 92 次/分，呼吸 18 次/分（呼吸机辅助通气），血压 92/61mmHg，持续镇痛镇静中，双侧瞳孔等大等圆，直径约 2.5mm，对光反射迟钝。双肺听诊呼吸音粗，未闻及明显干湿性啰音，心律齐，各瓣膜区未闻及明显病理性杂音。ECMO + IABP 治疗中，V-A 模式、转速 3800 转/分、流量 3.46L/min、氧浓度 80%、水温 36℃、ACT 162 秒。右手指氧饱和度 100%，足背动脉均可触及。

辅助检查：①血常规：白细胞 13.5×10^9/L，红细胞 3.75×10^{12}/L，血红蛋白 112g/L。②血生化常规：pro-BNP 6107pg/ml，丙氨酸氨基转移酶 178U/L，天冬氨酸氨基转移酶 435U/L，肌酸激酶 4100U/L，磷酸肌酸激酶同工酶 103U/L，C- 反应蛋白 207.9mg/L，IL-6 141.90pg/ml，降钙素原 1.47ng/ml。③凝血功能：凝血酶原时间 14.0 秒，活化部分凝血活酶时间 56.9 秒，血浆纤维蛋白原 5.64g/L，D- 二聚体 2080μg/L。④床边血气分析：pH 7.44、$PaCO_2$ 31.30mmHg、PaO_2 95.30mmHg、血乳酸 3.00mmol/L。⑤床旁心脏超声参数（病例 22 图 1，病例 22 图 2）。⑥床旁胸部 X 线（病例 22 图 3）。⑦心电图（病例 22 图 4）。

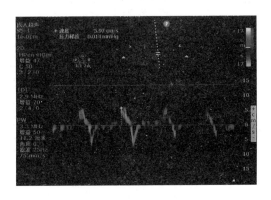

病例 22 图 1　组织多普勒二尖瓣环收缩期 S 波速度（TDSa）5.97cm/s

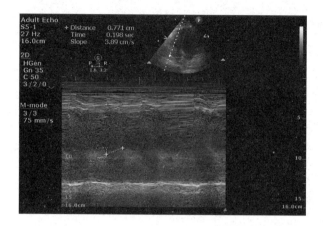

病例 22 图 2　组织多普勒三尖瓣环收缩期位移（TAPSE）7.7mm

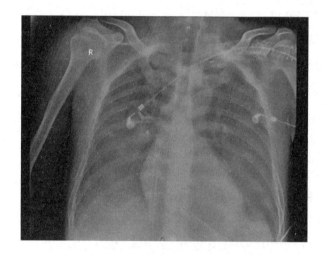

病例 22 图 3　胸部 X 线示双侧大量胸腔积液

病例 22 图 4　心电图：窦性心动过速，Ⅱ、Ⅲ、aVF、V₄、V₅、V₆ 导联水平压低 0.5mm

问题 5：患者下一步的治疗方案是什么？

1. 继续 VA-ECMO 支持，维持血流动力学稳定，等待心肺功能恢复。

2. VA-ECMO 的抗凝策略（血小板破坏，肝素诱导的血小板降低，出血，远端缺血）。

3. 抗感染治疗（体温因为水箱不能准确反映，白细胞和 CRP 因为 ECMO 相关的系统炎症反应大多数会升高），宏基因组第二代测序技术（metagenome second-generation sequencing technology，mNGS）。

4. VA-ECMO 患者的镇静镇痛，神经系统并发症的预防。

5. VA-ECMO 撤机评估。

病例摘要 4：

患者 VA-ECMO 辅助 7 天后（2019-09-23），下调 ECMO 流量，尝试脱机，出现血压下降，心超提示左心整体收缩活动减弱，运动不协调，LVEF 24%，继续 VA-ECMO 辅助 14 天后（2019-09-30），再次尝试撤离 ECMO，流量缓慢降至 1.5L/min，床旁心超提示左心室收缩活动较前改善，LVEF 40%，撤离 ECMO，撤机后 48 小时后（2019-10-02），患者再次出现泵功能衰竭，大剂量去甲肾上腺素、多巴酚丁胺、肾上腺素维持血压（VIS 评分 > 50 分），心脏超声提示左心室扩张，严重左心功能不全，ECMO 重新上机（由于 ECMO 置管需要，同时撤除了 IABP）（病例 22 表 1）。痰培养：铜绿假单胞菌，嗜麦芽窄食单胞菌；血培养：头状葡萄球菌。VA-ECMO 支持 1 个月余，患者心脏功能无法恢复，于 2019-10-17 行同种异体原位心脏移植术，成功撤离 ECMO，手术后入 ICU，给予持续呼吸机辅助通气（SIMV PC 12cmH₂O，PEEP 5cmH₂O，FiO₂ 50%，R 15 次 / 分）、预防感染、镇静止痛、护胃抑酸等对症支持治疗；10-21 行气管切开术；11-01 成功脱离呼吸机；12-04 出院。

病例 22 表 1　心脏超声的变化

心脏超声参数	11-12	11-25
主动脉根部内径（mm）	30	29
左房内径（mm）	37	40
左室舒张末内径（mm）	42	38
左室收缩末内径（mm）	28	24
室间隔厚度（mm）	9	9
左室后壁厚度（mm）	9	9

续表

心脏超声参数	11-12	11-25
肺动脉高压（mmHg）	/	/
LVEF	62%	63%

注：LVEF：左心室射血分数

问题 6：机械循环装置（IABP、VA-ECMO）在 AMI-CS 中的作用是什么？

知识点 9：IABP-SHOCK Ⅱ试验没能发现 IABP 可以改善 30 天、1 年、6 年的病死率；IABP 也不能改善其他临床结局，因此不推荐常规使用 IABP（Ⅲ B）[5、6]。

知识点 10：Impella、TandemHeart、ECMO 等设备能够起到循环支持和呼吸支持的作用，但 ESC 指南仍不推荐将其作为常规治疗手段（Ⅱ B）。一项 Meta 分析发现，IABP 和 Impella、TandemHeart 对比，两组病死率没有差异[7]。

知识点 11：ECMO 近来使用越来越多，但其效果需要进一步的试验来支持。使用 ECMO 必须非常仔细，严格预防并发症，否则可能会适得其反[8]。这提醒我们，治疗会带来损害，严格的损伤控制是必须的。如果所在医院对这些技术手段不熟悉，使用起来就需要更加谨慎[9]。

问题 7：哪些疾病适合做心脏移植？

知识点 12：先天性心脏病，肥厚性心肌病，缺血性心肌病，非缺血性心肌病，限制性心肌病，再次移植手术，瓣膜性心肌病，致心律失常性右心室发育不良，肿瘤，肌营养不良症等[10]。

病例分析：

AMI 进入区域化诊疗模式。存在自主循环的患者应尽快送往有 PCI 能力的医院。该患者 AMI 院内出现心搏骤停，成功复苏后，在 IABP 辅助下行 PCI 术，术后出现 CS，予以 VA-ECMO 辅助 1 个月余，撤机困难，同时合并肺部感染、血流感染，行心脏移植，存在一定风险，术后抗感染药物的合理使用，患者成功出院。

病例小结：

1. 中年男性，以胸痛起病，压榨性，持续性加重就诊。既往高血压病史，查体急性病面容。实验室检查：cTnT 升高。心电图提示急性下壁心肌梗死。冠脉造影：右冠 90% 狭窄，前降支近段、回旋支中段完全闭塞，在 IABP 辅助下行 PCI 术，术后出现心源性休克，予以 VA-ECMO 辅助。该患者从没有 PCI 能力的医院转运至最近的具有 PCI 资质的医院，进行血运重建，最后转运至大型心源性休克中心，进行心脏移植，

AMI-CS进入区域化多学科的诊疗模式。

2. VA-ECMO最大的属性是"桥梁"，为各类心源性休克患者赢得短时间的循环支持，从而将复律，再灌注，心脏移植等后续治疗桥接起来。

3. VA-ECMO辅助期间的管理至关重要，包括血流动力学、抗凝、抗感染、镇痛镇静、营养支持、撤机策略等。对于术前VA-ECMO辅助1个月的患者，同时合并肺部感染、血流感染，行心脏移植手术，术后糖皮质激素和免疫抑制剂的使用，感染风险极大。

4. 心脏移植术后感染的早期诊断和及时治疗可以提高患者的存活率，如何合理使用抗感染药物，是非常值得关注的课题。

（供稿：罗　哲　复旦大学附属中山医院；

校稿：屠国伟　复旦大学附属中山医院）

参考文献

[1]Neumann FJ，Sousa-Uva M，Ahlsson A，et al.2018 ESC/EACTS Guidelines on myocardial revascularization[J].Eur Heart J，2019，40（2）：87-165.

[2]Henry TD，Tomey MI，Tamis-Holland JE，et al.Invasive management of acute myocardial infarction complicated by cardiogenic shock：a scientific statement from the american heart association[J].Circulation，2021，143（15）：815-829.

[3]Baran DA，Grines CL，Bailey S，et al.SCAI clinical expert consensus statement on the classification of cardiogenic shock：This document was endorsed by the American College of Cardiology（ACC），the American Heart Association（AHA），the society of critical care medicine（SCCM），and the society of thoracic surgeons（STS）in April 2019[J].Catheter Cardiovasc Interv，2019，94（1）：29-37.

[4]Levine GN，Bates ER，Bittl JA，et al.2016 ACC/AHA guideline focused update on duration of dual antiplatelet therapy in patients with coronary artery disease：a report of the American college of cardiology/American heart association task force on clinical practice guidelines：an update of the 2011 ACCF/AHA/SCAI guideline for

percutaneous coronary intervention，2011 ACCF/AHA guideline for coronary artery bypass graft surgery，2012 ACC/AHA/ACP/AATS/PCNA/SCAI/STS guideline for the diagnosis and management of patients with stable ischemic heart disease，2013 ACCF/AHA guideline for the management of ST-Elevation myocardial infarction，2014 AHA/ACC guideline for the management of patients with Non-ST-Elevation acute coronary syndromes，and 2014 ACC/AHA guideline on perioperative cardiovascular evaluation and management of patients undergoing noncardiac surgery[J].Circulation，2016，134：123-155.

[5]Thiele H，Zeymer U，Neumann FJ，et al.Intra-aortic balloon counterpulsation in acute myocardial infarction complicated by cardiogenic shock（IABP-SHOCK Ⅱ）：final 12 month results of a randomised，open-label trial[J].Lancet，2013，382（9905）：1638-1645.

[6]Thiele H，Zeymer U，Thelemann N，et al.Intraaortic balloon pump in cardiogenic shock complicating acute myocardial infarction：Long-Term 6-Year outcome of the randomized IABP-SHOCK Ⅱ Trial[J].Circlation，2019，139（3）：395-403.

[7]Thiele H，Jobs A，Ouweneel DM，et al.Percutaneous short-term active mechanical support devices in cardiogenic shock：a systematic review and collaborative meta-analysis of randomized trials[J].Eur Heart J，2017，38（47）：3523-3531.

[8]Guglin M，Zucker MJ，Bazan VM，et al.Venoarterial ECMO for Adults：JACC scientific expert panel[J].J Am Coll Cardiol，2019，73（6）：698-716.

[9]de Chambrun MP，Donker DW，Combes A.What's new in cardiogenic shock？[J] Intensive Care Med，2020，46：1016-1019.

[10]Lund LH，Edwards LB，Dipchand AI，et al.The registry of the international society for heart and lung transplantation：thirty-third Adult heart transplantation report-2016；focus theme：primary diagnostic indications for transplant[J].J Heart Lung Transplant，2016，35（10）：1158-1169.

病例 23　获得性凝血因子 V 缺乏症

病例摘要 1：

患者男性，55 岁，汉族。

主诉：右上腹痛 1 天。

现病史：患者于入院前 1 天无明显诱因开始出现右上腹疼痛，呈持续性胀痛，无放射痛，无畏寒、发热，无恶心呕吐，无皮肤、黏膜及巩膜黄染等，遂至我院就诊，急诊中上腹 CT 检查提示：胆囊炎急性发作，胆囊多发结石。肝脏多发钙化灶，左肾囊肿（病例 23 图 1）。急诊以"急性胆囊炎，胆囊结石"收住院。

既往史：自诉患有腰椎间盘突出症 1 个月。体检发现血糖升高（具体不详）数年，暂未治疗。

入院查体：神志清楚，皮肤、巩膜无黄染。腹式呼吸存在，腹部平坦，未见胃肠型及蠕动波。腹软，右上腹压痛，无反跳痛，肝脏及胆囊肋下未及，胆囊无压痛，墨菲征（－）。肝浊音界正常，肝上界位于右锁骨中线第 5 肋间。

实验室检查：C- 反应蛋白 124.08mg/L，血清淀粉样蛋白 298.97mg/L，白细胞 28.70×10⁹/L，中性粒细胞百分比 89.3%，血红蛋白 174.0g/L，血小板 274×10⁹/L。凝血酶时间 14.5 秒，凝血酶原时间 12.6 秒，国际标准化比值 1.08，活化部分凝血活酶时间 31.6 秒，D- 二聚体 0.31mg/L，纤维蛋白原 6.52g/L，纤维蛋白原降解产物＜2.5μg/L。

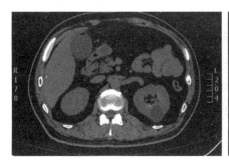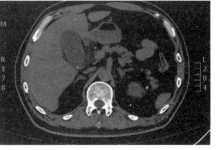

病例 23 图 1　腹部 CT 示急性胆囊炎、胆结石

入院诊断为急性胆囊炎、胆石症。入院第 7 天，患者腹痛加剧。于全麻下行腹腔镜胆囊切除术，术中见胆囊水肿明显，大小约 10cm×6cm×4cm，与大网膜、十二指肠粘连。胆囊壁增厚，向内穿孔至肝板，向左沿网膜穿孔至网膜孔，仔细分离后取出。术后患者有低热、腹部不适，术后第 2 天实验室检查：C- 反应蛋白 125.07mg/L，白细胞 17.23×10⁹/L，中性粒细胞百分比 89.0%，血红蛋白 159.0g/L，血细胞比容 46.2%，血小板 446×10⁹/L。出凝血检查：凝血酶时间 20.8 秒，凝血酶原时间 15.8 秒，国际标准化比值 1.36，活化部分凝血活酶时间 43.3 秒，D- 二聚体 9.89mg/L，纤维蛋白原 3.40g/L，纤维蛋白原降解产物 26.5μg/ml。后白细胞计数、C- 反应蛋白降至正常。

患者于术后第 12 日 14 时出现中上腹剧烈疼痛，伴大汗淋漓、虚脱表现，心率 102 次 / 分，血压 112/62mmHg，右上腹压痛存在、无反跳痛阳性。给予帕瑞昔布钠、盐酸哌替啶对症处理无效。15 时 30 分实验室检查：白细胞 30.4×10⁹/L，中性粒细胞百分比 85.7%，血红蛋白 112.0g/L，血细胞比容 34.2%，血小板 570×10⁹/L。

问题 1：根据病史、症状、体征和目前实验室检查结果，目前可能的诊断是什么？

目前可能诊断：胆囊切除部位感染，胆漏？

知识点 1： 急性中上腹痛可由胃十二指肠溃疡、穿孔，胆囊结石嵌顿，胆囊炎、胆囊穿孔，空腔脏器痉挛、扭转、缺血，急性胰腺炎等引起。手术后患者吻合口瘘、急性心肌梗死、腹主动脉瘤撕裂等也是原因。应该仔细询问病史、仔细查体，快速决策，选择正确的辅助诊断措施，明确诊断，给予相应处理。

知识点 2： 胆漏是胆囊手术常见的并发症，初始临床表现为发热、上腹痛、胆汁引流增多。无引流管者，出现腹膜刺激征，腹腔穿刺有胆汁。白细胞计数、降钙素原可升高。严重者可有代谢性酸中毒，休克等表现。

问题 2：为明确诊断，还需要做什么检查？

患者为胆囊炎、胆石症，腹腔镜下胆囊切除、粘连松解术后患者，症状和体征需要考虑与手术相关，明确是否手术部位感染、出血或胆漏？

1. 复查血常规、炎症反应指标如降钙素原、IL-6 等。
2. 复查胆红素、总胆汁酸、碱性磷酸酶和尿常规。
3. 复查上腹部超声或 CT 等影像学检查。
4. 监测生命体征。

病例摘要 2 ：

当日 15 时 16 分行 CT 平扫结果示：胆囊切除术后，胆囊窝见高低混杂密度影及气体密度影；肝包膜下见新月形等高混杂密度影。盆腹腔积液（病例 23 图 2）。超声引导下穿刺抽出暗红色不凝血，提示肝周大量积血、凝血块可能。

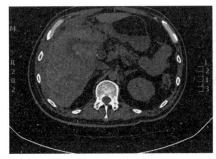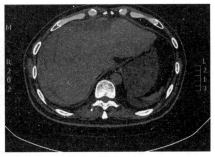

病例 23 图 2　术后第 12 日腹部 CT 示肝包膜下见新月形高混杂密度影，
胆囊窝见混杂密度影及气体密度影

随后血压下降至 75/40mmHg，心率 113 次/分。17 时，实验室检查：血红蛋白 112g/L，血细胞比容 34.2%，考虑患者存在腹腔出血。输红细胞悬液 600ml、血浆 200ml 后，急诊剖腹探查。术中所见：胆囊窝及肝十二指肠韧带周围有坏死组织，有臭味，胆囊窝及肝周有大量血凝块。清除血凝块及积血约 3000ml，术中输注红细胞悬液 450ml、血浆 200ml。术后转 ICU 进一步监护治疗。

术后实验室检查：降钙素原 31.080ng/ml，IL-6 ＞ 5000pg/ml，C- 反应蛋白 65mg/L。白细胞 21.33×10^9/L，血红蛋白 59g/L，血小板 291×10^9/L。血钾 6.2mmol/L，血乳酸 14.5mmol/L，肌酐 85μmol/L。出凝血检查：凝血酶时间 18.3 秒，凝血酶原时间 39.6 秒，活化部分凝血活酶时间 48.0 秒，D- 二聚体 9.150mg/L，纤维蛋白原 1.30g/L，纤维蛋白原降解产物 23.5μg/ml。第二次手术后给予亚胺培南/西司他丁、万古霉素抗感染治疗。代谢性酸中毒、高钾血症等很快纠正后，患者术后当晚拔除了气管插管。术中及术后留取培养、培养结果为阴性，治疗后患者白细胞、降钙素原逐渐下降，无发热、腹腔引流量明显减少。术后患者一过性少尿，最少 1000ml/24h。后逐渐增加至 2500ml 以上，但肌酐水平逐渐增高，于第二次术后第 7 日上升至最高 527μmol/L。

目前诊断：胆囊床感染并出血，失血性休克，失血性贫血，急性肾损伤Ⅱ期，代谢性酸中毒，高钾血症，急性胆囊炎、胆石症、胆囊摘除术后。

病例分析：根据临床表现及手术探查结果，患者腹腔内出血的原因可能为手术部位胆囊床感染，侵蚀小动脉导致渗血，当压力逐渐增高后突破血肿，血液进入腹腔刺激腹膜导致疼痛。出血速度加快，导致失血性休克、失血性贫血，以及由此引起的一系列脏器功能障碍。遗憾没有看到直接出血部位。腹腔感染的证据包括腹痛、白细胞及中性粒细胞增高，IL-6、降钙素原增高。手术证实胆囊窝及肝十二指肠韧带周围有坏死组织，异味。抗感染治疗后有效。

病例摘要 3 ：

患者第二次手术后，经抗感染、脏器功能支持等治疗，肾功能恢复，电解质及酸碱平衡紊乱纠正，生命体征稳定。新出现的问题是：凝血功能障碍，凝血酶时间、凝血酶原时间、国际标准化比值、活化部分凝血活酶时间均显著延长，D-二聚体、纤维蛋白原、纤维蛋白原降解产物增高（典型活化部分凝血活酶时间的变化趋势见病例 23 图 3）。血栓弹力图 R 值显著延长，而血小板功能、纤维溶解指标正常。给予新鲜冰冻血浆、冷沉淀、凝血酶原复合物等不能纠正。

第二次手术后第 19 日 16 时拔除腹腔引流管后发现穿刺部位渗血明显，外科考虑引流管管口皮下局部出血，予以管口部位加压缝合。但患者心率逐渐上升，复查血红蛋白逐渐下降，输注红细胞悬液 900ml，血浆 1200ml。次日（术后第 20 日）复查 CT 提示胆囊切除术后；肝包膜下见新月形等高混杂密度影；肝脏不大，肝裂不宽，肝叶比例正常，肝脏密度异常，肝右叶见多发斑点状高密度影；肝内、外胆管无扩张（病例 23 图 4）。行腹腔诊断性穿刺，见不凝血，再次剖腹探查手术。

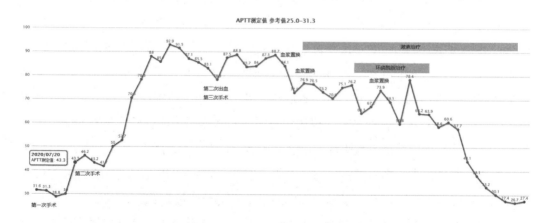

病例 23 图 3　患者住院期间活化部分凝血活酶时间的变化

可以看出在第二次手术后持续增高，用激素和环磷酰胺、血浆置换治疗后逐渐好转。

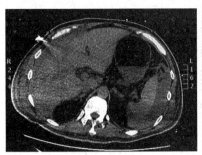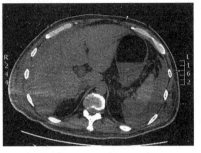

病例 23 图 4 术后第 20 日腹部 CT 显示肝脏周围及腹腔积液

第三次手术，术中见原引流管腹壁近结肠肝区处、原引流管隧道处有血凝块、有渗血。腹腔不凝血约 2000ml。术中输注红细胞悬液 300ml，血浆 200ml。清除凝血块及陈旧性积血，原引流管腹壁创面予缝扎止。术后患者很快清醒拔除气管插管。

术后复查血栓弹力图如病例 23 图 5 所示。凝血酶时间 20.5 秒，凝血酶原时间 74.6 秒，国际标准化比值 6.93，活化部分凝血活酶时间 84.0 秒，D- 二聚体 8.050mg/L，纤维蛋白原 1.59g/L，纤维蛋白原降解产物 26.7 μg/ml。凝血因子活性结果：Ⅱ因子活性 41.30%，Ⅴ因子活性＜ 5.7%，Ⅶ因子活性 11.50%，Ⅷ因子活性 84.50%，Ⅸ因子活性 39.00%，Ⅹ因子活性 31.00%，Ⅺ因子活性 25.70%，Ⅻ因子活性 21.00%，血浆纤溶酶原活性 33.30%，纤溶酶抑制物活性 65.60%，血浆蛋白 C 活性 67.20%（正常值 70% ~ 120%）。

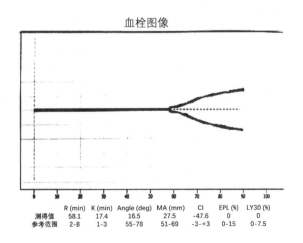

病例 23 图 5 血栓弹力图显示 R 值延长，凝血因子严重缺乏

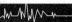

问题 3：根据目前的凝血指标，考虑什么诊断？

知识点 3：血栓弹力图（Thromboelastography，TEG）原理是在模拟人体内环境下凝血 – 纤溶整个过程时，通过物理方法将血块弹性强度转换成图形，直观判断出血凝血情况并分析成因。主要参数有：①R 时间：因凝血因子缺乏而延长，高凝血因子而缩短，代表血块形成的速度。②K 时间：纤维蛋白原缺乏而延长，高纤维蛋白原而缩短，代表血块形成的速度。③Angle 夹角（a）：因纤维蛋白原缺乏而减少，高纤维蛋白原而增大。代表血块形成的速度。④Ma：主要受血小板及纤维蛋白原两个因素影响，其中血小板作用占 80%。⑤LY30 纤溶率：LY30 ＞ 8% 提示处于高纤溶状态。

知识点 4：凝血酶原时间、活化部分凝血活酶时间异常提供的原因。

1. 凝血酶原时间延长、活化部分凝血活酶时间正常：先天性先天性Ⅶ因子缺乏；轻度维生素 K 缺乏、肝病、小剂量华法林、获得性Ⅶ因子缺乏、狼疮抗凝物。

2. 凝血酶原时间正常、活化部分凝血活酶时间延长：先天性Ⅷ、Ⅸ、Ⅺ因子缺乏，先天性Ⅻ因子、前激肽释放酶、高分子量激肽原缺乏，血管性血友病；小剂量肝素，获得性Ⅷ、Ⅸ、Ⅺ因子缺乏，获得性血管性血友病，狼疮抗凝物形成。

3. 凝血酶原时间、活化部分凝血活酶时间都延长：先天性凝血酶原、纤维蛋白原、Ⅴ、Ⅹ因子缺乏，先天性多凝血因子缺乏；肝病，DIC，过量的肝素、华法林应用，严重维生素 K 缺乏，肝素与华法林重叠期间，应用直接凝血酶抑制剂（如达比加群酯）、Ⅹ因子拮抗剂（如利伐沙班）、磺达肝癸钠、应用凝血酶原、纤维蛋白原、Ⅴ、Ⅹ因子拮抗剂，淀粉样变性相关Ⅹ因子缺乏。

问题 4：还需要做什么检验来确诊？

知识点 5：APTT 混合血浆纠正试验。

混合血浆纠正实验是通过将正常人的混合血浆（至少 20 人份正常人血浆）与受检者的血浆 1∶1 混合，混合后立即及在 37℃孵育 1 小时后再次测定活化部分凝血活酶时间，观察混合血浆的检测结果是否被纠正。常规的活化部分凝血活酶时间检测结果只反映了体内 50% 的内源性凝血因子的活性，也就是说只有体内凝血因子降低＞50% 时，其检测时间才延长。患者血浆在加入混合正常人血浆 100% 的凝血因子，使混合后血浆中含有＞50% 的凝血因子，可使检测结果纠正至正常或明显短缩。活化部分凝血活酶时间混合血浆纠正试验的结果解读见病例 23 表 1。

病例 23 表 1　活化部分凝血活酶时间混合血浆纠正试验的结果解读

序号	即刻	37℃水浴 2 小时	判断	可能原因	进一步检测
1	纠正	纠正	纠正	因子缺乏，vWD	FⅧ、FⅨ、FⅪ、FⅫ、VWF 抗原检测进一步使用正常血清进行纠正试验，如未纠正缺 FⅧ
2	纠正	不纠正	不纠正	因子抑制物	血浆凝血因子抑制物检测
3	不纠正	不纠正	不纠正	狼疮抗凝物	血浆狼疮抗凝物检测

注：vWD：血管性血友病；VWF：血管性血友病因子

病例摘要 4：

本例患者检验结果：活化部分凝血活酶时间正常血浆 26.7 秒、血浆 72.3 秒，凝血酶原时间正常血浆 10.6 秒、血浆 59.8 秒，活化部分凝血活酶时间纠正实验（即刻）45.7 秒，活化部分凝血活酶时间纠正实验（孵育 2 小时）47.5 秒，凝血酶原时间纠正实验（即刻）35.9 秒。提示受检血浆中有时间温度非依赖型抗体（非Ⅷ因子抗体或狼疮抗凝物）。瑞金医院止凝血检验报告：凝血因子Ⅴ活性 0.7%（正常参考值 50%～150%），凝血因子Ⅴ抗体 8.0BU，狼疮抗凝物测定 1.44（弱阳性）。

问题 5：根据目前出凝血检验结果，考虑什么诊断？

目前诊断：获得性凝血因子Ⅴ缺乏症。

知识点 6：产生凝血因子抗体的病因有为原发性约 20%、血友病患者输注凝血因子后、类风湿关节炎、节段性肠炎、系统性红斑狼疮、重症肌无力、硬皮病、妊娠和刚分娩后、血液系统 / 非血液系统恶性疾病、各种皮肤病（如银屑病、多形性红斑、剥脱性皮炎、寻常天疱疮）、感染、药物（如青霉素、磺胺药、氯霉素、氨基甙类抗生素、吩噻嗪、苯妥英钠、砷剂）、衰老。

知识点 7：获得性凝血因子Ⅴ缺乏症（acquired factor Ⅴ deficiency，AFVD）亦称获得性凝血因子Ⅴ抑制物，是一种比较少见的凝血障碍性疾病，主要由于血浆中产生凝血因子Ⅴ抑制物导致[1, 2]。Horder 等于 1955 年首次报道[3]，目前文献报道仅 200 多例[4]，估计发病率 0.09～0.29 例 /（百万·年）[5]。获得性Ⅴ因子抑制物的产生常分为以下三种情况：第一种为同种抗体，见于先天性Ⅴ因子缺乏症患者，因多次接受异体血液制品后产生特异性Ⅴ因子异型抗体；第二种为异种抗体，见于牛凝血酶（bovine thrombin，BT）暴露后患者；第三种为自发产生的抗Ⅴ因子抗体，见于既往凝血指标正常患者，多由于近期外科手术、输血、抗生素、肿瘤及自身免疫性疾病等[6]。

治疗主要在于控制出血和清除自身抗体或抑制物[7]。对于有出血症状的患者，可输注新鲜冰冻血浆、浓缩血小板、凝血酶原复合物等控制出血症状。因为有20%的V因子存在于血小板 α 颗粒中[8]，故一部分患者输注浓缩血小板治疗效果明显。可用免疫抑制治疗（如糖皮质激素、环磷酰胺、硫唑嘌呤、利妥昔单抗等）、大剂量静脉人免疫球蛋白、血浆置换、免疫吸附治疗等清除抗体或抑制物[6]。对于严重出血患者，免疫抑制治疗比血浆置换、免疫吸附起效更快、V因子抑制物滴度下降更迅速。输注丙种球蛋白也可以提高V因子活性。

获得性V因子缺乏症总体预后较好，需要及时诊断，及时治疗。

治疗经过：

停止补充凝血因子，给予甲基泼尼松龙每日80mg静脉滴注，后改为泼尼松60mg，逐渐减量至每日15mg出院。隔日环磷酰胺200mg静脉滴注，共计5次。三次血浆置换，每次置换血浆量2500~3000ml，输注新鲜冰冻血浆2000ml。家属不接受利妥昔单抗治疗。后凝血指标逐渐好转，患者住ICU 27天，又在外科病房住院25天出院，出院时出凝血检验指标接近正常。

病例小结：

1. 患者为中年男性，因中上腹痛，以急性胆囊炎、胆石症入院。腹腔镜下胆囊摘除术后第12日因胆囊床感染致腹腔出血而行第二次剖腹探查术。

2. 第二次术后出现凝血功能障碍。以凝血酶时间、凝血酶原时间、国际标准化比值、活化部分凝血活酶时间极度延长，而D-二聚体、纤维蛋白原降解产物、血小板相对异常的实验室结果。血栓弹力图显示凝血因子缺乏，活化部分凝血活酶时间纠正试验阳性，凝血因子检验显示凝血因子V极度缺乏为主的凝血因子减少，凝血因子V抗体形成。给予大量血浆、冷沉淀、凝血酶原复合物等血液制品及维生素 K_1 输注效果不佳，诊断为比较少见的凝血因子V缺乏症。

3. 检测心磷脂抗体、抗核抗体、类风湿因子等风湿免疫指标均阴性。本患者考虑与外科手术和大量输血有关。

4. 治疗上先后给予激素、环磷酰胺、血浆置换等患者的凝血功能逐渐改善，最终于入院83日后出院。

5. 经验与教训：由于本病罕见，我们认知不足，第二次手术后凝血功能障碍用新鲜冰冻血浆等治疗效果不佳后应该想到少见的致病原因。诊断后激素治疗效果不佳，加用环磷酰胺及血浆置换后才逐渐改善，致使病程延长。

（供稿：马少林　刘　杨　同济大学附属东方医院；

校稿：谢　晖　上海交通大学医学院附属第一人民医院）

参考文献

[1]Yamada S，Asakura H.Acquired factor Ⅴ inhibitor[J].Rinsho Ketsueki，2020，61（7）：791-798.

[2]Gavva C，Yates SG，Rambally S，et al.Transfusion management of factor Ⅴ deficiency：three case reports and review of the literature[J].Transfusion，2016，56（7）：1745-1749.

[3]Horder MH.Isolated factor Ⅴ deficiency caused by a specific inhibitor[J].Acta Haematol，1955，13（4）：235-241.

[4]Wang X，Qin X，Yu Y，et al.Acquired factor Ⅴ deficiency in a patient with a urinary tract infection presenting with haematuria followed by multiple haemorrhages with an extremely low level of factor Ⅴ inhibitor：a case report and review of the literature[J].Blood Coagul Fibrinolysis，2017，28（4）：334-341.

[5]Olson NJ，Ornstein DL.Factor Ⅴ Inhibitors：a diagnostic and therapeutic challenge[J].Arch Pathol Lab Med，2017，141（12）：1728-1731.

[6]杨艳辉，王宏梅，薛峰，等.获得性凝血因子Ⅴ抑制物患者三例报告并文献复习[J].中华血液学杂志，2012，33（4）：294-298.

[7]Ang AL，Kuperan P，Ng CH，et al.Acquired factor Ⅴ inhibitor.A problem-based systematic review[J].Thromb Haemost，2009，101（5）：852-859.

[8]Cui QY，Shen HS，Wu TQ，et al.Development of acquired factor Ⅴ inhibitor after treatment with ceftazidime：a case report and review of the literature[J].Drug Des Devel Ther，2015，9：2395-2398.

病例 24　发热伴血小板减少综合征

病例摘要 1：

患者女性，55 岁，务农。

（代）主诉：全身乏力 11 天，意识模糊、言语不清 1 天余。

现病史：患者于 11 天前注射第 3 针新冠病毒疫苗（基因重组）后当晚出现头晕、乏力症状，无恶心、呕吐，至当地诊所就诊，予以输液治疗（具体不详）。自觉症状无明显好转，3 天前出现呕吐伴稀水样腹泻（约 5 次），未予处理，1 天前突发意识模糊、言语不清，伴发热（最高体温 38.5℃），无寒战，就诊安庆市某医院神经内科，行脑脊液检查，提示为淡黄色，细胞计数 15×10^6/L，蛋白实验阴性，头颅磁共振提示多发性脑梗死，乳酸脱氢酶 1636U/L，血小板 35×10^9/L，肌酐 255μmol/L。考虑诊断为"血栓性血小板减少性紫癜"，为求进一步诊治以"血栓性血小板减少性紫癜"收入我科。患者自发病以来，精神状态较差，体力较差，食欲、食量较差，睡眠一般，大小便正常，体重无明显变化。

既往史：既往体健，否认高血压、糖尿病等病史。已婚，月经正常，育有一子，身体健康。

入院查体：体温 36.9℃，呼吸 23 次/分，血压 103/77mmHg，心率 115 次/分，指末血氧饱和度 99%，神志不清，查体不配合，眼睑水肿，皮肤及巩膜未见黄染，双肺呼吸音粗，两肺闻及痰鸣音，心律齐，臀部及腰部出现瘀点，腹软，未触及包块，肠鸣音约 4 次/分，双下肢水肿，左侧巴宾斯基征可疑阳性，肌力无法检查，肌张力正常。

辅助检查：①血常规、全程 C- 反应蛋白：白细胞 3.85×10^9/L，中性粒细胞 2.8×10^9/L，淋巴细胞 0.7×10^9/L，红细胞 4.99×10^{12}/L，血红蛋白 147.0g/L，血小板 31×10^9/L；常规 CRP 53.81mg/L，超敏 CRP > 5.00mg/L。②生化：钾 3.29mmol/L，钙 1.96mmol/L，肌酐 89.50μmol/L，直接胆红素（湿）18.20μmol/L，白蛋白 28.0g/L，总胆红素 40.40μmol/L，间接胆红素 22.20μmol/L；氨基末端 B 型钠尿肽前体 807pg/ml；肌红蛋白 810.40μg/L；降钙素原 2.260ng/ml；③尿常规：病理管型 32.0 个/μl，pH 6.0，蛋白质 3+，潜血（或）红细胞 3+；④血气分析：pH 7.53，PCO_2 24.20mmHg，PO_2

60.80mmHg，血乳酸 2.90mmol/L，HCO₃⁻ 20.20mmol/L，BE（B）–0.70mmol/L；超敏肌钙蛋白 I 定量 2.680μg/L；⑤ DIC 全套：活化部分凝血活酶时间 58.00 秒，凝血酶时间 34.10 秒，D- 二聚体 4.83μg/ml，纤维蛋白原降解产物 12.45μg/ml，血浆抗凝血酶Ⅲ活性测定 84.70%；乳酸脱氢酶 5067.60U/L。⑥胸部 CT 平扫：两肺散在斑片密度增高影（病例 24 图 1A）；头颅 MRI：双侧侧脑室旁 Flair 高信号（病例 24 图 1B）。

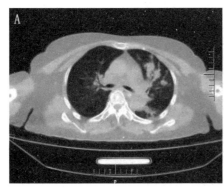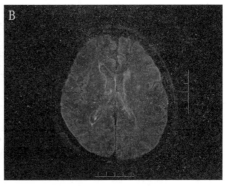

病例 24 图 1　胸部 CT（A）及头颅 MRI（B）

问题 1：根据病史、体征和目前的检查结果，目前可能的诊断是什么？

患者目前可能的诊断：①发热伴血小板综合征？血栓性血小板减少综合征？②肺部感染；③肾功能不全；④肝功能不全；⑤凝血功能异常；⑥低蛋白血症。

知识点 1：发热伴血小板综合征。

发热伴血小板减少综合征病毒属于布尼亚病毒科白蛉病毒属，病毒颗粒呈球形，直径 80 ~ 100nm，外有脂质包膜，表面有棘突。该病毒属于 RNA 病毒，病毒基因组末端序列高度保守，与白蛉病毒属其他病毒成员相同，可形成锅柄状结构。该病毒与布尼亚病毒科白蛉病毒属的裂谷热病毒、Uukuniemi 病毒的氨基酸同源性约为 30%。布尼亚病毒科病毒抵抗力弱，不耐酸，易被热、乙醚、去氧胆酸钠和常用消毒剂及紫外线照射等迅速灭活。主要通过蜱虫传播，可经血液及黏膜传播[1, 2]。

知识点 2：该种疾病潜伏期尚不十分明确，可能为 1 ~ 2 周。一般表现为急性起病，主要临床表现为发热（体温多在 38℃以上，99%）、疲劳乏力（93%）、厌食（89%）、恶心（77%）、肌痛（71%）、腹痛（55%）、呕吐（52%）、头痛（51%）、淋巴结肿大（50%）等症状。此外，咳嗽（29%）、意识模糊（26%）、关节痛（24%）、结膜充血（11%）、瘀斑（9%）等临床症状也有一定比例。最常见的实验室检测指标包括血小板减少（95%）、白细胞降低（86%），一些反映肝肾脏功能障碍的生化指标表现出不同程度的升高，如乳酸脱氢酶（96%）、天冬氨酸氨基转移酶（94%）、丙氨酸氨基转移酶（84%）、肌酸激酶（60%），其中以天冬氨酸氨基转移酶升高最明显，常伴有低钠血症。尿常规检查多半患者会出现尿蛋白，部分患者甚至出现血尿症状。危重患者一般伴发并发症，临床多出现意识障碍、消化道出血、弥散性血管内凝血、结膜充血、休克、呼吸衰竭等，最终因身体多脏器功能衰竭而死亡[3, 4]。

知识点3：血栓性血小板减少综合征是血栓性微血管疾病的亚型[5]，因起病急骤、病情严重累及多个系统与器官，预后极差是临床少见的内科急重症。其典型临床表现为血小板减少、微血管病性溶血性贫血、神经精神症状、发热及肾功能不全"五联"征。常见原因有自身免疫性疾病、恶性肿瘤、感染、人类免疫缺陷病毒（HIV）感染、骨髓移植、药物（口服避孕药、噻氯匹定、氯吡格雷、环孢素A及丝裂霉素C）及妊娠等。发病机制不明，考虑可能与ADAMTS-13缺陷有关，但并非所有患者的ADAMTS-13均为阳性。TTP无特异指标或金标准，目前TTP的诊断是临床性诊断。其典型临床表现"五联征"包括血小板减少、微血管病性溶血性贫血、神经精神症状、肾损害和发热，而只有前3项者为"三联征"，血小板减少和微血管病性溶血性贫血是TTP诊断必备的两项指标，但TTP虽然累及多个系统，但一般不会心脏损害。

问题2：为进一步明确诊断，需要进行哪些检查和措施？

布尼亚病毒核酸和抗体、流行性出血热抗体、抗核抗体十六项、血管炎、抗磷脂抗体、EB病毒、巨细胞病毒、呼吸道病原菌检测、完善骨髓穿刺、异性红细胞形态，外送ADAMTS-13酶活性及抑制性抗体检测。

病例摘要2：

患者送检相关检查结果陆续回归，破碎红细胞为0.1%，免疫球蛋白＋补体正常，异常细胞-DC基本正常，血清铁蛋白＞2000.00ng/ml；流行性出血热病毒抗体阴性，呼吸道感染病原体九联检提示肺炎支原抗体IgM阳性；抗核抗体谱十六项阴性；布尼亚病毒核酸检测阳性；Coomb's试验阴性，血管炎抗体谱5项阴性；EB病毒核酸检测、巨细胞病毒核酸检测阴性。依据患者临床表现和实验室检查，发热伴血小板减少综合征诊断明确。患者入院第二天行气管插管，肌酐持续升高（543.5μmol/L）、入量大于出量，液体正平衡5500ml，入科第5天血液净化治疗（模式CVVHDF），住院10天患者神志清楚，经2次血液净化治疗后患者尿量逐渐增加，肾脏功能逐渐好转，住院第14天拔除气管插管，患者神志清楚、精神萎靡、咳嗽咳痰能力较差，予以床边康复理疗，咳嗽及四肢肌力改善。

问题3：该患者目前最有可能的诊断及流行病学是什么?

目前诊断：①发热伴血小板减少综合征；②社区获得性肺炎（支原体肺炎）；③急性肾损伤；④肝功能异常；⑤低蛋白血症。

知识点4：发热伴血小板综合征是由新型布尼亚病毒引起，主要以发热、胃肠道反应、全身中毒症状为临床表现，原卫生部2010 SFTS 防治指南按血小板计数是否高于 $30×10^9/L$ 分为轻症和重症，重症患者可出现中枢神经系统功能受损、弥散性血管内凝血、多脏器功能衰竭等。实验室检查主要表现为血小板、白细胞减少，门冬氨酸氨基转移酶、CK、LDH 升高，尿蛋白阳性，部分患者脑脊液中可检测到新型布尼亚病毒核酸。一般发病2周内可在患者血清中通过 RT-PCR 和实时 PCR 方法检测到核酸，开始发热后7～10天是病毒载量最高时，病毒载量大于 10^5copies/ml，是患者预后不佳的危险因素。患者急性期血清样本，接种 Vero、VeroE6 等细胞或者其他敏感细胞，进行传代，采用 ELISA、免疫荧光法或者实时 PCR 病毒核酸，可行病毒分离，10天左右可以检测新布尼亚病毒抗体 IgM 抗体[6～8]。

问题4：患者下一步的治疗方案及并发症是什么?

针对该种疾病目前无特效治疗方式及药物，利巴韦林抗病毒治疗效果不确定，主要为对症支持治疗，予以卧床休息、充足营养支持、脏器功能支持、维持内环境稳定等治疗[9, 10]。该患者存在肺部感染，主要表现在左中上肺叶斑片状实变影，病原学检查提示支原体抗体 IgM 阳性，予以莫西沙星抗感染。文献报道，该类患者多为可以并发真菌或革兰阴性杆菌感染，真菌以烟曲霉、黄曲霉多见，阴性杆菌包括鲍曼不动杆菌、大肠埃希菌、肺炎克雷伯杆菌等。多数患者经青霉素类、头孢类、呼吸喹诺酮类、三唑类抗生素治疗好转。

病例分析：该患者通过送检新型布尼亚病毒核酸阳性及新型布尼亚病毒抗体 IgM 抗体阳性而诊断，患者入院距离发病已经11天，入院后核酸及 IgM 抗体均为阳性。据相关报道，抗 -SFTSV IgM 转阳性，最早可在发病后5天，最迟为15天，平均阳转时间为（10.25±3.58）天，该患者 IgM 转阳时间符合既往报道。治疗12天后复查新型布尼亚核酸为阴性，但抗体 IgM 认为阳性，且滴度较高。抗 -SFTSV IgM 转阳后患者血清中的抗体逐步升高至病后30天仍可维持较高水平，有报道称抗 -SFTSV IgM 抗体可维持1年左右。新型布尼亚病毒 IgM 抗体的测定对病毒感染早期有一定的诊断价值，但抗 -SFTSV IgM 抗体阳性并不能确定是否为近期感染[11～13]。

病例点评：

该患者以意识障碍入院，未提供明确的蜱虫叮咬史，有发热、中枢神经系统症状、血小板减少、肾脏损害，故需排除血栓性血小板减少（TTP），但患者血红蛋白147g/L、且患者有心脏受累（肌钙蛋白高），一般TTP不累及心脏，需要行溶血相关检查，如破碎红细胞、网织红和外送ADAMTS13酶活性及抑制性抗体检测。破碎红细胞、ADAMTS13均阴性，故排除TTP，新型布尼亚病毒核酸及IgM抗体均阳性，故诊断发热伴血小板减少综合征。患者实验室检查提示血小板、白细胞减少，肝脏相关酶学升高，肌酐升高、肌钙蛋白升高、肌红蛋白升高、脂肪酶升高，存在多器官损害。肺部影像学提示左上肺高密度影，呼吸道病原菌检查提示支原体IgM阳性，经莫西沙星抗感染治疗后复查CT及呼吸道病原菌均好转。这与既往报道不同，既往多报道该类患者肺部易出现革兰阴性菌及曲霉菌感染。

病例小结：

1. 该患者为中老年女性，以全身乏力、头晕起病，病程中有腹泻、呕吐，后出现发热，最高体温高于38.0℃，以意识障碍就诊，临床表现无特异性。

2. 患者入院后完善相关检查提示血小板、白细胞减少，肾脏、肝脏、心脏、凝血功能、胰腺均受损，肌红蛋白升高，考虑存在横纹肌溶解。

3. 神经系统受累，脑脊液未见病原菌，脑脊液常规及生化基本正常。

4. 该患者肺部合并支原体感染，经治疗后好转。

（供稿：潘爱军　中国科学技术大学附属第一医院；

校稿：阮正上　上海交通大学医学院附属新华医院）

参考文献

[1]Yu XJ，Liang MF，Zhang SY，et al.Fever with thrombocytopenia associated with a novel bunyavirna in China[J]. N Engl J Med，2011，364（16）：1523-1532.

[2] 姜晓林，丁淑军，逄博，等.山东省发热伴血小板减少综合征实验室确诊病例临床与流行特征分析[J].中国人兽共患病学报，2017，33（12）：1077-1081.

[3]Li DX.Severe fever with thrombocytopenia syndrome：a newly discovered emerging infectious disease[J].Clin Microbiol Infect，2015，21（7）：614-620.

[4] 中华人民共和国卫生部.发热伴血小板减少综合征防治指南（2010版）[J].

中华临床感染病杂志，2011，4（4）：193-194.

[5]Bhandari S，Kumar R.Thrombotic thrombocytopenic purpura[J].N Engl J Med，2019，380（16）：e23.

[6]朱立雨，李家斌.新型布尼亚病毒致发热伴血小板减少综合征临床特点及预后分析[J].安徽医学，2018，38（7）：861-863.

[7]薛宏怡，鲍舟君，竺枫，等.轻症和重症发热伴血小板减少综合征的血常规和凝血功能差异研究[J].中华实验和临床病毒学杂志，2019，33（3）：287-290.

[8]何卫华，郭芳，练祖银，等.随州市发热伴血小板减少综合征的流行病学特征研究[J].中国卫生检验杂志，2014，24（1）：117-119.

[9]叶重阳，张荣荣，梅清，等.轻症与重症新型布尼亚病毒感染临床和实验室指标差异分析[J].中国急救复苏与灾害医学杂志，2020，15（7）：847-849.

[10]李世波，薛川，丁贤君，等.浙江地区散发新型布尼亚病毒感染患者的临床特点及其基因序列[J].中国传染病杂志，2012，30（5）：268-272.

[11]刘靓雯，王丽，冯照雷，等.新型布尼亚病毒感染患者全血淋巴细胞亚群动态变化[J].中华实验和临床病毒学杂志，2015，29（5）：455-456.

[12]Quantai X，Fengzhe C，Xiuguang S，et al.A study of cytological changes in the bone marrow of patients with severe fever with thrombocytopenia syndrome[J].PLoS One，2013，8（12）：e83020.

[13]蒋舒玉，吕菁君，魏捷，等.新型布尼亚病毒感染致发热伴血小板减少综合征预后相关性分析[J].中华急诊医学杂志，2015，24（4）：380-385.

病例 25　以急性胰腺炎为首发诊断的抗磷脂抗体综合征

病例摘要 1：

患者女性，49 岁，汉族，已婚。

主诉：腹胀 10 天，上腹痛 4 天。

现病史：患者于 10 天前无明显诱因出现腹胀不适，无恶心、呕吐，就诊于安徽省某医院消化科行胃镜检查示浅表性胃炎，腹部超声未见异常，口服"质子泵抑制剂、吗丁啉"等药物，腹胀较前稍好转。4 天前出现上腹部持续性疼痛，性质不剧烈，能耐受，无肩背部放射痛，无恶心、呕吐、无黑便，再次就诊于合肥市某医院，腹部 CT 示急性胰腺炎（病例 25 图 1A），予以禁食、胃肠减压、抑酸、抑制胰腺分泌和活性等处理，腹痛症状好转，血尿淀粉酶正常转入我院消化科，以急性胰腺炎收住。病程中无发热、近半年无明显体重减轻。

既往史：3 年前右下肢静脉血栓，经口服抗凝剂治疗；1 年前复查超声血栓消失。无高血压、糖尿病病史、有乙型肝炎等病史。

个人史：无吸烟、吸毒史，围绝经期，月经基本正常，上次月经时间为半个月前。

家族史：否认家族遗传病史，否认家族肿瘤史。

入院查体：身高 161cm，体重 60kg，体温 36.3 ℃，心率 86 次 / 分，血压 132/77mmHg，呼吸 19 次 / 分，血氧饱和度 99%。神志清楚，全身皮肤、巩膜无黄染，双肺呼吸音粗，未闻及干湿性啰音，心律齐，腹软，上腹部及左中腹压痛阳性，无反跳痛，肠鸣音 3 次 / 分，双下肢无水肿。

实验室检查：血常规：白细胞 14.25×10^9/L，血红蛋白 91g/L，血小板 265×10^9/L；电解质：钾 4.23mmol/L，钠 130mmol/L；肾功能正常；肝功能：总胆红素 28.6μmol/L，丙氨酸氨基转移酶 27U/L，天冬氨酸氨基转移酶 29U/L；肿瘤指标：癌抗原 12-5 61.9U/ml，癌胚抗原 1.19ng/ml，糖类抗原 199 8.59U/ml；血淀粉酶 55U/L；脂肪酶 92U/L；尿淀粉酶 379U/L。

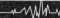

问题1：根据病史、体征和目前的检查结果，目前可能的诊断是什么？以及可能的原因是什么？下一步如何检查及治疗？

患者的可能诊断：急性胰腺炎（轻型）。

知识点1：急性胰腺炎作为急腹症之一，确诊依据一般是以下3条中任意2条：①急性、持续中上腹痛；②血淀粉酶或脂肪酶＞正常值上限3倍；③急性胰腺炎的典型影像学改变。该患者至少符合1、3两条，因此能诊断。

知识点2：急性胰腺炎的病因：①胆道疾病：胆石症及胆道感染等是急性胰腺炎的主要病因；②酒精、胰管阻塞、十二指肠降段疾病、手术与创伤；③代谢障碍：高三酰甘油血症＞11.3mmol/L、甲状旁腺肿瘤、维生素D过多等；④药物：硫唑嘌呤、噻嗪类利尿剂、磺胺类药物等；⑤感染及全身炎症反应：继发于急性流行性腮腺炎、甲型流感、肺炎衣原体、科萨奇病毒等；⑥其他原因：自身免疫性的血管炎、胰腺血管栓塞。该患者可能原因为代谢障碍和胆道结石[1, 2]。

问题2：为进一步明确病因，下一步需要怎样的检查及治疗措施？

1. 胆道超声、下腔静脉超声？

2. 血脂分析、甲状腺、甲状旁腺、维生素D？

病例摘要2：

患者胆道超声、MRCP均未发现结石，下腔静脉血流速减慢，血脂分析、甲状腺、甲状旁腺、维生素D指标均在正常范围内。患者经治疗仍有腹胀腹痛，且住院治疗第5天患者出现胸闷，血气分析示Ⅰ型呼吸衰竭，再次肺部、腹部CT示双侧少量胸腔积液、胰头周围积液、腹腔积液（病例25图1A），胰腺RANSON评分2分、CT评分B分，为轻型胰腺炎。

问题3：患者轻型胰腺炎为什么出现呼吸衰竭？

知识点3：胰腺炎出现呼吸衰竭主要为重症胰腺炎，主要可能原因为胰腺炎疾病大量炎症介质导致肺部损伤、胰腺炎腹腔高压间接累及呼吸、大量液体复苏后继发损害等。该患者为轻型胰腺炎，腹腔压力15cmH$_2$O，5天液体正平衡4530ml，中心静脉压8cmH$_2$O，液体可能是呼吸衰竭的主要原因。入ICU后给予无创通气、抗凝治疗、加强液体管理等处理，2天后患者呼吸改善，脱离无创呼吸机。但患者仍主诉腹痛。

问题4：患者胰腺淀粉酶、脂肪酶正常，胰腺CT也未见坏死，但患者为什么腹痛腹胀未改善？进一步行什么检查？

知识点 4：腹痛持续存在，腹痛发生可分为三种基本机制，即内脏性腹痛、躯体性腹痛和牵涉痛[3]。

知识点 5：常见急性腹痛原因：①腹膜炎症：多为胃肠穿孔引起，少部分为自发性腹膜炎。②腹腔器官急性炎症：如急性胃炎、急性肠炎、急性胰腺炎、急性胆囊炎等。③空腔脏器阻塞或扩张：如肠梗阻、胆道结石、胆道蛔虫症、泌尿系结石梗阻等。④脏器扭转或破裂：如肠扭转、卵巢扭转、肝破裂、脾破裂、异位妊娠破裂等。⑤腹腔内血管阻塞：如缺血性肠病、夹层腹主动脉瘤等。⑥胸腔疾病所致的腹部牵涉性痛：如肺炎、肺梗死、心绞痛、心肌梗死等。⑦腹壁疾病：如腹壁挫伤、脓肿及腹壁带状疱疹。⑧全身性疾病所致的腹痛：如腹型过敏性紫癜、腹型风湿热、尿毒症。且胰腺炎原因中胰腺血管阻塞也是其中少见的原因之一，故该患者需要行腹部血管检查，如腹部血管 CTA 和 CTV。结果 CTV（病例 25 图 1B）发现门静脉、脾静脉、肠系膜上静脉血栓形成。

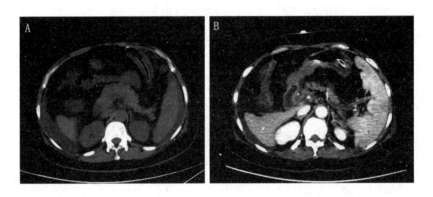

A：胰腺肿胀伴胰头少量积液；B：门静脉、脾静脉、肠系膜上静脉血栓形成

病例 25 图 1　腹部 CT 及腹部血管 CTV

问题 5：患者经 CTV 证实为门静脉系血栓，常见原因是什么？治疗措施有哪些？

知识点 6：门静脉系血栓常见原因为肝硬化失代偿期，10% 形成门静脉系血栓，其他原因有肿瘤，如肝癌、胰腺癌等，少见原因为重症胰腺炎、子痫、全身疾病在局部表现的，如抗磷脂抗体综合征。门静脉系血栓临床表现上腹痛是最早出现的症状，腹痛多为局限性，少数为全腹弥漫性，腹痛呈间歇性绞痛，但不剧烈，可持续较长时间，50% 的患者有恶心和呕吐，少数患者有腹泻或便血。如突然产生完全性梗阻，可出现脐周剧烈腹痛呈阵发性，多伴有明显恶心、呕吐，有排气排便，此时查体无明显体征，如病情进一步发展可出现肠坏死的表现，持续性腹痛、腹胀、便血、呕血、休克及腹膜刺激征等，腹穿可抽出血性腹水。脾静脉血栓形成表现为脾脏常迅速增大，脾区痛或发热。门静脉血栓形成临床表现变化较大，当血栓缓慢形成，局限于肝外门静脉，且有机化，或侧支循环丰富，则无或仅有轻微的缺乏特异性的临床表现，常常被原发病掩盖，急性或亚急性发展时，表现为中重度腹痛，或突发剧烈腹痛、脾大、顽固性腹水，严重者甚至出现肠坏死，消化道出血。

知识点 7：门静脉血栓的治疗：①抗凝治疗：抗凝为主要的治疗措施，对新近发生的血栓应做早期静脉肝素抗凝治疗，可出现完全或广泛性再通，还可防止血凝块的播散，可短期防止肠道缺血，长期防止肝外门静脉高压，推荐口服抗凝药物治疗至少维持半年。②溶栓治疗：本病急性期可行溶栓治疗，有全身静脉溶栓药物（尿激酶）的应用可使门静脉主干再通，近年来，由于介入水平的提高，局部用药更多，早期的门静脉血栓采用经皮经股静脉插管至肠系膜上动脉后置管，用微量泵尿激酶进行早期持续溶栓等对急性门静脉血栓和新近发生的门静脉血栓有效；③介入及手术治疗：对于短时间内的急性门静脉血栓形成，尽早行门静脉切开取栓，对于血栓形成时间较长，血栓出现机化，切开取栓或溶栓的效果差，可选择门奇断流或门腔分流术[2]。

病例分析：该患者经多学科会诊建议普通肝素 100mg/d ＋尿激酶 10 万 U、1 次 /12 小时溶栓。患者既往有下肢血栓、本次有门静脉系血栓，患者是血栓高危人群，故行抗凝脂抗体检查。患者抗凝脂抗体阳性（ACA IgM 17.4U/ml，A–β_2–GP$_1$ 61.71RU/ml），风湿科主任诊断为抗磷脂抗体综合征。

问题 6：抗磷脂抗体综合征诊断与治疗及其预后如何？

知识点 8：抗磷脂抗体综合征（antiphospholipid antibody syndrome，APS）临床上可分为原发性 APS（PAPS 或 1APS）和继发性 APS（SAPS 或 2APS），后者可继发于系统性红斑狼疮、类风湿关节炎、系统性硬化症和干燥综合征等结缔组织疾病。另有一种较少见的临床类型，称为恶性 APS，表现为在短期内（数天到数周内）进行性出现大量血栓形成，累及中枢神经系统、肾脏、肺脏和心脏等重要器官，造成器官功能衰竭及甚至死亡[4 ~ 6]。

知识点 9：辅助检查有抗磷脂抗体、抗心磷脂抗体 APL 抗体如 LA、ACL 抗体等阳性，其滴度高时，临床意义更大。现在推荐以阴性、低度、中等、高度阳性来表达 APL 实验结果，以此提高各实验室检测结果的一致性和重复性。临床表现为以各种血栓症状、习惯性流产、血小板减少等为临床症状。其发病机制见病例 25 图 2[7 ~ 9]。

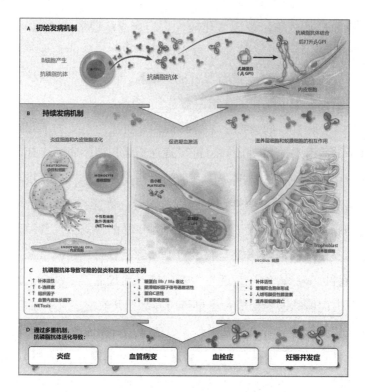

病例 25 图 2　抗凝脂抗体综合征发病机制 [8]

　　知识点 10：抗磷脂抗体综合征的治疗药物选择：①低剂量阿司匹林（＜100mg/d）根据总体人群的心血管疾病预防指南，如果需要，预防初级血栓形成；如果患者有其他心血管疾病的危险因素，需要预防继发动脉血栓形成；妊娠合并 APS 时的预防；充分抗凝治疗时复发性血栓形成的补充治疗。②羟基氯喹（200～400mg/d）：充分抗凝治疗时，复发性血栓形成补充治疗。③他汀类药物：充分抗凝治疗时，复发性血栓形成的补充治疗。④华法林：二级血栓形成预防（INR 目标 2～3）；目标 INR 为 3～4是一种可能的复发性血栓形成策略。⑤低分子量肝素：在高危时期（如围术期或产后期）预防血栓形成；预防孕妇产科 APS（如依诺肝素，40mg/d）和血栓性 APS［如依诺肝素 1.5mg/（kg·d）或每日两次 1mg/kg］；使用华法林治疗时，复发性血栓形成的补充治疗［如依诺肝素 1mg 每日 2 次或 1.5mg/（kg·d）］。⑥普通肝素：灾难性 APS一线联合治疗的一部分；预防产科 APS（皮下 5000U，2 次 / 日）和血栓性 APS（如皮下 250U/kg，2 次 / 日）。⑦糖皮质激素：灾难性 APS 一线联合治疗，严重血小板减少、溶血性贫血，（如甲强龙，250～1000mg，持续 3 天）。⑧静脉注射免疫球蛋白：灾难性 APS 的一线或二线联合治疗的选择（1～2g/kg，给予 3～5 天）。⑨血浆置换：灾难性 APS 的一线或二线联合治疗的选择；适用于 APL 相关肾病患者的血栓性微血管疾病。⑩利妥昔单抗：适用于血小板减少、溶血性贫血、APL 肾病；灾难性 APS 标准治疗外一种选择。

病例分析：该患者经溶栓和抗凝治疗患者症状未见好转，血浆置换治疗 3 次，但患者出现剧烈腹痛、血压下降，压痛反跳痛阳性，考虑急性肠坏死，家属放弃治疗。

病例小结：

1. 中年女性，以腹痛腹胀起病就诊，病程中无发热。

2. 无高血压、糖尿病病史，既往有下肢静脉血栓病史。

3. 查体：上腹部压痛阳性，反跳痛阴性。

4. 实验室检查：血尿淀粉酶升高，影像学检查，平扫 CT 示胰腺肿胀伴胰腺周围积液。

5. 按胰腺炎治疗患者血尿淀粉酶、脂肪酶恢复正常，但腹痛未见好转，且胰腺炎原因不清，行腹部血管 CTA + CTV 检查，提示门静脉、脾静脉、十二指肠静脉血栓形成，进一步检查为抗磷脂抗体综合征。

6. 治疗普通肝素抗凝＋尿激酶，血浆置换。

（供稿：潘爱军 中国科学技术大学附属第一医院；

校稿：阮正上 上海交通大学医学院附属新华医院）

参考文献

[1]Easier J，Muddana V，Furlan A，et al.Portosplenomesenteric venous thrombosis in patients with acute pancreatitis isassociated with pancreatic necrosis and usuallyhas a benign course[J].Clin Gastroenterol Hepatol，2014，12（5）：854-862.

[2]Intagliata NM，Caldwell SH，Tripodi A.Diagnosis，development，and treatment of portal vein thrombosis in patients with and without cirrhosis[J]. Gastroenterology，2019，156（6）：1582-1599.

[3] 楼滨城 . 如何辨析可能危及生命的急性腹痛？[J] 临床误诊误治，2016，29（8）：封 2 页 .

[4]Gladigau G, Haselmayer P, Scharrer I, et al.A role for Toll-like receptor mediated signals in neutrophils in the pathogenesis of the anti-phospholipid syndrome[J]. PLoS One, 2012, 7（7）: e42176.

[5]Kelchtermans H, Pelkmans L, de Laat B, et al.IgG/IgM antiphospholipid antibodies present in the classification criteria for the antiphospholipid syndrome: a critical review of their association with thrombosis[J].J Thromb Haemost, 2016, 14（8）: 1530-1548.

[6]Alijotas-Reig J, Ferrer-Oliveras R, Ruffatti A, et al.The european registry on obstetric antiphospholipid syndrome（EUROAPS）: a survey of 247 consecutive cases[J]. Autoimmun Rev, 2015, 14（5）: 387-395.

[7]Arnaud L, Mathian A, Ruffatti A, et al.Efficacy of aspirin for the primary prevention of thrombosis in patients with antiphospholipid antibodies: an international and collaborative meta-analysis[J].Autoimmun Rev, 2014, 13（3）: 281-291.

[8]Garcia D, Erkan D.Diagnosis and management of the antiphospholipid syndrome[J].N Engl J Med, 2018, 378（21）: 2010-2021.

[9]Alijotas-Reig J, Ferrer-Oliveras R, Ruffatti A, et al.The european registry on obstetric antiphospholipid syndrome（EUROAPS）: a survey of 247 consecutive cases[J]. Autoimmun Rev, 2015, 14（5）: 387-395.

病例 26 线粒体肌病

病例摘要 1：

患者男性，16 岁，学生。

主诉：胸闷气喘 2 年，加重 2 天。

现病史：患者于 2 年前出现胸闷，气喘，活动后加重，休息后可好转，无黑矇，晕厥史。1 年前在当地医院诊断为"心肌炎可能"。2 周前出现发热、咳嗽，最高体温 38.7℃，近 2 天胸闷气喘加重，夜间不能平卧，为求进一步诊治，遂来我院就诊，拟"心肌病可能、心功能不全"收住我院心内科。患者自发病以来，精神状态较差，活动耐力差，食欲、食量差，睡眠质量差，大小便正常，近期体重无明显减轻。

既往史：否认肝炎、结核、疟疾病史；否认高血压、心脏病病史；否认糖尿病、脑血管疾病、精神疾病史；否认手术史、外伤史、输血史；否认食物、药物过敏史；预防接种史随社会。

体格检查：体温 36.5℃，心率 124 次 / 分，血压 115/48mmHg，呼吸 28 次 / 分，血氧饱和度 96%。神清，精神差；全身皮肤及黏膜未见黄染，唇无发绀；颈静脉怒张；双肺呼吸音粗，未闻及明显干湿性啰音；心律齐，心前区未闻及杂音；腹平软，无压痛及反跳痛，肝肋下 3 横指，脾肋下未触及；双下肢不肿；神经病理征（－）。

入院前辅助检查：①血常规：白细胞 8.85×10^9/L，血红蛋白 142g/L，血小板 272×10^9/L，中性粒细胞百分比 61.8%；②心肌酶谱：天冬氨酸氨基转移酶 127.2U/L，肌酸激酶同工酶 125.3U/L，肌酸激酶 1046U/L，乳酸脱氢酶 768U/L；B 型钠尿肽 1675pg/ml。③心脏彩超：主动脉内径 28mm，左室舒张末内径 57mm，室间隔厚度 10mm，左房内径 41mm，左室收缩末内径 36mm，左室后壁厚度 10mm，左心功能测定：FS 37%，LVEF 66%；二尖瓣口前向血流 E 峰＞ A 峰。结论：左心偏大；肺动脉压偏高伴三尖瓣反流（轻度）；房水平少许分流（卵圆孔未闭）。

问题 1：根据病史、体征和目前的检查结果，目前可能的诊断是什么？

患者可能的诊断为：①心肌病可能 心功能Ⅳ级；②心肌炎可能。

知识点 1：1995 年世界卫生组织（WHO）/ 国际心脏病学会联合会（ISFC）将心

肌病定义为伴心功能不全的心肌疾病，分为原发性心肌病和继发性心肌病两类[1]。原发性心肌病包括扩张型心肌病（DCM）、肥厚型心肌病（HCM）、限制型心肌病（RCM）、致心律失常性右心室心肌病 / 发育不良（ARVC/D）、未分类心肌病及特异性心肌病。其中，DCM 是一类既有遗传又有非遗传原因造成的复合型心肌病，以左室、右室或双心腔扩大和收缩功能障碍等为特征，通常经二维超声心动图诊断[2]。DCM 导致左室收缩功能降低、进行性心力衰竭、室性和室上性心律失常、传导系统异常、血栓栓塞和猝死。根据病因分为特发性 DCM（原因不明）、家族遗传性 DCM 和继发性 DCM。DCM 的诊断标准为：①临床常用左心室舒张期末内径（LVEDD）＞ 5.0cm（女性）和＞ 5.5cm（男性）；② LVEF ＜ 45% 和（或）左心室缩短速率（FS）＜ 25%[3]。

知识点 2：心肌炎是指由各种原因引起的心肌炎性损伤所导致的心脏功能受损，包括收缩、舒张功能减低和心律失常。病因包括感染、自身免疫性疾病和毒素 / 药物毒性三类，其中感染是最主要的致病原因，病原体以病毒最为常见，包括肠道病毒（尤其是柯萨奇 B 病毒）、腺病毒、巨细胞病毒、EB 病毒和流感病毒等。临床上可以分为急性期、亚急性期和慢性期。急性期一般持续 3 ~ 5 天，主要以病毒侵袭、复制对心肌造成损害为主；亚急性期以免疫反应为主要病理生理改变；少数患者进入慢性期，表现为慢性持续性及突发加重的炎症活动，心肌收缩力减弱、心肌纤维化、心脏扩大。普通急性心肌炎临床表现差异很大，多数表现为活动后轻微的胸闷、心悸不适，重者也可出现急性左心衰竭甚至猝死，因此需根据病情严重程度进行个体化治疗。暴发性心肌炎是心肌炎最为严重和特殊的类型，主要特点是起病急骤，病情进展极其迅速，患者很快出现血液动力学异常（泵衰竭和循环衰竭）及严重心律失常，并可伴有呼吸衰竭和肝肾衰竭，早期病死率极高，但一旦度过急性危险期，长期预后良好[4]。

知识点 3：1928 年，纽约心脏学会依据患者的症状与活动能力将心脏功能分为 4 级，并在随后对该分级方法进行了修订和完善，这是最早的心脏功能分级方法，一直被广泛沿用至今。Ⅰ级：患者有心脏病，但日常活动量不受限制。一般体力活动不引起过度疲劳、心悸、气喘或心绞痛。Ⅱ级：心脏病患者的体力活动受到轻度的限制，休息时无自觉症状，但平时一般活动下可出现疲劳、心悸、气喘或心绞痛。Ⅲ级：心脏病患者体力活动明显受限制。小于平时一般体力活动即可引起过度疲劳、心悸、气喘或心绞痛。Ⅳ级：心脏病患者不能从事任何体力活动，休息状态下也出现心衰症状，体力活动后加重。

病例摘要 2：

患者当日入住心内科后完善相关检查，予以抗感染、扩冠、强心、利尿等治疗。晚间表现为深大呼吸，烦躁不安，血氧饱和度 96%，完善血气分析示：pH 7.34，PCO_2 15.4mmHg，PO_2 158.0mmHg，实际碱剩余 −14.7mmol/L，标准碱剩余 −15.9mmol/L，实际碳酸氢根 8.7mmol/L，标准碳酸氢根 13.4mmol/L，血乳酸 17.0mmol/L；急诊生化：二氧化碳结合力 11.13mmol/L。考虑高乳酸血症，严重的乳酸酸中毒，请 ICU 会诊后由心内科病房转入 ICU 进一步诊治。

知识点 4：乳酸是无氧糖酵解的产物，由丙酮酸还原而成。临床测定的是血乳酸根浓度，并以此代表血乳酸浓度，正常值为 0.5 ~ 1.5mmol/L，> 2mmol/L 为高乳酸血症，一般以 2 ~ 5mmol/L 为轻度高乳酸血症，> 5mmol/L 为重度高乳酸血症。乳酸酸中毒则指乳酸增高同时伴代谢性酸中毒，血 pH < 7.35，伴阴离子间隙（AG）增高，多见于重度高乳酸血症患者。根据是否由组织缺氧引起，将 L- 乳酸高乳酸血症分为两类，A 型指由组织缺氧引起的高乳酸血症，B 型指无组织缺氧的高乳酸血症。临床以 A 型最常见，B 型相对较少。A 型高乳酸血症的常见病因包括：①各种原因导致的休克，如脓毒性休克、心源性休克等；②局部灌注不足：如肠坏死和其他原因的内脏缺血、大动脉血栓栓塞等；③其他原因导致的组织缺氧：如严重低氧血症、严重贫血、一氧化碳中毒、糖酵解增加（剧烈运动、颤抖）、癫痫发作等。B 型高乳酸血症的常见病因包括：①某些后天获得性疾病，如糖尿病酮症酸中毒、肿瘤（白血病、淋巴瘤、嗜铬细胞瘤等）、获得性免疫缺陷病（艾滋病）、严重肝病、肾衰竭、脓毒症、硫胺素缺乏等；②药物和中毒，如对乙酰氨基酚、β - 受体激动剂、氰化物、胰岛素、硝普钠、核苷酸逆转录酶抑制剂（如齐多夫定、恩替卡韦）、双胍类药物（如苯乙双胍、二甲双胍）、异丙酚、水杨酸盐、有毒醇类（如甲醇、乙醇、乙二醇、丙二醇）等；③遗传性代谢疾病（IEM），如丙酮酸氧化障碍、氧化磷酸化障碍、糖原代谢及糖异生障碍等[5]。

高乳酸血症的治疗包括去除病因、碳酸氢钠纠正酸中毒及清除体内多余的乳酸[6]。血液透析可有效阻止离子钙浓度的下降、预防容量超负荷及高渗（输注碳酸氢钠潜在的并发症），同时还可清除与乳酸酸中毒相关的药物（如二甲双胍）。但在乳酸酸中毒时，透析清除量远远低于乳酸生成量。连续性肾脏替代治疗（CRRT）相对于间断性血液透析往往更受青睐，这主要是因为连续性血液透析可以较低速度输注碳酸氢钠且对血流动力学影响较小。

问题 2：患者高乳酸血症、乳酸酸中毒的病因是什么？下一步如何治疗？

患者转入 ICU 时血压稳定，尿量正常，组织灌注情况良好，无组织缺氧表现，故考虑为 B 型高乳酸血症。同时患者为年轻男性，明确无药物、食物中毒病史，否认既往其他病史，考虑遗传代谢性疾病导致乳酸酸中毒可能性更大。

患者乳酸酸中毒的病因考虑为遗传代谢性疾病，不能从病因上进行治疗。入 ICU 后予以纠正酸中毒治疗，但血乳酸无明显下降，血乳酸水平明显增高，有急诊血液净化指征，遂行 CRRT 治疗清除体内乳酸。

病例摘要 3：

患者于当晚转入 ICU。入科时查体：神志清楚，烦躁不安，深大呼吸，血氧饱和度 96%，口唇无发绀，颈静脉怒张，双肺呼吸音粗，未闻及明显干湿性啰音，心律齐，心率 130 次 / 分，心前区未闻及杂音，腹平软，无压痛及反跳痛，肝肋下 2 横指，脾肋下未触及，双下肢不肿，四肢肌力减低，双下肢明显，双上肢肌力Ⅲ级，双下肢肌力Ⅱ级，双侧巴氏征阴性。入 ICU 后立即予以行股静脉穿刺透析导管置入术，并行 CRRT 治疗，CVVH 模式，肝素抗凝，上机参数设置：血流速 200ml/min，置换液 2000ml/h，超滤率 500ml/h，5% 碳酸氢钠 200ml/h，首剂肝素 10mg 静脉推注，此后 4mg/h 持续静脉泵入，动态监测电解质、活化部分凝血活酶时间及血乳酸水平。第 3 天复查血乳酸降至 7.7mmol/L，血气分析示酸中毒较前纠正，患者呼吸急促、精神烦躁已明显改善，呼吸 20 次 / 分，可安静入睡，血压 119/54mmHg，心率 111 次 / 分，予以安全下机。在治疗过程中积极完善抗链球菌溶血素 O、血沉、T 细胞亚群、血管炎抗体谱 5 项、抗核抗体谱 13 项等检查未见明显异常；呼吸道病毒、疱疹病毒、巨细胞病毒、EB 病毒核酸检测等均为阴性；第 4 天复查心电图、超敏肌钙蛋白 I 定量未见明显异常；B 型钠尿肽 2730pg/ml；肌红蛋白 434.90μg/L；血乳酸降至 5.1mmol/L。同时查体提示神志清楚，双上肢肌力恢复正常，但双下肢肌力仍减低，Ⅱ～Ⅲ级，深浅感觉存在、对称。患者高乳酸血症病因考虑为代谢性疾病导致，目前经过积极治疗后血乳酸水平明显下降，症状亦明显好转，但病程中出现双下肢肌力减低的病因不明，遂完善行肌电图检查示左腓总神经的运动神经元传导速度减慢，左右腓总神经的波幅明显降低；左尺神经的感觉神经传导素的减慢，右尺神经的感觉神经传导的波幅降低。

问题 3：患者出现双下肢肌力减低的病因是什么？如何鉴别？下一步如何进一步检查明确诊断？

病例分析：患者无感觉减退，无手套袜套样感觉缺失，暂不考虑格林巴利；目前明确的检查感染病原学上特异性和非特异性感染均没有得到阳性结果，系统性疾病如风湿系统疾病（表现为心肌损害、周围神经系统损害、肌痛等）依据不足。结合既往运动耐力下降，虽发育外观正常，但家属提供在校期间学习成绩一般，考虑代谢性疾病首先考虑线粒体疾病可能。除神经电生理、肌肉活检可以进 步证实诊断。线粒体肌病临床上可分为单纯线粒体肌病、线粒体脑肌病，可以通过进一步完善头颅 MRI 检查证实。后者其中一型就是表现为肌病伴高乳酸血症和卒中样发作，多系母系遗传，所以明确诊断后也可以进一步行家族基因检测。

病例摘要 4：

患者于入院第 7 天行肌肉活检，后动态监测血乳酸均在 2.0mmol/L 以下，胸闷、呼吸急促症状明显改善，生命体征稳定。第 23 天完善头颅 MRI 平扫＋ DWI ＋ FLAIR 检查提示：①双侧背侧丘脑异常信号，结合临床符合线粒体脑病改变。②双侧基底节区异常信号，考虑血管腔隙。肌肉活检病理结果示：①肌纤维大小轻度不等，可见不整边纤维，偶见空泡纤维。②可见大量不典型的不整红边纤维。③可见大量 CCO 酶活性缺失纤维，ADH/CCO 双染可见蓝纤维。④脂滴轻度增多。结论：所见肌肉病理存在线粒体功能明显异常，脂滴轻度增多，请结合临床。结合病史、症状体征、肌肉活检及头颅 MRI 检查等，患者诊断为线粒体脑肌病。第 24 天患者症状好转，血乳酸降至正常水平，目前生命体征稳定，无特殊不适主诉，达到出院指征，予以办理出院。

知识点 5：线粒体脑肌病是指由线粒体基因或细胞核基因发生缺失或点突变导致的线粒体结构和功能异常，引起细胞呼吸链及能量代谢障碍，主要累及脑和横纹肌的一类疾病。临床主要包括：Kearns-Sayre 综合征、Leigh 综合征、线粒体 DNA 缺失综合征（mitochondrial DNA depletion syndrome，MDS）、线粒体脑肌病伴高乳酸血症和卒中样发作（mitochondrial encephalomyopathy lactic acidosis and stroke-like episodes，MELAS）、肌阵挛性癫痫发作伴破碎红纤维（myoclonus epilepsy with ragged red fibers，MERRF）、线粒体神经消化道脑肌病（mitochondrial neurogastrointestinal encephalomyopathy，MNGIE）、神经病 - 共济失调 - 色素性视网膜炎（neuropathy, ataxia and retinitis pigmentosa，NARP）、Pearson 综合征、进行性眼外肌麻痹（progressive external ophthalmoplegia，PEO）等。其中，MELAS、KSS 和 MERRF 是三种最常见类型[7]。

MELAS 是研究相对较多的一类线粒体脑肌病，其发病率约为 1/6000。线粒体脑肌病是一组累及多系统的复杂疾病，伴有广泛的生化和遗传缺陷。1984 年 Pavlakis 首先报告了 MELAS 患者。随着人们对线粒体细胞病认识水平的提高，逐渐发现 MELAS

综合征具有遗传基因和临床表型的广泛异质性。由于该病致残和致死率较高，故早期诊断和治疗十分重要。MELAS 的常见症状包括肌无力、易疲劳、内分泌紊乱、胃肠道动力障碍、感音神经性耳聋、糖尿病、头痛、癫痫发作、痴呆及卒中样发作。

MELAS 临床特点主要是母系遗传，10 ~ 40 岁发病，10 岁前发育正常。首发症状为运动不耐受、卒中样发作、偏轻瘫、失语、皮层盲或聋。并有肢体无力、抽搐或阵发性头痛、智能低下及乳酸血症等。卒中样发作是 MELAS 的主要临床特征，也经常是诊断的主要原因。MELAS 卒中样发作的特点是缺血梗死灶并不符合经典血栓形成或栓塞导致的脑卒中的常见血供分布区域。尽管 MELAS 卒中样发作常在病程早期快速而完全的恢复，一旦第一次卒中样发作发生，患者的神经功能状态会持续恶化，导致残疾和早逝。卒中样发作在临床上可表现为多种神经系统症状，如癫痫发作、头痛、意识状态改变、局灶性无力、视力下降、感觉缺失、构音障碍和共济失调[8]。

辅助检查包括影像学、肌肉活检及基因检测等。MELAS 影像学有其特征性改变。卒中样发作期头颅 CT 显示大脑的颞、顶、枕叶皮质和临近皮质下低密度病灶，少数患者累及双侧大脑半球。可以合并双侧基底节钙化。头颅 MRI 显示病灶位于皮质和皮质下，呈长 T_1、长 T_2 异常信号，枕叶和颞叶最容易受累，病灶不符合颅内单支大动脉流域分布。卒中样发作急性期病灶弥散加权成像（DWI）多弥散受限，皮质受累尤为明显，呈现类花边征样改变。病灶具有进展性、可逆性、多发性以及呈现"此消彼长"的"游走性"特点，卒中样发作之后常遗留局部脑萎缩、局部脑室扩大及皮质下白质异常信号。头颅 MRI 波谱分析显示病灶部位和脑室内脑脊液出现高乳酸峰。

基因检测：拟诊 MELAS 的患者可行基因检测进一步确诊，阳性率可达 95% 以上。可以先筛查中国 MELAS 患者的热点突变，如 mtDNA3243A > G、13513G > A 及 3271T > C 等变异位点[9]，或者进行 mtDNA 全长测序和（或）相关核基因检查。mtDNA 变异率在不同组织存在显著差异，尤其在成人中，肌肉组织、尿沉渣细胞和毛囊较外周血细胞具有更高的阳性率。少数临床病理确诊的典型 MELAS 患者，行线粒体基因和核基因分析仍然找不到致病性突变。

肌肉活检：基因检查未发现致病变异者或为明确是否存在肌肉病时需要做该检查，阳性率可达到 95% 以上，个别患者亦可能并无明显肌肉病理改变[10]。骨骼肌活检冰冻切片的典型病理改变是改良 Gomori 三色染色可见不整红边纤维，琥珀酸脱氢酶染色可见破碎蓝染肌纤维和（或）深染的小血管。在细胞色素 C 氧化酶染色显示酶活性缺乏或增加。电镜下可见肌纤维内或小血管内皮细胞 / 平滑肌细胞内异常线粒体增多或聚集，线粒体内可见类结晶包涵体。

MELAS 的诊断，根据其临床特点和影像学特征可以提出临床拟诊，发现 mtDNA 或 nDNA 基因致病变异和肌肉活检发现线粒体肌病的典型病理改变是诊断 MELAS 的"金标准"。仅出现相关基因变异而无任何临床表现者，为基因变异无症状携带者；MELAS 患者初期可仅表现为癫痫、糖尿病、耳聋、心肌病、肾脏病、肌病等单一器官受累的症状和体征，需要随访观察是否发展为 MELAS。

MELAS 的治疗原则为通过药物、饮食调节和运动管理等改善或纠正不正常的病理和生理过程，及时治疗各个系统的损害以及预防各种并发症。①综合管理：在日常生活中保持能量代谢的均衡和连续，防止能量代谢危象的发生，既要避免饥饿导致能量的缺乏，也要避免精神刺激、过度劳累、熬夜、感染导致能量消耗增加。②基础药物治疗：药物治疗是否有效目前缺乏循证医学证据。长期选择服用下列药物可能有益，包括核黄素、辅酶 Q_{10}、艾地苯醌、维生素 E、硫辛酸、维生素 C、谷胱甘肽、左旋肉碱、天冬氨酸、维生素 B_1、亚叶酸、牛磺酸。

病例小结：

线粒体肌病可发生于任何年龄段，多呈慢性进展，可累及多个系统，临床表现复杂多样，这就造成临床医生在接诊时往往不能准确判断，易被患者复杂的临床表现所误导，从而导致误诊，延误患者治疗。该患者为青少年男性，首发症状为胸闷气喘，首次就诊时即被分诊至心血管内科，而心内科医师在缺乏对线粒体肌病充分认识的情况下极易将其误诊为心肌病。该类患者在发生严重乳酸酸中毒时，如不能得到及时治疗，往往会造成死亡。因此，在临床诊疗工作中，我们应该加强对此类复杂疾病的充分学习和认识，从而让这类患者得到更好地救治。

该患者在出现严重乳酸酸中毒后转入 ICU，通过对患者临床表现进行分析快速识别为 B 型乳酸酸中毒，立即予以纠正酸中毒、CRRT 等治疗，同时积极完善相关检查，结合临床表现、实验室检查，鉴别诊断为代谢性疾病。进一步针对性完善头颅 MRI、肌肉活检及基因检测后患者明确诊断为线粒体脑肌病。整个诊断思路清晰明确，诊疗及时有效，患者最终好转出院。因此，在临床上遇到此类复杂多变的疾病时，该份病例具有一定的参考作用。

（供稿：潘爱军 中国科学技术大学附属第一医院；

校稿：阮正上 上海交通大学医学院附属新华医院）

参考文献

[1]Richardson P，McKenna W，Bristow M，et al.Report of the 1995 world health organization/international society and federation of cardiology task force on the definition and classification of cardiomyopathies[J].Circulation，1996，93（5）：841-842.

[2] 中华医学会超声医学分会超声心动图学组，中国医师协会心血管内科分会超声心动图委员会.超声心动图诊断心肌病临床应用指南 [J]. 中华超声影像学杂志，2020，29（10）：829-845.

[3] 中华医学会心血管病学分会，中国心肌炎心肌病协作组.中国扩张型心肌病诊断和治疗指南 [J]. 临床心血管病杂志，34（5）：421-434.

[4] 中华医学会心血管病学分会精准医学学组.成人暴发性心肌炎诊断与治疗中国专家共识 [J]. 中华心血管病杂志，2017，45（9）：742-752.

[5]Kraut JA，Madias NE.Lactic acidosis[J].The New England Journal of Medicine，2014，371（24）：2309-2319.

[6]Kim HJ，Son YK，An WS.Effect of sodium bicarbonate administration on mortality in patients with lactic acidosis：a retrospective analysis[J].PLoS One，2013，8（6）：e65283.

[7]北京医学会罕见病分会,北京医学会神经内科分会,神经肌肉病学组,等.中国线粒体脑肌病伴高乳酸血症和卒中样发作的诊治专家共识 [J]. 中华神经科杂志，2020，53（3）：171-178.

[8]Zhang Z，Zhao D，Zhang X，et al.Survival analysis of a cohort of Chinese patients with mitochondrial encephalomyopathy with lactic acidosis and stroke-like episodes（MELAS）based on clinical features[J].J Neurol Sci，2018，385：151-155.

[9]张哲，赵丹华，刘靖，等.线粒体脑肌病伴乳酸血症和卒中样发作190例的临床特征分析 [J]. 中华神经科杂志，2016，499（3）：237-242.

[10]Mukai M，Nagata E，Mizuma A，et al.Adult-onset mitochondrial myopathy，encephalopathy，lactic acidosis and stroke（MELAS）-like encephalopathy diagnosed based on the complete sequencing of mitochondrial DNA extracted from biopsied muscle without any myopathic changes[J].Intern Med，2017，56（1）：95-99.

病例 27　V-AECMO 成功治疗儿茶酚胺性心肌病合并心源性休克

病例摘要 1：

患者女性，46 岁。

主诉：鼻塞、流涕 3 天，胸闷、气促 1 天余，加重半天。

现病史：患者于入院前 3 天无明显诱因出现鼻塞、流涕，1 天余前出现胸闷、气促，程度进行性加重，伴恶心、呕吐，伴咳嗽、咳粉红色泡沫样痰，伴全身乏力，伴尿量减少，无胸痛、发热。于我院急诊科查肌钙蛋白 I 3.6mg/L，B 型钠尿肽 > 35000ng/L（参考范围 0 ~ 900ng/L），心脏彩超示左室整体收缩及舒张功能减退，室壁运动普遍减弱，LVEF 25%。心电图示窦性心动过速。血气分析（FiO$_2$ 50%）：pH 7.211，PCO$_2$ 45.2mmHg，PO$_2$ 40mmHg，血乳酸 6.7mmol/L，碱剩余 −9.8mmol/L。考虑"暴发性心肌炎可能、心源性休克"，予去甲肾上腺素升压、呋塞米利尿、抗炎等处理，上述症状无明显好转随收入我科进一步治疗。

既往史：既往体健；否认高血压、糖尿病病史；否认吸烟、酗酒史；否认家族性遗传病史、肿瘤病史。后详细询问病史常有心悸、手抖、多汗。

入院查体：体温 37.2℃，心率 180 次 / 分，呼吸 30 次 / 分，血压 102/81mmHg（使用去甲肾上腺素）。神志清楚，端坐呼吸，精神状态差。心律齐，心音低顿，可闻及奔马律，各瓣膜听诊区未闻及杂音。双肺呼吸音粗，可闻及双肺弥漫、大量湿性啰音。腹部查体、神经系统查体未见异常。

问题 1：根据病史、体征和目前的检查结果，目前可能的诊断是什么？

患者可能诊断为：心源性休克、暴发性心肌炎？心源性肺水肿、I 型呼吸衰竭、代谢性酸中毒。

知识点 1：心肌炎是指由各种原因引起的心肌炎性损伤所导致的心功能受损，包括收缩、舒张功能减低和心律失常。病因包括感染、自身免疫性疾病和毒素 / 药物毒性三类，其中感染是最主要的致病原因，病原体以病毒最为常见，包括肠道病毒（尤其是柯萨奇 B 病毒）、腺病毒、巨细胞病毒、EB 病毒和流感病毒等。

知识点 2：暴发性心肌炎是心肌炎最为严重和特殊的类型，主要特点是起病急骤，病情进展极其迅速，患者很快出现血流动力学异常及严重的心律失常，并可伴有呼吸衰竭和肝肾衰竭，早期病死率极高。一般认为，当急性心肌炎发生突然且进展迅速，很快出现严重心力衰竭、低血压或心源性休克，需要应用正性肌力药物、血管活性药物或机械循环辅助治疗时，可诊断为暴发性心肌炎。本病症早期病死率虽高，但一旦度过急性危险期，长期预后良好。另外，本病冬春季发病较多；各年龄段均可发病，但以平时身体健康、无基础器质性疾病的青壮年多见；无明显性别差异，长时间疲劳可能易发。因此，一旦怀疑或拟诊本病，需高度重视，尽早识别，快速反应，多学科合作，全力救治，帮助患者度过危险期。

问题 2：为进一步明确诊断和抢救患者，需要进行哪些检查和治疗？

1. 进一步检查及监测 完善血常规、肝肾功能、心肌酶、电解质、肌钙蛋白 I、NT-proBNP、病毒抗体、炎症指标、T 淋巴细胞、自身免疫检查、心电图、心脏彩超、全腹彩超等；监测心率、血压、CVP（中心静脉压）、血乳酸水平、尿量等。

2. 治疗 ①支持治疗：行气管插管呼吸机辅助呼吸、V-A ECMO 循环支持、CRRT 肾脏替代治疗等。②药物治疗：去甲肾上腺素升压、多巴酚丁胺及左西孟旦强心、镇痛镇静、更昔洛韦及达菲抗病毒、哌拉西林钠他唑巴坦钠抗感染、甲强龙抗炎、丙种球蛋白调节免疫、辅酶 Q_{10} 营养心肌、保肝等。

病例摘要 2：

完善相关检查：①血常规检查：白细胞 $20.8 \times 10^9/L$，中性分叶核 92.2%，血红蛋白 105g/L，血小板 $237 \times 10^9/L$；②血生化检查：丙氨酸氨基转移酶 947U/L，天冬氨酸氨基转移酶 1733U/L，肌酸激酶 472U/L，肌酸激酶同工酶 52U/L，尿素氮 16.2mmol/L，肌酐 $211\mu mol/L$；降钙素原 10.39ng/ml；C- 反应蛋白 114mg/L；肌钙蛋白 I 14.79ng/ml（参考范围 0 ~ 0.1ng/ml）；NT-proBNP > 35000Pg/ml（参考范围 0 ~ 900pg/ml）；③ TORCH：弓形虫抗体 IgG、风疹病毒抗体 IgG、巨细胞病毒抗体 IgG、单纯疱疹病毒抗体 I 型 IgG、单纯疱疹病毒抗体 II 型 IgG（+）。呼吸道病原体抗体（-）；④甲状腺功能未见异常；⑤自身免疫全套（-）；⑥ ANCA 抗体（-）；⑦ T 淋巴细胞：CD_3^+ 细胞 206 个 /μl，CD_4^+ 细胞 79 个 /μl，CD_8^+ 细胞 51 个 /μl，NK 细胞 53 个 /μl，CD_{45}^+ 细胞 521 个 /μl；⑧床边心脏彩超：LVEF 20%，室间隔增厚，室壁整体运动减弱。⑨心电图：窦性心动过速；短 P-R 间期；$V_3 \sim V_6$ ST 段压低。⑩腹部彩超：右侧肾上

腺实性占位。ECMO运行后停用血管活性药物，但出现血压波动剧烈：90～200/60～120mmHg，心率也存在较大波动：80～140次/分。

问题3：该患者目前还需考虑的造成心源性休克的病因有哪些？还需完善哪些检查及治疗？

患者使用ECMO后停用血管活性药物，发现血压、心率波动巨大，腹部彩超示右侧肾上腺实性占位，需考虑嗜铬细胞瘤可能，嗜铬细胞瘤分泌儿茶酚胺造成儿茶酚胺性心肌病，首发症状也可表现为急性心力衰竭、心源性休克。后续检查结果回报血浆甲氧基肾上腺素类物质：3-甲基酪胺0.20nmol/L，甲氧基肾上腺素2.42nmol/L，甲氧基去甲肾上腺素3.88mmol/L。因考虑右侧肾上腺占位为嗜铬细胞瘤可能，运用α受体阻滞剂（酚妥拉明及哌唑嗪）控制血压及β受体阻滞剂（艾司洛尔及美托洛尔）控制心室率效果良好。5天后撤离ECMO，床边心脏彩超：LVEF 50%，室壁运动稍减弱。复查血浆甲氧基肾上腺素类物质：3-甲基酪胺0.25nmol/L，甲氧基肾上腺素4.28nmol/L，甲氧基去甲肾上腺素10.12mmol/L。24小时甲氧基肾上腺素类物质：3-甲基酪胺144nmol/L，甲氧基肾上腺素510nmol/L，甲氧基去甲肾上腺素774mmol/L。24小时尿香草苦杏仁酸127.42μmol。嗜铬细胞瘤相关基因检测阴性。肾上腺磁共振平扫+增强检查示：右侧肾上腺占位，T_2期高信号，增强扫描不均匀强化，考虑嗜铬细胞瘤可能性大。住院42天后患者康复出院，待后续手术治疗。

知识点3：过去嗜铬细胞瘤的定性诊断主要依赖患者血或尿儿茶酚胺浓度测定，但研究发现嗜铬细胞瘤释放儿茶酚胺具有波动性，在分泌低水平时检查，可导致假阴性率较高。尽管儿茶酚胺释放是波动性的，但儿茶酚胺在肿瘤内部的代谢是持续不断的，儿茶酚胺代谢产物甲氧基肾上腺素类物质持续释入血，目前研究发现测定血甲氧基肾上腺素类物质浓度诊断嗜铬细胞瘤有较高的敏感性和特异性[1]。因此，对于嗜铬细胞瘤的诊断，目前主张检查血或24小时尿甲氧基肾上腺素及甲氧基去甲肾上腺素浓度。CT和MRI是目前最常用的嗜铬细胞瘤定位诊断手段。CT增强可见瘤体明显强化，瘤内可有坏死囊性变、钙化及出血等。在MRI上表现为T_2期高信号，呈"灯泡征"表现[2]。另外，对于发病年龄较小、多部位、复发性肿瘤、双侧嗜铬细胞瘤及有家族史的患者进行基因检测，常可发现嗜铬细胞瘤易感基因突变，研究发现有1/3的患者存在基因突变[3]。病理是嗜铬细胞瘤诊断金标准。

知识点4：对于儿茶酚胺心肌病的诊断尚无统一的标准，主要依赖于临床表现及检查。儿茶酚胺性心肌病可以发生于患有嗜铬细胞瘤的患者，也可以发生应激情况下、长时间滥用肾上腺素类药物吸入剂的哮喘患者身上，表现为胸痛、突发的呼吸困难及类似心肌梗死的表现。此类患者的生化检查中肌酸激酶、肌钙蛋白升高。胸片可见心影增大、肺水肿的表现[4]。早期儿茶酚胺相关心肌损伤的心电图表现包括电轴右偏、心室肥厚，γ 波递增不良，P 波峰值异常，T 波倒置或低平等[5]。心律失常中室上心动过速较室性心动过速常见[6]。儿茶酚胺性心肌病的二维超声心动图检查可以显示为左心室扩张伴弥漫性收缩减弱，射血分数降低，左心房扩张伴舒张末期压力增加。也可以表现为室间隔肥厚或乙状结肠样左心室，血管内容量减少、舒张充盈受损可能导致流出道阻塞，类似于肥厚性梗阻性心肌病。心电图的变化在手术切除嗜铬细胞瘤后 5 ~ 10 天内改善，胸部 X 线检查和超声心动图异常也逐渐改善到正常[7]。冠状动脉造影检查往往没有阻塞的表现，心肌活检可见心肌炎症[8, 9]。

知识点 5：药物治疗嗜铬细胞瘤导致的儿茶酚胺性心肌病[10]，主要有：① α 受体阻滞剂：有研究表明结合手术可以可逆性地改善扩张性心肌病、减少围术期死亡率；② β 受体阻滞剂：用在 α 受体阻滞剂之后避免 α 受体后被抑制带来地过度激活；③卡托普利：预防心肌细胞增长及增生；④钙通道阻滞剂：预防冠脉痉挛，治疗单用 α 受体阻滞剂无法控制的高血压。嗜铬细胞瘤导致的儿茶酚胺性心肌病应推迟手术治疗，直到血压得到良好控制，超声心动图显示心室功能良好。

病例分析：该患者发病后即出现严重血流动力学不稳定，不具备行右侧肾上腺占位活检明确诊断的条件，但患者有儿茶酚胺代谢产物甲氧基肾上腺素类明显升高的定性诊断，也有超声和磁共振定位诊断的支持，使用 α 受体阻滞剂、β 受体阻滞剂也取得了较好效果，故考虑"嗜铬细胞瘤"可能性极大。同理，心肌活检同样条件受限，虽然病毒感染所致的暴发性心肌炎最为常见也无法完全排除这个诊断，但患者存在血压、心率存在巨大波动的临床表现，心脏彩超也提示室间隔增厚的慢性病变征象、无心肌弥漫性水肿增厚的表现，因此我们还是考虑存在"儿茶酚胺性心肌病"。

问题 4：使用 ECMO 的时机及优势是什么？

知识点 6：ECMO 是有效的循环辅助方法，同时具有呼吸支持功能，能够快速改善失代偿期心功能不全的患者低氧血症和循环状态。ECMO 循环支持时机：①严重心力衰竭，常规治疗效果不佳，预计死亡概率在 50% 以上的患者，可考虑行 ECMO 进行循环支持；②大量正性肌力药物效果不佳，血流动力学仍难以维持；③心脏指数 < 2L/（m² · min）持续 3 小时以上，成人平均动脉压 MAP < 60mmHg 大于 3 小时，乳酸 > 5mmol/L 并进行性增高，尿量 < 0.5ml/（kg · h）持续 5 小时以上可考虑安装 ECMO。ECMO 脱机指标：当 ECMO 循环支持流量为患者心输出量的 20%，在小量血管活性药物的条件下，如多巴胺 < 5μg/（kg · min），多巴酚丁胺 < 5μg/（kg · min），

肾上腺素＜0.025μg/（kg·min），血流动力学稳定，成人 MAP＞60mmHg，小儿 MAP＞50mmHg，脉压＞20mmHg，CVP＜10mmHg，左室压＜12mmHg，左室射血分数＞40%，心电图无恶性心律失常，中心静脉氧饱和度＞60%，乳酸＜2mmol/L，可考虑脱机。

知识点7：ECMO 循环支持的目的：①保障全身有效的血液灌注；②作为对病变心脏的有效辅助方法，为心脏的进一步诊治恢复赢得宝贵时间；③充当心脏移植的"桥梁"，等待移植供体；④用于器官捐献者等待移植受体。适应各种原因导致的急性或慢性心功能不全无法通过药物治疗维持有效循环的心功能衰竭患者，为寻求进一步治疗而需要行机械性循环辅助的患者，在排除绝对禁忌证后均可行 ECMO 循环支持。病种包括：①冠心病，严重缺血或坏死使心肌收缩及舒张障碍，目的主要在建立有效循环，使缺血再灌注损伤的心肌得以恢复；②不明原因的心源性休克；③心脏手术术后严重低心排，常规治疗无效，等待手术中缺血再灌注损伤的心肌得以修复；④暴发性心肌炎，继发严重心力衰竭及心律失常，药物治疗无效；⑤心肌病，对此类患者仅限于重症难治性心力衰竭，以扩张型心肌病和特异型心肌病的效果较佳；⑥药物难治性肺高压；⑦肺栓塞；⑧心脏移植患者。

病例分析：患者入院时考虑诊断为死亡率极高的暴发性心肌炎，有严重心力衰竭、严重低氧血症及肝肾功能损害，于急诊常规治疗效果不佳，使用大量血管活性药物仍难以维持循环，乳酸升高、尿量减少，有行 ECMO 治疗的适应证，也符合 ECMO 上机的时机，并结合了呼吸支持、肾脏替代治疗及其他系统的支持治疗，进行了精细的血流动力学管理，保障全身有效的血液灌注和氧输送，避免全身各个脏器在缺血缺氧状态下损伤恶化，为心脏的进一步诊治恢复赢得宝贵时间。

问题5：儿茶酚胺性心肌病预后如何？

知识点8：研究表明，长时间刺激心脏 β₁ 肾上腺素受体（ARs）可能对心肌功能产生不利影响。儿茶酚胺水平升高导致心脏 $β_1$-AR 水平和功能活动降低，导致心脏对正性肌力 β-肾上腺素能刺激显著脱敏。一些研究人员进行的研究表明，$β_1$- 而非 $β_2$-ARs 在长期肾上腺素能刺激下通过心肌纤维化对心肌产生有害影响[11, 12]。

知识点9：儿茶酚胺诱发的心肌病伴嗜铬细胞瘤患者的预后取决于早期识别和及时的内科和外科治疗。只有当心肌损伤最小且没有广泛的心肌纤维化时，才会发生心肌病变逆转[13]。急性心力衰竭和广泛心肌损害患者的预后不佳。

病例点评：

该患者以心源性休克、心源性肺水肿为首发症状，循环极不稳定，为手术禁忌证，且在诊断初期考虑病毒性心肌炎可能，从临床诊疗方案上限制了以上药物的使用。在无法快速筛查、诊断、纠正原发病的情况下，ECMO 可以快速改善失代偿期心功能不全患者的氧合和循环状态，保证全身组织有效灌注，为病变的心脏赢取进一步诊治的时间。多项研究表明嗜铬细胞瘤导致的儿茶酚胺性心肌病具有良好的可逆性，经 ECMO 支持治疗数天后心功能回复良好，是 ECMO 的适应证。早期予 ECMO 支持治疗偿还氧债，停用强心药物，逐步下调升压药物，也可减少血管活性药物诱发的心律失常等不良反应。

病例小结：

1. 患者中年女性，鼻塞、流涕 3 天，胸闷、气促 1 天余，加重半天，程度呈进行性加重，伴恶心、呕吐，伴咳嗽、咳粉红色泡沫样痰，伴全身乏力，伴尿量减少，病情进展迅速、严重。

2. 否认基础病，详细询问病史既往常有心悸、手抖、多汗。

3. 查体 体温 37.2℃，心率 180 次 / 分，呼吸 30 次 / 分，血压 102/81mmHg（使用去甲肾上腺素）。端坐呼吸，精神状态差。心律齐，心音低顿，可闻及奔马律。双肺呼吸音粗，可闻及双肺弥漫、大量湿性啰音。

4. 查肌钙蛋白 I、BNP 升高，心脏彩超提示 LVEF 明显降低，左室整体收缩及舒张功能减退，室壁运动普遍减弱。血气分析提示呼吸衰竭、乳酸升高。生化示肝肾功能损害。病毒感染及自身免疫相关检查阴性。血浆甲氧基肾上腺素类物质升高。腹部彩超及 MRI 均提示右侧肾上腺实性占位、嗜铬细胞瘤可能性大。

5. ECMO 支持治疗后停用血管活性药物，血压、心率波动大，使用 α 受体阻滞剂、β 受体阻滞剂也取得了较好效果，辅以综合治疗后患者康复出院。

6. 该病例拓展了我们对暴发性心肌炎、儿茶酚胺性心肌病的认识，更是充分展示了 ECMO 在急危重症患者救治中的优越性。

（供稿：尚秀玲　福建省立医院；

校稿：屠国伟　复旦大学附属中山医院）

参考文献

[1]Pappachan JM，Raskauskiene D，Sriraman R，et al.Diagnosis and management of pheochromocytoma：a practical guide to clinicians[J].Curr Hypertens

Rep，2014，16（7）：442.

[2]Jacques AE，Sahdev A，Sandrasagara M，et al.Adrenal phaeochromocytoma：correlation of MRI appearances with histology and function[J].Eur Radiol，2008，18（12）：2885-2892.

[3]Buff A，Venisse A，Nau V，et al.Decade（2001-2010）of genetic testing for pheochromocytoma and paraganglioma[J].Horm Metab Res，2012，44（5）：359-366.

[4]Kizer JR，Koniaris LS，Edelman JD，et al.Pheochromocytoma crisis，cardiomyopathy，and hemodynamic collapse[J].Chest，2000，118（4）：1221-1223.

[5]Surawicz B，Mangiardi ML.Electrocardiogram in endocrine and metabolic disorders[J].Cardiovasc Clin，1977，8（3）：243-266.

[6]Sch ü rmeyer TH，Engeroff B，Dralle H，et al.Cardiological effects of catecholaminesecreting tumours[J].Eur J Clin Invest，1997，27（3）：189-195.

[7]Lam JB，Shub C，Sheps SG.Reversible dilatation of hypertrophied left ventricle in pheochromocytoma：serial two-dimensional echocardiographic observations[J].Am Heart J，1985，109（3）：613-615.

[8]Tug T，Özdemir N，Bulut V，et al.A case of pheochromocytoma manifested as noncardiogenic pulmonary edema[J].Tr J Med Sci，1999，29：71-74.

[9]Ma RC，Yip GW，Chow CC，et al.A woman with recurrent cardiac ischemia without coronary artery disease[J].Canadian Medical Association Journal,2007,176(2)：171-173.

[10]Kassim TA，Clarke DD，Mai VQ，et al.Catecholamine-induced cardiomyopathy[J].Endocr Pract，2008，14（9）：1137-1149.

[11]Dinçer UD，G ü ner S，Tay A，et al.Decreased expression of β 1-and β 2-adrenoceptors in human diabetic atrial appendage[J].Cardiovasc Diabetol，2003，2：6.

[12]Brouri F，Findji L，Mediani O，et al.Toxic cardiac effects of catecholamines：role of beta-adrenoceptor downregulation[J].Eur J Pharmacol，2002，456：69-75.

[13]Sadowski D，Cujec B，McMeekin JD，et al.Reversibility of catecholamine-induced cardiomyopathy in a woman with pheochromocytoma[J].Canadian Medical Association Journal，1989，141（9）：923-924.

病例 28　肺叶切除术后的严重低血压

病例摘要 1：

患者女性，33 岁，已婚，汉族。

主诉：干咳 2 个月余。

现病史：患者于 2 个月前受凉感冒后咳嗽、咳痰，服药治疗后病情好转，但咳嗽症状未见好转，于当地医院性 CT 检查示"右肺占位性病变"（病例 28 图 1），入院后行病理检查示"腺样囊性癌"。

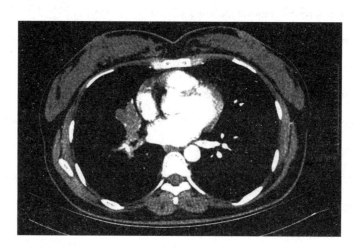

右肺门旁见软组织肿块影，浅分叶，边缘见毛刺，截面约 4.9cm×2.5cm

病例 28 图 1　肺纵隔三维 CT

完善相关检查，经充分术前准备后行"右侧肺叶切除术"。术中探查发现右肺中下叶占位，与上肺静脉及上叶支气管关系紧密，术中离断下肺静脉，剪开心包，分离肿瘤与上肺静脉及上叶支气管粘连，游离上肺静脉根部及远端，另取约 5cm×3cm 大小的心包制成管状来替代需要离断的部分肺上静脉，半量肝素化后吻合血管，吻合后鱼精蛋白中和肝素，离断血管及支气管后移除中下肺叶，手术顺利，整个手术过程中生命体征平稳，术后麻醉未醒转入 ICU。入 ICU 后行心电监护：心率 72 次 / 分，左侧桡动脉血压 59/30mmHg，呼吸 15 次 / 分，体温 36.3℃，血氧饱和度 94%。

既往史：既往无特殊病史，否认过敏史、肝炎等传染病史、手术史、输血史。

个人史：饮食习惯正常，无酗酒、吸烟史，否认吸毒史，否认职业毒物暴露史。

入科查体：体温 36.3℃，呼吸 15 次 / 分，血压 59/30mmHg，心率 72 次 / 分，血氧饱和度 94%。双侧瞳孔等大等圆，直径 1.5mm，对光反射存在。大动脉搏动可触及，但搏动强度明显减弱。追测左上肢无创血压（动脉同侧）42/30mmHg，右上肢无创血压 40/30mmHg。听诊左肺呼吸音清，右肺呼吸音弱，心音低钝。动脉血气分析示 pH 7.514，$PaCO_2$ 24.6mmHg，PaO_2 224mmHg，血红蛋白 9.7g/L，血钾 3.2mmol/L，血钠 143mmol/L，钙 0.88mol/L，血乳酸 0.7mmol/L，碱剩余 -2.1mmol/L。

问题 1：根据病史、体征和目前的检查结果，目前可能的诊断是什么？

患者可能诊断为：①休克原因待查；②右肺中、下叶腺样囊性癌；③右肺中、下肺叶切除术后。

问题 2：该患者的疾病严重程度如何，下一步如何实施治疗措施？

1. 患者严重休克，需立即行干预治疗。

2. 尝试补液治疗，并使用血管活性药物尽量维持循环稳定，积极寻找病因。

知识点 1：休克的本质在于微循环血液灌注的急剧减少，根据微循环的变化，可将休克的进展分为 3 期，即休克早期、休克期和休克晚期。①休克早期：神志清楚，自觉口渴，皮肤、黏膜开始苍白，皮肤温度正常、发凉，脉搏 < 100 次 / 分，收缩压正常或稍高、舒张压增高、脉压差缩小，周围循环基本正常，尿量无明显异常。此期循环血量减少 20%。②休克期：神志尚清楚、神志淡漠、反应迟钝，感到口渴，皮肤、黏膜苍白，皮肤发冷，脉搏 100 ~ 120 次 / 分，脉搏细弱，收缩压下降至 70 ~ 90mmHg，脉压差小，表浅静脉塌陷毛细血管充盈迟缓，尿少（< 30ml/h），此时休克已进入失代偿期。此期循环血量减少在 20% ~ 40%。③休克晚期：神志模糊甚至昏迷，口渴甚、但可能无主诉，皮肤、黏膜显著苍白、肢端青紫，皮肤冰冷、肢端为著，收缩压 < 70mmHg 或测不到，表浅静脉塌陷，毛细血管充盈非常迟缓，少尿甚至无尿。而且休克晚期可能发生循环系统、消化系统、呼吸系统、泌尿系统等多系统功能障碍，诱发多系统器官衰竭，甚至出现心脏停搏。此期循环血量减少 > 40%。

问题 3：为进一步明确诊断，需要进行哪些检查和措施？

1. 心电监护、动态监测动脉血气变化。

2. 床旁超声行心、肺功能监测。

病例摘要 2：

予以大量去甲肾上腺素泵入后，患者血压仍不能提升，入室约半小时复查动脉血气示 pH 7.227，$PaCO_2$ 26.3mmHg，PaO_2 130mmHg，血红蛋白 11.4g/L，钾 5.8mmol/L，钠 141mmol/L，钙 0.99mmol/L，血乳酸 6.9mmol/L，碱剩余 –15.6mmol/L（FiO_2 30%）。患者乳酸较前明显升高，碱剩余迅速下降，病情急剧恶化。查体：心率 69 次 / 分，血压 45/30mmHg，呼吸 15 次 / 分，血氧饱和度 100%，体温 35.6℃。瞳孔较前扩大，直径 4mm，对光反射消失。为明确患者低血压原因，使用超声行床旁心功能监测。经胸超声心动图检查，在常规心脏位置未探及心脏，考虑患者为右肺切除术后，左肺代偿性膨胀或胸腔、心包内有积气干扰，导致经胸声窗不佳，后随即采取经食管超声心动图检查。经食管超声结果示患者心脏偏向右侧，右心极大，左心极小，且心脏收缩功能差，未见明显心包积液。为进一步求证，紧急申请床旁胸片，结果示右肺术后，右侧胸腔容积缩小，右膈膨升，纵隔右偏，右侧胸腔中下部致密影。右残肺透亮度增高，左肺代偿性肺气肿（病例 28 图 2）。

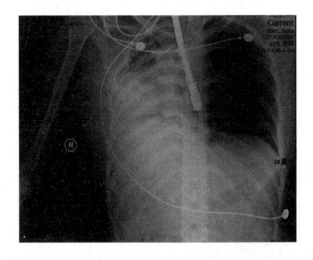

胸片示右侧胸腔容积缩小，右膈膨升，纵隔右偏，右侧胸腔中下部致密影

病例 28 图 2 床边胸片

问题 4：引起该患者顽固性低血压最有可能的原因是什么？

肺动脉扭转引起的梗阻性休克。

知识点 2：休克是由于急性循环功能障碍，全身组织和脏器的血流灌注不足，引起组织缺血、缺氧、代谢紊乱及各种重要脏器功能发生严重障碍的综合征[1, 2]。休克的血流动力学分类为休克的临床治疗奠定了重要的基础，主要包括四大类：低血容量性休克、分布性休克、心源性休克和梗阻性休克[1, 2]。低容量性休克是循环容量减少包括外源性丢失和内源性丢失；分布性休克是指血管收缩、舒张功能障碍，血流在体内分布异常；心源性休克为心脏泵功能下降，血流失去了足够的动力来源；梗阻性休克是指血流的主要通道受阻。

病例分析：首先，对于术后患者，低血容量多由大量失血造成，但反复多次复查动脉血气提示患者血红蛋白无明显降低且右侧胸腔引流液不多，故低血容量性休克可以排除。其次，该患者术前无感染，既往无过敏史，术中也无特殊易过敏药物的使用，且患者体温低，病情进展极快，心功能迅速恶化，大量去甲肾上腺素泵注难以维持血压，故分布性休克的可能也很小。但究竟是心源性休克还是梗阻性休克，似乎并不能明确。患者虽然当前心脏收缩功能极差，但考虑患者年轻，既往无心脏疾病及其他特殊疾病病史，且术中生命体征平稳，故暂将其归因于严重休克导致心脏灌注不足，进而引起继发性心脏收缩减弱。患者右心明显扩大，左心极度缩小，分析存在右心流出道至肺动脉段梗阻的可能，考虑手术过程中使用鱼精蛋白中和肝素的做法，肺栓塞是我们想到的第一个可疑诊断，但患者稳定的血氧分压水平否定了这种可能，故考虑为右室流出道至肺动脉主干的梗阻。且患者经食管超声示心脏极度右偏，结合术中取 5cm×3cm 心包自制心包管的做法，我们推测心包移位导致肺动脉扭转导致肺动脉主干梗阻的可能性大。

知识点3：肺叶切除术后并发症主要包括心血管系统和呼吸系统并发症[3]。心血管系统并发症有心律失常、肺动脉高压及右心功能不全、纵隔移位、心脏疝、心肌梗死等；呼吸系统并发症有肺炎、脓胸、支气管胸膜瘘等。

知识点4：心脏疝即心脏或心脏的一部分经过心包缺损处向外突入一侧胸腔的严重情况。医源性、创伤性、先天性心包缺损是引起心脏疝的主要危险因素[4]。多数在全肺切除、肺叶切除、心脏手术等术后发生，大多发生于术后24小时以内，也有个别病例发生于术后24小时后[5]。心包内肺叶切除可造成医源性心包缺损，剧烈咳嗽、剧烈活动、纵隔摆动、体位改变常为心脏疝的诱发因素，此外术后放置的引流管，如若引流管吸引负压过大，也会诱发心脏移位的可能[6, 7]。临床医生在肺部手术、心脏手术的患者在术后突然出现血压下降、心率增快等血流动力学改变时，应考虑是否出现心脏移位这一并发症，尤其在发生体位改变、咳嗽、开放引流管等诱因后。

知识点5：1948年，Bettman 等人首次报道一例肺切除患者，术后体位改变后，突然出现严重休克，经二次开胸后，发现患者发生了心脏疝，将心脏恢复原位后，患者的症状立刻消失[8]。自此以后，也有一些心脏疝的病例被报道，但数量不多。心脏

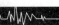

疝发生时的临床表现及严重程度不一，目前认为与心包缺损的大小相关[9~11]。为防止术后心脏疝发生，手术者往往采用扩大心包缺损或心包修补来处理部分心包缺损。不过扩大心包缺损并不能完全避免心脏疝发生，尤其当破损边缘钙化时，仍有心脏疝发生风险[10]。未诊断的心脏疝患者可能很快发展为呼吸循环衰竭，死亡率高达100%，所以临床重在预防。有文献建议无论心包缺损多大，都应给予间断缝合或补片修补，以有效预防心脏疝的发生[12]。

知识点6：心脏疝的临床表现与心包缺损位置有关。左侧发生心脏疝时左心室受压，出现左心室的充盈和排空障碍，以及心肌本身的灌注障碍，导致心肌缺血和继发性心律失常，进而引起低血压、室颤和心肌梗死；右侧发生心脏疝时腔静脉扭转，引起下腔和上腔静脉回流受阻，静脉压明显升高，心脏充盈量明显减少，体循环低血压，心率加快[13,14]。不过也有循环稳定的心脏疝患者，仅出现了完全倒置的T波[15]。虽然心脏疝很罕见，但是一旦发病却非常严重，如得不到及时抢救则会威胁患者的生命安全，死亡率可高达50%~100%[16]。

知识点7：由于心脏疝没有特异性的临床表现，及时明确诊断较困难，对于发生难治性低血压的心脏疝患者，在病因未解除前复苏困难。对于心脏疝，时间是决定患者存活概率的关键，当怀疑心脏疝时，可快速获取床旁心脏彩超、经食管超声心动图、床旁X线检查等辅助检查能帮助明确诊断，如果患者病情允许，可进一步行胸部CT或心脏MRI检查[15]。

病例摘要3：

经过分析推测患者心脏疝可能性极大，拟紧急行床边开胸探查术。但患者当前生命体征：心率50次/分，血压20/18mmHg，呼吸15次/分，血氧饱和度波形不佳，体温低于35℃。复查动脉血气示血乳酸升至10.9mmol/L。

问题5：治疗措施有哪些？

知识点8：对于无嵌顿或病情不是十分紧急者，可立即恢复患者为健侧卧位，避免健侧肺过度膨胀[17]，并在手术侧胸腔注入1~2L气体或生理盐水，增加术侧胸膜腔内压力和体积，减轻纵隔摆动使心脏复位[18]。若保守治疗无效，须及时开胸行心脏复位。

病例分析：本例患者心脏疝可能性极大，病情紧急，需立即开胸探查，使循环尽快恢复，以挽救患者生命。但考虑患者血压极低，同时伴有严重的代谢性酸中毒，直接手术风险极高。体外膜肺氧合（ECMO）可以有效替代部分心肺功能，减少血管活性药物的使用，为患者心肺功能的恢复创造机会[19]。故紧急行 V-A ECMO 支持，并在 ECMO 支持下行紧急床边开胸探查。术中见心脏嵌顿并偏移于右侧胸腔，肺动脉扭曲，右室及右房活动减弱。迅速复位心脏，并使用人工材料行心包修补术，右心收缩功能逐渐好转。

知识点 9：ECMO 技术可以部分替代心肺功能，是一种采用体外循环技术，常用于治疗呼吸功能不全和心功能不全的支持手段[20]。根据支持模式、血液引流及回输的血管类型，可以分为 VV ECMO（veno-venous ECMO）、VA ECMO（veno-arterial ECMO）及各种杂合模式。VV ECMO 主要用来部分替代肺部功能；VA ECMO 可用于各种原因导致的急性可逆性循环功能衰竭。随着技术的发展和完善，现今 ECMO 日益成为了低心排血量综合征患者的重要救治措施之一[21]。

患者结局：患者在 ECMO 及血管活性药物的支持下，循环逐渐稳定。术后第 2 天生命体征：心率 112 次 / 分，血压 112/80mmHg，呼吸 15 次 / 分，血氧饱和度 100%，体温 37.2℃。复查经食管超声心动图示患者心腔大小及心脏收缩功能已基本恢复。但不幸的是，术后第 3 天早晨患者出现血压下降，心率增快，查体见双侧瞳孔散大，对光反射消失。紧急行颅脑 CT 检查示双侧大脑半球、小脑半球多发大面积脑梗死，脑组织肿胀，中线结构右偏。患者病情危重，家属要求停止 ECMO 支持，并自动出院。

病例点评：

对于心脏移位，时间是决定患者存活概率的关键，临床医生应充分利用病房现有设备及技术迅速作出诊断。床旁超声可用于休克病因的快速筛查，经食管超声心动图对评估右心大小及功能非常有帮助。在本例中，床旁超声的应用是促使快速做出心脏疝这一推断的关键，为抢救赢得时间。

病例小结：

1. 年轻女性患者，既往无特殊病史，因右肺腺癌行肺叶切除术，手术顺利，术中生命体征平稳，术后发生严重低血压。

2. 听诊左肺呼吸音清，右肺呼吸音弱，心音低钝。

3. 动脉血气分析示存在代谢性酸中毒，血乳酸浓度快速升高。

4. 经食管超声心动图结果示患者心脏偏向右侧，右心极大，左心极小，且心脏收缩功能差，未见明显心包积液。床旁胸片结果示右肺术后，右侧胸腔容积缩小，右膈膨升，纵隔右偏，右侧胸腔中下部致密影。右残肺透亮度增高，左肺代偿性肺气肿。

5. 紧急在 ECMO 支持下行床边开胸探查，术中发现见心脏嵌顿并偏移于右侧胸腔，肺动脉扭曲，右室及右房活动减弱。迅速复位心脏，并使用人工材料行心包修补术。

6. 术后右心收缩功能逐渐好转，心腔大小也逐渐恢复，循环逐渐趋于稳定。

（供稿：尚　游　余　愿　华中科技大学同济医学院附属协和医院；

校稿：屠国伟　复旦大学附属中山医院）

参考文献

[1]Standl T，Annecke T，Cascorbi I，et al.The nomenclature，definition and distinction of types of shock[J].Dtsch Arztebl Int，2018，115（45）：757-768.

[2]Vincent JL，De Backer D.Circulatory shock[J].N Engl J Med，2013，369（18）：1726-1734.

[3] 郭晓康，王化锋，魏煜程.全肺切除术后并发症及预后风险评估[J]. 中国肺癌杂志，2020，23（7）：573-581.

[4]Mehanna MJ，Israel GM，Katigbak M，et al.Cardiac herniation after right pneumonectomy：case report and review of the literature[J].J Thorac Imaging，2007，22（3）：280-282.

[5]Montero CA，Gimferrer JM，Fita G，et al.Unexpected postoperative course after right pneumonectomy[J].Chest，2000，117（4）：1184-1185.

[6]Fukui M，Suzuki M，Kawagoe I，et al.Case report of cardiac herniation after sleeve pneumonectomy with superior vena cava reconstruction[J].Gen Thorac Cardiovasc Surg，2019，67（7）：644-649.

[7]Ponten JE，Elenbaas TW，ter Woorst JF，et al.Cardiac herniation after operative management of lung cancer：a rare and dangerous complication[J].Gen Thorac Cardiovasc Surg，2012，60（10）：668-672.

[8]Bettman RB，Tannenbaum WJ.Herniation of the heart：through a pericardial incision[J].Ann Surg，1948，128（5）：1012-1014.

[9]Rusk RA，Kenny A.Congenital pericardial defect presenting as chest pain[J].Heart，1999，81（3）：327-328.

[10]Montaudon M，Roubertie F，Bire F，et al.Congenital pericardial defect：report of two cases and literature review[J].Surg Radiol Anat，2007，29（3）：195-200.

[11]Shimada Y，Yoshida J，Aokage K，et al.Complete left-sided pericardial defect in a lung cancer patient undergoing pneumonectomy without closure of the defect[J].Ann Thorac Cardiovasc Surg，2011，17（1）：67-70.

[12]Schummer W.Cardiac Herniation with torsion after right pneumonectomy[J].Indian J Crit Care Med，2017，21（7）：473-474.

[13]Montero CA，Gimferrer JM，Fita G，et al.Unexpected postoperative course after right pneumonectomy[J].Chest，2000，117（4）：1184-1185.

[14]Chambers N，Walton S，Pearce A.Cardiac herniation following pneumonectomy——an old complication revisited[J].Anaesth Intensive Care，2005，33（3）：403-409.

[15]Cook F，Mounier R，Martin M，et al.Late diagnosis of post-traumatic ruptured pericardium with cardiac herniation[J].Can J Anaesth，2017，64（1）：94-95.

[16]Veronesi G，Spaggiari L，Solli PG，et al.Cardiac dislocation after extended pneumonectomy with pericardioplasty[J].Eur J Cardiothorac Surg，2001，19（1）：89-91.

[17]杨明，肖连波，周继梧，等.肺切除术后心脏疝一例[J].中国胸心血管外科临床杂志，2013，20（1）：14.

[18]Hu B，Lan Y，Li Q，et al.Reduction of cardiac herniation following intrapericardial pneumonectomy with pleural perfusion of saline[J].Intensive Care Med，2018，44（6）：983-985.

[19]Gattinoni L，Carlesso E，Langer T.Clinical review：extracorporeal membrane oxygenation[J].Crit Care，2011，15（6）：243.

[20]龙村，赵举，侯晓彤.ECMO/体外膜肺氧合[M].第2版.北京：北京人民卫生出版社，2016.

[21]Pineton de Chambrun M，Bréchot N，Combes A.Venoarterial extracorporeal membrane oxygenation in cardiogenic shock：indications，mode of operation，and current evidence[J].Curr Opin Crit Care，2019，25（4）：397-402.

病例 29　踏"血"寻"霉"

病例摘要 1：

患者杨某某，男性，71 岁，上海本地农民，已婚。

（代）主诉：车祸致头部等全身多处外伤 30 分钟。

现病史：患者于 30 分钟前因交通意外车祸伤由 120 送至我院急诊室就医。来院时患者神志昏迷，生命体征不稳定，伴呕吐数次，呕吐物为血性胃内容物，二便失禁，查体见头皮裂伤、渗血。立即予以清创止血、补液抗休克治疗，紧急气管插管保持呼吸道通畅，呼吸机辅助通气，留置胃管减压，保留导尿等处理。经处理患者生命体征相对稳定后行多部位 CT 检查，其中头颅 CT 提示额骨骨折，右额部硬膜下出血，蛛网膜下隙少量出血可能，颅内少量积气，右额部皮下血肿、积气，经多学科会诊收入神经外科 ICU。根据家属提供信息，患者既往体健，无内科基础疾病史，无传染病史，无手术、外伤及输血史，无特殊食物、药物过敏史。

入院查体：身高 170cm，体重 67kg，心率 102 次 / 分，呼吸 20 次 / 分，血压 139/86mmHg（多巴胺维持中），血氧饱和度 95%，体温 37.9℃。神志昏迷，GCS 评分 8 分（E1/V2/M5），双侧瞳孔不等大，左侧瞳孔直径 3.5mm，右侧瞳孔直径 4.0mm，对光反应迟钝，颈部无抵抗，气管插管接呼吸机辅助呼吸，左下肢活动受限，余肢体刺痛可定位，病理征未引出。

急诊多部位 CT 示：①额骨骨折，右额部硬膜下出血，蛛网膜下隙少量出血可能，颅内少量积气，右额部皮下血肿、积气（病例 29 图 1A）；②右侧上颌窦前壁、外侧壁骨折，副鼻窦积血；③右眼眶内侧壁骨折，右眶周软组织肿胀；④左侧第 1、第 3 ~ 6 肋骨骨折；⑤两肺多发渗出，肺气肿（病例图 1B）；⑥颧骨、鼻骨未见明显骨折；⑦颈椎未见明显骨折；⑧颈部 CT 平扫未见明显外伤性改变。

患者入院第 3 天起出现发热，体温超过 38.3℃并呈上升趋势，先后给予"哌拉西林 / 他唑巴坦、美罗培南、磷霉素"抗感染治疗效果不佳，入院第 7 天热峰达 39.8℃。辅助检查：白细胞 10.19×10^9/L，中性粒细胞百分比 84.5%，淋巴细胞百分比 5.2%，血小板 61×10^9/L，C- 反应蛋白 109mg/L。降钙素原 0.536ng/ml。胸部 CT 示：创伤性湿肺,双侧胸腔积液,均较前进展(病例29图1C)。痰培养提示铜绿假单胞菌(CR-PA),药敏试验提示对头孢哌酮/舒巴坦、阿米卡星敏感。

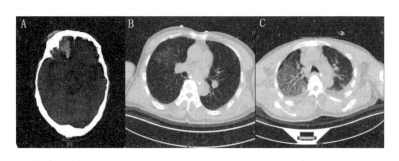

A. 创伤后急诊头颅 CT；B. 创伤后急诊胸部 CT；
C. 入院 72 小时后胸部 CT 提示肺部病变进展
病例 29 图 1 患者入院初期影像学检查

问题 1：根据病史、体征和目前的检查结果，患者发热的原因是什么？

患者可能诊断为：院内获得性肺炎（HAP）/呼吸机相关性肺炎（VAP）。

知识点 1：HAP 的临床诊断：入院 48 小时后及出院 7 天以内 X 线显示新出现或进展性肺部浸润性病变合并以下之一者：①发热＞ 38℃；②近期出现咳嗽、咳痰，或原有呼吸道症状加重，并出现脓痰，伴或不伴胸痛；③肺部实变体征和（或）湿性啰音；④白细胞＞ $10×10^9$/L 伴或不伴核左移。在排除其他基础疾病如肺不张、心力衰竭和肺水肿、药物性肺损伤、肺栓塞和 ARDS 后，可作出临床判断。VAP 的诊断：入院 48 小时气管插管或气管切开接受机械通气，胸部可见新发生的或进展性的浸润阴影是 VAP 的常见表现。如同时满足下述至少 2 项：①体温＞ 38℃；②外周血白细胞＞ $10×10^9$/L 或＜ $4×10^9$/L；③气管支气管内出现脓性分泌物。需除外肺水肿、急性呼吸窘迫综合征、肺结核、肺栓塞等[1~3]。

病例摘要 2：

患者根据前述病原学及药敏试验结果调整抗生素治疗方案为头孢哌酮/舒巴坦联合阿米卡星抗感染，辅以其他对症支持治疗，体温逐渐平复，于入院第 16 天接受经皮气管切开术，后意识情况进一步好转，呼唤睁眼，GCS 评分 9 分（E3/V1/M5），气管切开自主呼吸，复查头颅 CT 提示脑挫伤血肿、侧脑室积血及蛛网膜下隙出血，均较前基本吸收。因受伤当时合并有多根多处肋骨骨折、创伤性血气胸，入院第 28 天患者由胸外科医师在全麻下施行胸腔镜下肺修补＋胸廓成形＋胸腔闭式引流术，术毕转入 GICU 进一步监护治疗。手术当晚患者出现心率快、血压低，伴有发热 38.5℃，指端氧饱和度低,给予连接呼吸机辅助通气及去甲肾上腺素维持血压。查体:呼唤睁眼，GCS 评分同前，左侧瞳孔直径 3.5mm，对光可，右侧瞳孔直径 4mm，对光消失，气管切开通畅，气道分泌物多，为黄黏痰，留置鼻胃管、右侧锁骨下静脉导管、左侧胸腔闭式引流管及导尿管，左下肢支具外固定中。辅助检查：白细胞 $5.35 \times 10^9/L$，中性粒细胞百分比 88.1%，淋巴细胞百分比 3.9%，血小板 $96 \times 10^9/L$，C- 反应蛋白 50mg/L，降钙素原 1.3ng/ml。

问题 2：患者能否诊断为脓毒症？若能，最可能的感染部位在哪里？

病例分析：患者系车祸致多发伤，伤后即建立人工气道，早期入住 NICU > 3 周，期间气道持续开放，且有 HAP/VAP 治疗史，多次痰培养:CR-PA、鲍曼不动杆菌（AB），目前全麻手术后出现高热、炎症指标增高伴有 ΔSOFA ≥ 2 分（SOFA 评分：12 分），考虑脓毒症诊断成立，最可能的感染部位依次为：下呼吸道感染，泌尿道感染，（导管相关或不相关的）血流感染，手术部位感染。

病例摘要 3：

因感染部位尚不明确，在给予患者积极的液体复苏、呼吸机辅助呼吸、血管活性药物应用并完善血培养，痰、尿涂片＋培养，更换中心静脉导管＋原导管尖端留取细菌培养等一系列处理后，我们采用了抗生素广覆盖（在原抗生素方案基础上联用万古霉素、大扶康）的治疗策略。患者入 GICU 的第 1 周内，我们在痰中多次培养到了耐药的革兰阴性杆菌，仍以 CR-PA、AB 为主，尿培养阴性，真菌 G 试验阴性，多套血培养（需氧＋厌氧）五天培养无细菌生长。多部位 CT 扫描提示：①双侧额顶叶脑挫伤血肿及侧脑室积血，均较前基本吸收，蛛网膜下隙出血已吸收（病例29 图 2A）；②左侧额部硬膜下积液，双侧额顶颞部皮下血肿已大部吸收；③额骨骨折，双侧眼眶内侧壁骨折，副鼻窦积血；④两肺渗出，双侧胸腔积液，肺气肿，气管插管术后，甲状腺右叶结节、钙化，均较前相仿（病例29 图 2B);⑤左侧多发肋骨骨折内固定术后；⑥右肾囊肿，胆囊壁增厚，胆囊炎可能；⑦脾大，脾脏结节，脉管瘤？

病例分析：因患者反复发热，体温 38 ~ 39℃，入 GICU 第 8 天的热峰高达 40.2℃，提示当前超广谱的抗细菌方案并不奏效，且肺部 CT 所见似不支持难以控制的感染、渗出征象，我们又在入 GICU 的第 9 天起开始联用利巴韦林抗病毒治疗，却仍收效甚微。入 GICU 的第 13 天，患者接受了外周血标本的 mNGS 检测，约 48 小时后结果回报示互隔链格孢菌（Alternaria alternata，检出序列数 266）及人类疱疹病毒 5

型（CMV-5，检出序列数40）。

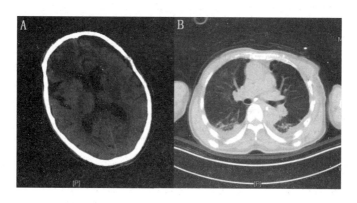

A. 入 GICU 24 小时头颅 CT；B. 入 GICU 24 小时胸部 CT

病例 29 图 2 患者术后影像学检查

问题 3：该患者目前最有可能的诊断及流行病学是什么？

根据患者反复发热，常规抗菌、抗病毒治疗手段无效及 mNGS 检测结果，考虑为非曲霉（互隔链格孢菌）所致血流感染可能。

知识点 2：互隔链格孢菌是一种暗色真菌，该菌是造成田间植物、收割粮食、水果腐败带来经济损失的半知菌类真菌之一，有 380 多个植物宿主，主要侵害植物，可引起叶斑病、腐烂病、枯萎病等，造成全球性的田间和产后巨大的经济损失；也可引起免疫功能损害者的上呼吸道感染及哮喘等疾病[4]。20 世纪 90 年代即有文献报道，由链格孢菌属（病例 29 图 3）引起的感染可能发生在健康和免疫缺陷的患者身上，包括皮肤感染、角膜炎、伴有骨髓炎的副鼻窦炎、腹膜透析患者的腹膜炎和肉芽肿性肺结节，其中最常见的即为互隔链格孢菌[5]。

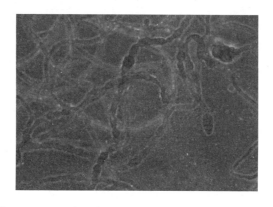

病例 29 图 3 链格孢菌属镜下表现：串珠样排列的分生孢子

知识点 3：根据 2010 年发表的一篇研究综合性医院空气中细菌和真菌分布特征的文献描述，在韩国某大型综合性医院的主大厅、ICU、外科病房和生物医学实验室分别进行空气采样，主大厅空气中细菌和真菌的平均浓度最高；其次是外科病房、ICU和生物医学实验室。空气传播细菌的主要属为葡萄球菌属（50%）、微球菌属（15%~20%）、棒状杆菌属（5%~20%）和芽孢杆菌属（5%~15%），而空气传播真菌的主要属为枝孢菌属（30%）、青霉属（20%~25%）、曲霉属（15%~20%）和链格孢菌属（10%~20%）[6]。近年来，南美洲的研究人员亦报道称，ICU 空气传播真菌的存在与医院感染的增加有关，其中检出频率较高的真菌属为青霉属（15.18%）；其次是曲霉属、枝孢霉属、镰刀菌属、拟青霉属、弯孢霉属及链格孢菌属[7]。

问题 4：互隔链格孢菌通常感染人体什么部位？会不会导致血流感染？该采用什么治疗方法？

知识点 4：由于互隔链格孢菌通常存在于空气、土壤、植物等周围环境中，近 20~30 年间国内外报道的相关文献以条件致病后的个案居多，其中以呼吸道感染最为常见。早在 1997 年，就有日本学者报道由互隔链格孢菌引起的嗜酸性肺炎。该病患主要表现为反复发作的低氧血症和弥漫性的双肺浸润影（病例 29 图 4），支气管肺泡灌洗和经支气管肺活检证实了嗜酸性肺炎的诊断[8]。在欧美国家，互隔链格孢菌作为一种重要的吸入性过敏原，不仅能增加哮喘症状的发生率，亦可能与严重的致死性哮喘有关[9]；另一方面，在鼻炎、鼻窦炎及哮喘等患者群体中，由于鼻内皮质类固醇喷雾剂的广泛应用，同样存在继发鼻内真菌感染的风险[10]。近年来有报道证实，互隔链

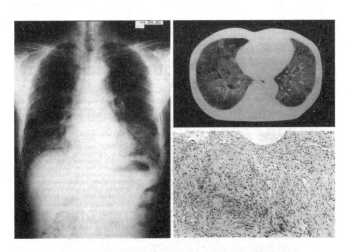

病例 29 图 4　由互隔链格孢菌导致的嗜酸性肺炎[8]

格孢菌对呼吸道黏膜的攻击除引起嗜酸性炎症之外，还可导致机体对流感病毒感染的易感性增加[11]，并使得对真菌敏感的 COPD 患者出现类似于 ABPA 的临床症状恶化或进展[12]。

知识点 5：除呼吸道感染外，互隔链格孢菌还容易感染受损的角膜或皮肤、皮下组织。2001 年有欧洲学者报告了糖尿病患者因尖锐物造成外伤性角膜损伤继发互隔链格孢菌感染的案例。在我国农村地区，类似的角膜损伤导致真菌性角膜炎的案例在临床上亦不少见。2002 年 1 月至 2005 年 4 月期间，我国河南省眼科研究所从 383 株真菌性角膜溃疡患者的病灶中分离到 23 株互隔链格孢菌，仅次于镰孢菌和曲霉菌[13]。除此之外，在 2013 年还有希腊学者报告由于互隔链格孢菌感染导致角膜移植失败的案例[14]。由于互隔链格孢菌也是引起皮肤真菌病的主要病原菌之一，由其导致的皮肤软组织感染的案例报道则更为普遍。在这些被报告的病例中，接受糖皮质激素治疗或实体器官移植后长期服用免疫抑制剂的患者占了绝大多数。许多患者在皮肤遭遇偶然的开放性损伤后形成经久不愈的溃疡，其创面渗出物的真菌培养和组织学检查被证实为互隔链格孢菌感染[15]（病例 29 图 5）。

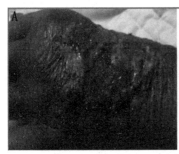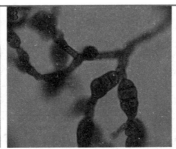

A. 皮肤外观；B. 镜下所见；C. 组织学检查
病例 29 图 5　由互隔链格孢菌导致的皮肤软组织感染

知识点 6：互隔链格孢菌侵入人体并导致血流感染、脓毒症的案例，临床上较为罕见。目前唯一检索到的是一篇 2015 年发表在印度微生物医学杂志上的个案，报告了一位 62 岁男性因"断断续续"发烧并胃纳减退前往医院就诊，经查诊断为急性淋巴细胞白血病并接受标准诱导治疗。在治疗过程中，患者的真菌血培养报阳，经鉴定为互隔链格孢菌（病例 29 图 6）[16]。

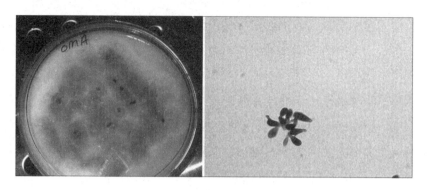

病例 29 图 6　由互隔链格孢菌导致的血流感染

知识点 7：针对互隔链格孢菌感染的治疗目前缺乏明确的共识。20 世纪末的学者们普遍倾向于手术清创和两性霉素 B 治疗[5]。随着 21 世纪伊曲康唑、伏立康唑、泊沙康唑及艾沙康唑等新型唑类抗真菌药物相继问世，涌现出一批或单用唑类（包括局部用药、联合口服或全身用药）或在使用唑类的基础之上联合手术治疗成功治愈的案例，但这些案例仍大都局限于免疫抑制患者继发皮肤真菌病领域[17]，且疗程长短不一，从 1 ~ 3 个月至 8 ~ 10 个月甚至长达 15 个月者皆有报道[18]。2017 年，有欧洲学者报道一例 61 岁男性心脏移植受者因迟发性链格孢菌感染导致弥漫性链格孢病的疗效观察。该受者通过血液途径从原发性皮肤感染扩散到肺部，治疗方法为手术切除联合全身抗真菌治疗，先使用了伏立康唑但疗效不明显，随后改用了泊沙康唑治疗成功[19]（病例 29 图 7）。

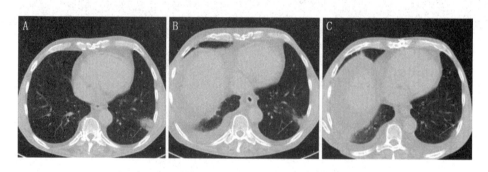

A. CT 见左肺胸膜下磨玻璃结节影；B. 伏立康唑治疗 5 个月；C. 泊沙康唑治疗 2 个月

病例 29 图 7　一例使用泊沙康唑治疗成功的肺部播散性链格孢病

病例摘要 4：

由于患者在获取 mNGS 报告之前（入 GICU 的前 2 周）有过 2 次短疗程的氟康唑暴露史，故我们采用了伏立康唑 200mg 静脉滴注、1 次 /12 小时联合卡泊芬净 50mg 静脉滴注、1次/日的抗真菌治疗方案。该方案使用72小时后，患者的体温峰值明显回落至37±0.5℃水平，各项炎性指标亦趋于好转，提示治疗有效。患者在转入GICU的第29天（伏立康唑＋卡泊芬净治疗第13天）转至胸外科普通病房。转科后，胸外科医师选择将上述方案降级为氟康唑150mg口服、1次/日，但随即当晚患者即再次出现高热39.5℃，请我科会诊后建议继续使用伏立康唑＋卡泊芬净治疗。重启治疗48小时后患者体温再度平复，最终患者卡泊芬净总计疗程3周＋3天、伏立康唑总计疗程4周，停药后患者体温无反跳，宣告治愈并最终康复出院。

病例点评：

ICU是侵袭性真菌病（IFI）的高发地带，非粒缺患者也可以发生。IFI的罪魁祸首并非仅有念珠菌，也可以是霉菌，甚至是非常少见的非曲霉。作为ICU医生，不仅需要能够识别IFI易感患者（如类固醇治疗、慢阻肺、肝硬化、恶性肿瘤、HIV感染和器官移植等），同时也要注重保护和维持患者的生理屏障功能（皮肤、肠道）。近年来，在无法通过传统方法鉴定病原体的情况下，mNGS分析逐渐成为临床的前沿和热点。它在检测罕见、新颖和共同感染的病原体方面表现出色，为重症患者难以诊断的感染提供了新的线索。根据国内外文献提供的相关经验，治疗链格孢菌感染多以选择新型唑类抗真菌药物为主，但疗程尚无定论。本案例若能同时获取阳性且一致的真菌血培养或组织学结果，说服力将更强。

病例小结：

1. 患者老年男性，农民，系因车祸致全身多发创伤。

2. 既往体健，没有糖尿病或长期服用免疫抑制剂等病史。

3. 胸外科手术后在GICU治疗期间出现持续达2周的感染毒血表现，体温峰值超过40℃，经验性给予广谱抗生素治疗效果不佳。

4. 实验室检查：炎症指标升高，伴有 $\Delta SOFA \geq 2$ 分（SOFA评分：12分），考虑脓毒症诊断成立，但反复多次常规病原学及易感部位筛查均未找到确切病因。

5. 外周血标本mNGS送检结果回示：互隔链格孢菌（Alternaria alternata，检出序列数266），考虑为非曲霉（互隔链格孢菌）所致血流感染可能，感染渠道推测可能从皮肤定植部位经由开放性创面入血，或从医源性环境中获得经由手术二次打击所致。

6. 应用伏立康唑联合卡泊芬净治疗，治愈出院。

（供稿：唐建国　黄力鸥　复旦大学附属上海市第五人民医院；

校稿：谢　晖　上海交通大学医学院附属第一人民医院）

参考文献

[1] 陈灏珠, 林果为, 王吉耀. 实用内科学 [M]. 第 14 版. 北京: 人民卫生出版社, 2013: 1716-1720.

[2] 中国医师协会急诊医师分会. 中国急诊重症肺炎临床实践专家共识 [J]. 中国急救医学, 2016, 36 (2): 97-107.

[3] 葛均波, 徐永健. 内科学 [M]. 第 8 版. 北京: 人民卫生出版社, 2013: 41-45.

[4]Wiest PM, Wiese K, Jacobs MR, et al.Alternaria infection in a patient with acquired immunodefificiency syndrome: case report and review of invasive alternaria infections[J].Rev Infect Dis, 1987, 9 (4): 799-803.

[5]Brandt ME, Warnock DW.Epidemiology, clinical manifestations, and therapy of infections caused by dematiaceous fungi[J].J Chemother, 2003, 15 (2): 36-47.

[6]Kim KY, Kim YS, Kim D.Distribution characteristics of airborne bacteria and fungi in the general hospitals of Korea[J].Ind Health, 2010, 48 (2): 236-243.

[7]Gonçalves CL, Mota FV, Ferreira GF, et al.Airborne fungi in an intensive care unit[J].Braz J Biol, 2018, 78 (2): 265-270.

[8]Ogawa H, Fujimura M, Amaike S, et al.Eosinophilic pneumonia caused by alternaria alternata[J].Allergy, 1997, 52 (10): 1005-1008.

[9]Lehmann S, Sprünken A, Wagner N, et al.Clinical relevance of IgE-mediated sensitization against the mould Alternaria alternata in children with asthma[J]. Ther Adv Respir Dis, 2017, 11 (1): 30-39.

[10]Chang GH, Wang WH.Intranasal fungal (Alternaria) infection related to nasal steroid spray[J].Am J Otolaryngol, 2013, 34 (6): 743-745.

[11]Ma M, Redes JL, Percopo CM, et al.Alternaria alternata challenge at the nasal mucosa results in eosinophilic inflammation and increased susceptibility to influenza virus infection[J].Clin Exp Allergy, 2018, 48 (6): 691-702.

[12]Agarwal K, Gaur SN, Chowdhary A.The role of fungal sensitisation in clinical

presentation in patients with chronic obstructive Pulmonary disease[J].Mycoses，2015，58（9）：531–535.

[13] 孙声桃，王丽娅，徐筠，等.互隔交链孢霉真菌性角膜炎的临床与病原学研究 [J]. 中华眼科杂志，2007，43（1）：32–35.

[14]Konidaris V，Mersinoglou A，Vyzantiadis TA，et al.Corneal transplant infection due to alternaria alternata a case report[J].Case Rep Ophthalmol Med，2013，2013：589620.

[15]Huang YT，Liao CH，Hsueh PR.Cutaneous infections caused by alternaria alternata and mucor irregularis 1 year apart in a patient with iatrogenic Cushing syndrome[J].Br J Dermatol，2016，174（6）：e82.

[16]Jain S，Tarai B，Tuli P，et al.Unusual fungal sepsis of alternaria alternata in acute lymphoblastic leukaemia[J].Indian J Med Microbiol，2015，33（4）：599–600.

[17]Dalla Gasperina D，Lombardi D，Rovelli C，et al.Successful treatment with isavuconazole of subcutaneous phaeohyphomycosis in a kidney transplant recipient[J]. Transpl Infect Dis，2019，21（6）：e13197.

[18]Sečníková Z，Jůzlová K，Vojáčková N，et al.The rare case of Alternaria alternata cutaneous and Pulmonary infection in a heart transplant recipient treated by azole antifungals[J].Dermatol Ther，2014，27（3）：140–143.

[19]Lyskova P，Kubanek M，Hubka V，et al.Successful posaconazole therapy of disseminated alternariosis due to alternaria infectoria in a heart transplant recipient[J]. Mycopathologia，2017，182（3–4）：297–303.

病例 30　重症银屑病并多系统感染

病例摘要 1：

患者，男，67 岁。

主诉：全身反复红斑银屑病 43 年，潮红肿胀脓疱 1 个月余。

现病史：患者于 43 年前无明显诱因下出现反复全身红斑银屑（病例 30 图 1），秋冬季较重，发作时口服阿维 A ＋雷公藤控制，自述近十年未发作。2020 年 9 月 8 日前开始出现双下肢肿胀红斑，其上银屑，无明显自觉症状，未予重视，后皮疹逐渐扩大到全身；双腋下，臀部、膝关节出现脓疱，逐渐增多，至北京某专病研究所就诊，以脓疱型银屑病收治入院，入院后以"阿奇霉素、美能、雷公藤、阿维 A"等治疗，患者皮疹未明显消退，住院期间行背部皮肤鳞癌切除术。2020 年 9 月 15 日患者出现寒战高热，腋温达 39.2℃，对症支持治疗，效果不佳，仍反复发热。双上肢及腋下新发脓疱，融合成片。后转入南京某三甲医院皮肤科，予"复方甘草酸注射液、阿维 A、亚胺培南西司他丁钠、万古霉素"治疗。2020 年 9 月 30 日患者出现意识不清，并发休克，血乳酸升高至 5.0mmol/L。经大量补液等抗休克治疗后，血压能不能纠正，转入 ICU 治疗。入 ICU 后，予充分液体复苏，氢化可的松 300mg/24h 持续泵入，去甲肾上腺素 3μg/（kg·min）、肾上腺素 0.05μg/（kg·min）维持下，休克仍难纠正，除感染性休克外，考虑银屑病相关高炎症不排除，予司库奇尤单抗针对性治疗，患者血压和皮损情况均较前明显改善。病程中予高流量吸氧，痰培养和皮肤分泌物培养均示多重耐药性（MDR）鲍曼不动杆菌，查肺部 CT 示双肺炎症，根据药敏试验，予左氧氟沙星＋替加环素抗感染治疗。后病情再次反复，再次予以司库奇尤单抗治疗，气管插管接呼吸机辅助通气，去甲肾上腺素、垂体后叶素等血管活性药物维持血压，CRRT 清除炎性介质等。效果均不明显。痰培养示 MDR 肺炎克雷伯菌感染，改为多黏菌素＋左氧氟沙星抗感染。但患者病情仍持续恶化，出现肝肾、凝血、呼吸、循环等多系统功能衰竭。现为进一步治疗 2020 年 10 月 19 日转至我科，拟"脓毒性休克、红皮病、肺部感染"收入治疗。

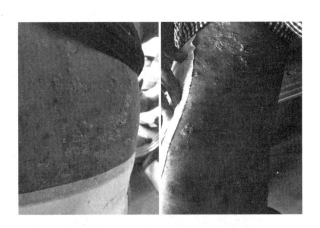

病例 30 图 1　红皮性银屑病稳定期表现

既往史：既往头孢类过敏；1 个月前在外院行"背部皮肤鳞癌切除术"。

查体：体温 39℃，脉搏 136 次 / 分，呼吸 20 次 / 分，血压 59/31mmHg［去甲肾上腺素 2μg/（kg·min）维持］。神志昏迷，查体不能配合。全身皮肤发红、头面部、躯干、四肢见多处弥漫暗红斑，大片油腻性鳞屑（病例 30 图 2）。双侧腋部、背部、腹股沟区等多处可见大片融合脓疱，部分破溃，可见黄脓性液体流出。背部 5cm×5cm 大小创面，有淡黄色液体渗出。颜面部水肿，眼睑及结膜水肿，充血，巩膜黄染，瞳孔对光反射迟钝。两肺散在湿性啰音。无心脏杂音。

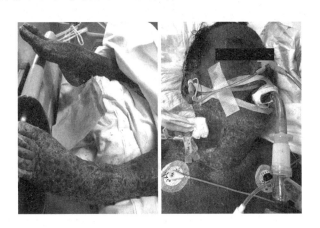

病例 30 图 2　红皮性银屑病、脓疱型银屑病急性发作期表现

辅助检查：①血常规：白细胞 4.33×10⁹/L，血红蛋白 57g/L。C- 反应蛋白 156mg/L，降钙素原 3.82ng/ml，IL-6 193pg/ml，G 试验检测值 237pg/ml。总胆红素 357μmol/L，天冬氨酸氨基转移酶 198U/L，钾 5.9mmol/L，钙 2.65mmol/L。凝血酶原时间 21 秒，活

化部分凝血活酶时间 74 秒，纤维蛋白原 1.4g/L，D- 二聚体 7.91mg/L。乳酸 6.2mmol/L。②尿常规：白细胞（+）；③尿涂片：找到真菌；④尿培养：XDR 肺炎克雷伯菌。⑤痰培养：XDR 鲍曼不动杆菌、肺炎克雷伯菌。⑥血培养：肺炎克雷伯菌、表皮葡萄球菌、近平滑假丝酵母菌。⑦创面分泌物：MDR 肺炎克雷伯菌、XDR 溶血葡萄球菌。⑧胸片：两肺炎症（病例 30 图 3）。

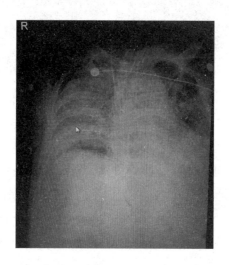

病例 30 图 3　X 线见双肺炎症，右肺为著，右侧少量气胸可能

问题 1：根据病史、体征和目前的检查结果，目前可能的诊断是什么？

目前诊断：①脓毒性休克、复杂皮肤软组织感染；②红皮病性银屑病、脓疱型银屑病；③重症肺炎；④皮肤鳞癌术后；⑤ MODS（肝、肾、凝血系统）；⑥电解质紊乱：高钾血症。

知识点 1：银屑病又称为"牛皮癣"，是一种由遗传基因决定的慢性炎症性系统性疾病[1]，红皮病型银屑病（erythrodermic psoriasis，EP）是最严重的银屑病，又称银屑性剥脱性皮炎，常由其他类型的银屑病发展而来，常由不恰当的应用激素、呼吸道感染、口服中药制剂等诱发，临床表现为全身皮肤的潮红、脱屑、红斑鳞屑为主要临床表现，常伴有发热、寒战、水肿和甲损害等。脓疱型银屑病（pustular psoriasis，PP），是在银屑病基础上出现脓疱损害。实验室检查常有血白细胞升高、低血红蛋白、血清白蛋白降低等。红皮病型、脓疱型银屑病均是银屑病中的特殊重症类型，损害同时并发在同一患者，临床少见。治疗上包括环孢素、阿维 A、甲氨蝶呤等传统疗法和近几年开始逐步应用的生物制剂。但应用以上药物治疗的患者需密切监测血压、肾功能、肝功、血脂等指标，若出现异常应减量或停药。

知识点2：脓毒症3.0版被定义为宿主对感染的反应失调而致的危及生命的器官功能障碍，也就是说当机体对感染的反应损伤了自身组织和器官，进而危及生命就称为脓毒症。作为脓毒症的一个亚型，脓毒性休克是指脓毒症发生了严重的循环、细胞和代谢异常，并足以使病死率显著增加。

脓毒症临床判断标准：脓毒症的新定义强调了致命性的器官功能障碍，将感染后SOFA/qSOFA评分增加≥2作为脓毒症器官功能障碍的临床判断标准（病理30表1）。

病例30 表1　序贯（脓毒症相关）器官衰竭评分系统（SOFA）

	指标	0分	1分	2分	3分	4分
呼吸系统	氧合指数	≥400	<400	<300	<200，呼吸支持	<100，呼吸支持
凝血系统	血小板计数（×10⁹/L）	≥150	<150	<100	<50	<20
肝脏系统	胆红素（μmol/L）	<20	20～<33	33～<102	102～<204	≥204
心血管系统		平均动脉压≥70mmHg	平均动脉压<70mmHg	多巴胺<5.0或多巴酚丁胺（任何剂量）[1]	多巴胺5.0～15.0或肾上腺素≤0.1或去甲肾上腺素≤0.1[1]	多巴胺>15.0或肾上腺素>0.1或去甲肾上腺素>0.1[1]
中枢神经系统	GCS评分	15	13～<15	10～<13	6～<10	<6
肾脏	肌酐（μmol/L）	<110	110～171	171～<300	300～<440	≥440
	尿量（ml/d）				<500	<200

注：1）儿茶酚胺类药物剂量单位为μg/（kg·min），至少1h；氧合指数为PaO_2（mmHg）/FiO_2，1mmHg=0.133kPa

脓毒性休克的临床判断四个要素：低血压、持续血管活性药物、乳酸升高和充分的容量复苏。

知识点3：HAP的临床诊断：入院48小时后及出院2天以内X线显示新出现或进展性肺部浸润性病变合并以下之一者：①发热＞38℃；②近期出现咳嗽、咳痰，或原有呼吸道症状加重，并出现脓痰，伴或不伴胸痛；③肺部实变体征和（或）湿性啰音；④白细胞＞ 10×10^9/L 伴或不伴核左移。在排除其他基础疾病如肺不张、心力衰竭和肺水肿、药物性肺损伤、肺栓塞和 ARDS 后，可作出临床判断。VAP 的诊断：入院 48 小时气管插管或气管切开接受机械通气，胸部可见新发生的或进展性的浸润阴影是 VAP 的常见表现。且同时满足下述至少 2 项：①体温＞ 38℃；②外周血白细胞＞ 10×10^9/L 或＜ 4×10^9/L；③气管支气管内出现脓性分泌物。需除外肺水肿、急性呼吸窘迫综合征、肺结核、肺栓塞等[2]。

知识点 4：符合下列 1 项主要标准或 ≥ 3 项次要标准者可诊断为重症肺炎。

1. 主要标准　①需要气管插管行机械通气治疗；②脓毒症休克经积极液体复苏后仍需要血管活性药物治疗。

2. 次要标准　①呼吸频率 ≥ 30 次 / 分；②氧合指数 ≤ 250mmHg（1mmHg ＝ 0.133kPa）；③多肺叶浸润；④意识障碍和（或）定向障碍；⑤血尿素氮 ≥ 7.14mmol/L；⑥收缩压 ＜ 90mmHg 需要积极的液体复苏。

问题 2：根据当前病史、体征和目前的检查结果，休克的原因是什么？感染源在哪里？

当前可排除心源性、梗阻性、神经源性等常见休克类型，主要仍考虑脓毒性休克，当前结合发热、气道分泌物黄黏、量多，降钙素原、C- 反应蛋白等血炎症指标高，气道分泌物培养有阳性结果，影像学有双肺浸润影，故评价肺病感染诊断明确。且符合重症肺炎两条主要标准和多条次要标准，故诊断为重症肺炎（病例 30 图 4），其可能是主要感染源。但该患者有严重的皮肤屏障破坏，且有脓疱等感染表现，屏障功能的破坏，可促使细菌滋生和入侵，也可能是导致败血症的重要因素[3]。因主要考虑院内获得性感染，皮肤脓性分泌物培养和气道分泌物培养，以及血培养所获得的病原菌基本一致，故很难定位脓毒性休克的主要责任灶。

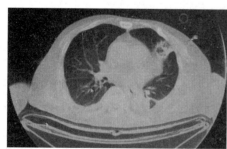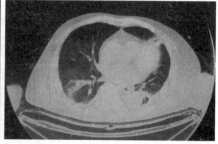

病例 30 图 4　肺部 CT 示两肺严重，空洞形成可能

问题 3：为进一步明确诊断，需要进行哪些检查和措施？

1. 免疫状态评估　NK 细胞、中性粒细胞、淋巴细胞分类等。

2. 病原学检测　包括获取血、体表脓液、气道分泌物（痰、肺泡灌洗液等）、尿、大便等标本行病原学检测，为了覆盖少见病原学，mNGS 检测是必要的。

3. 腹部超声、CT 等影像学检查，排查其他潜在感染源。

4. 甲状腺、皮质醇水平等检查，排查内分泌危象导致的循环衰竭。

病例摘要 2：

患者入院后，完善相关检查，气管插管接呼吸机辅助通气，予气管切开、积极抗休克治疗及甲强龙、免疫球蛋白、环磷酰胺，以及美罗培南、替加环素等抗感染治疗。针对肝肾功能不全，予肾脏替代治疗（continuous renal replacement therapy，CRRT）、双重血浆分子吸附系统（dual plasma molecular adsorption system，DPMAS）及血浆置换等血液净化治疗。但患者休克不能纠正，家属放弃治疗，自动出院。

病例分析：该患者既往红皮病型银屑病、脓疱型银屑病，病史确切，既往反复发作，予阿维 A ＋雷公藤＋司库奇尤单抗等治疗，均可有确切效果，本次发作予上述治疗方案，效果不佳，且进展至循环、呼吸、肝肾等多器官功能衰竭难以逆转，考虑：①感染可能是本次病情反复最关键的因素，病因未能有效控制，导致红皮病型银屑病、脓疱型银屑病持续进展；②原发病导致的皮肤屏障破坏，促使细菌滋生和入侵，可能是重要的感染源，最终皮肤感染和皮肤病的加剧，互为因果，形成恶性循环，导致持续的血流感染至多器官功能衰竭。

问题 4：该患者肝损伤的原因是什么？有人工肝的适应证吗？ DPMAS 的适应证是什么？

患者肝酶、胆红素持续升高，主要考虑以下几方面：①脓毒症相关肝损伤；②阿维 A、雷公藤、退热药、替加环素等多种药物性肝损伤；③低血压导致的肝低灌注；④持续高体温导致的肝损伤；⑤淤胆。患者巩膜黄染，总胆红素 357μmol/L，肝酶升高，有持续上升趋势，有凝血酶原时间、活化部分凝血活酶时间、持续低蛋白血症、反复低血糖等肝功能失代偿表现。B 超 /CT 示肝体积增大、肿胀（病例 30 图 5）。予停用导致肝损的药物，药物保肝治疗无效。故有人工肝的适应证。

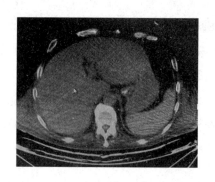

病例 30 图 5　腹部 CT 示肝脏体积增大，CT 值降低

知识点 5：人工肝分为非生物型、生物型和混合型三种。目前非生物型人工肝在临床广泛使用，并被证明是行之有效的体外肝脏支持方法。人工肝支持系统治疗的适应证包括：①重型病毒性肝炎：包括急性重型、亚急性重型和慢性重型肝炎，原则上以早中期为宜；②其他原因引起的肝衰竭（包括药物、毒物、手术、创伤、过敏等）；③晚期肝病肝移植围术期治疗；④各种原因引起的高胆红素血症（肝内胆汁淤积、术后高胆红素血症等），内科治疗无效者。国内应用的人工肝技术是一整套包含血浆置换、血液透析、血液滤过、血液/血浆灌流、分子吸附循环系统、连续性血液净化治疗等方法联合应用治疗重型肝炎的技术和治疗方法。临床医生根据患者病情选择单用或联合应用以上技术。如伴有肝性脑病时，选用血浆置换加血浆灌流；伴有肾衰竭时，选用血浆置换加血液透析或血液滤过；伴有高胆红素血症时，选用血浆特异性胆红素吸附；伴有水、电解质紊乱时，选用血浆置换加血液滤过或血液透析；有时同时予两种以上方法联合应用[4]。经国内外学者研究证实血液灌流能很好地降低银屑病患者血液中 IgA、IgG 含量[5]。

问题 5：DPMAS、血液灌流、特异性胆红素吸附、血浆置换的区别是什么？

知识点 6：血液灌流是将血液直接送入血液灌流器中，将血浆中的各种毒素吸附后再返回体内。特点是可有效清除血液中的中分子毒素。特异性胆红素吸附治疗的本质也是血液灌流，主要特点是所应用的灌流器对胆红素有特异性的吸附作用，对胆汁酸有少量的吸附作用而对其他代谢毒素则没有作用或吸附作用很小。双重血浆分子吸附系统（DPMAS）在胆红素吸附治疗的基础上增加了一个可以吸附中大分子毒素的广谱吸附剂，因此 DPMAS 不仅能够吸附胆红素，还能够清除炎症介质，不耗费血浆，同时又弥补了特异性吸附胆红素的不足。血浆置换是指将患者血液中的血浆和血细胞分离，去除含有致病物质的血浆，并补充等量的置换液，以达到治疗目的。

问题 6：胆红素清除在肝衰竭患者治疗中的意义？

1. 血液中胆红素升高，血清蛋白不能与之完全结合，游离胆红素通过血－脑屏障引起大脑和神经系统不可逆损伤。

2．胆红素属于肝毒性物质，代谢异常可影响肝细胞再生，导致肝脏功能进一步恶化。

3．升高的肝胆红素可以损伤心肌细胞。

4．胆红素具有抗氧化作用，能起到抗氧自由基的作用，延缓器官、机体衰老，但当胆红素大量升高时可以抑制机体正常的氧化还原反应，引起细胞代谢障碍。

问题 7：人工肝治疗的疗效如何判断？

临床上一般用近期疗效和远期疗效来进行判断。

1．近期疗效

（1）治疗后有效率：①肝性脑病级别降低；②消化道症状的改善；③血清胆红素降低；④凝血酶原活动度或国际标准化比值改善；⑤终末期肝病模型（MELD）评分下降；⑥其他实验室指标，如血氨、内毒素下降等。

（2）治疗后 4 周好转率：①肝性脑病减轻；②消化道症状显著改善；③PTA 稳定在 30% 以上；④血清胆红素降低。

2．远期疗效　远期疗效用生存率来评价，包括治疗后 12 周、24 周及 48 周生存率[6]。

病例小结：

1．中年男性，全身反复红斑银屑病 43 年，潮红肿胀脓疱 1 个月余。

2．外院病理结果等明确诊断为红皮病性银屑病、脓疱型银屑病。

3．病程中逐渐出现发热，呼吸困难，予气管插管呼吸机辅助通气，后进展为循环衰竭，考虑院内获得性肺炎。

4．并发肝肾功能、凝血功能衰竭，予 CRRT、血液灌流、胆红素吸附等肝肾功能替代治疗。

5．初次循环衰竭考虑银屑病相关高炎症不排除，予司库奇尤单抗针对性治疗病情逐渐平稳，意识改善，撤离呼吸机。

6．后病情反复，再次应用司库奇尤单抗效果不佳，考虑此时循环衰竭的主要矛盾已由银屑病相关高炎症，转变为医院获得性感染，因皮肤屏障功能缺失，肺部感染、尿路感染、血流感染，迅速进展为 MODS，最终预后不良。

（供稿：唐建国　吴春荣　复旦大学附属上海市第五人民医院；

校稿：谢　晖　上海交通大学医学院附属第一人民医院）

参考文献

[1]Gerdes S，Mrowietz U.Comorbidities and psoriasis.Impact on clinical practice[J].Hautarzt，2012，63（3）：202-213.

[2]Klompas M，Branson R，Eichenwald EC，et al.Strategies to prevent ventilator-associated pneumonia in acute care hospitals：2014 update[J].Infect Control Hosp Epidemiol，2014，35（2）：133-154.

[3]Green Ms，Prystowsky JH，Cohen SR，et al.Infectious complication of erythrodermic psoriasis[J].J Am Acad Dermatol，1996，34（5）：911-914.

[4] 中华医学会感染病学分会肝衰竭与人工肝学组.非生物型人工肝支持系统治疗肝衰竭指南（2009 年版）[J]. 中华临床感染病杂志，2009，2（6）：321-325.

[5] 孙丽君，朱嘉琦，戎殳，等.血液灌流对银屑病治疗作用的临床观察[J]. 中国血液净化，2007，6（3）：142-144.

[6] 中华医学会感染病学分会肝衰竭与人工肝学组，中华医学会肝病学分会重型肝病与人工肝学组.肝衰竭诊治指南（2012 年版）[J]. 中华临床感染病杂志，2012，5（6）：321-327.

病例 31　MELAS 综合征引起的严重乳酸酸中毒

病例摘要 1：

患者男性，41 岁，专车司机。

主诉：胸闷气促 1 个月余，加重 1 周。

现病史：患者于发病前 1 个月无明确诱因出现胸闷气促，活动后明显，双下肢轻度水肿，夜间可平卧，无明显胸痛、咳嗽、咳痰、咯血或发热等。1 周前无诱因出现胸闷、气促症状逐渐加重，自服阿莫西林后无好转，自驾车来我院就诊。

既往史：否认慢性病史，近期无特殊药物、食物摄入史。20 年前开始不能耐受体力劳动，近半年有加重，伴双下肢水肿，当地医院就诊未明确诊断，给予氢氯噻嗪口服，水肿可缓解，后不规律用药。

个人史：发病半年前自外地独自来沪，专车司机，夜间长期居住车上，生活方式不规律。5 年前曾开干洗店。有吸烟史，无饮酒史。

婚育家族史：已婚已育，子女健康，否认家族遗传病史。

体格检查：体温 36.5℃，呼吸 20 次 / 分，心率 126 次 / 分，血压 150/90mmHg，血氧饱和度 99%。神志清楚，发育正常，呼吸稍促，皮肤无花斑，颈静脉无明显怒张，双肺呼吸音粗，可及少量湿性啰音，心律齐，腹软，肠鸣音稍弱，四肢肌力正常，双下肢水肿，足背较明显。

辅助检查：①血气分析：pH 6.96，PaO_2 169mmHg，$PaCO_2$ 27mmHg，血乳酸 15mmol/L ↑，标准碳酸氢盐 7.6mmol/L，实际碳酸氢盐 4.4mmol/L，碱剩余 −24.6mmol/L。②血常规：白细胞 10.79×10^9/L，中性粒细胞百分比 70%，血红蛋白 140g/L，血小板 363×10^9/L，C− 反应蛋白 8.9mg/L。③电解质及生化：钾 5mmol/L，钠 140mmol/L，氯 94mmol/L，磷 2mmol/L，钙 2.41mmol/L，肌酐 70μmol/L，尿素氮 8.26mmol/L，丙氨酸氨基转移酶 42U/L，门冬氨酸氨基转移酶 102U/L，总胆红素 27.6μmol/L，乳酸脱氢酶 2042U/L，空腹血糖 6.9mmol/L。凝血指标：D− 二聚体 0.05mg/L，凝血酶原时间 15 秒，

活化部分凝血活酶时间 29.27 秒，国际标准化比值 1.3。④心脏相关指标：肌钙蛋白 I 0.04ng/ml，肌红蛋白 332.6ng/ml，肌酸激酶同工酶 112.3ng/ml，B 型钠尿肽 734.5ng/ml，降钙素原 0.079ng/ml。⑤胸部 CT：双肺结节；右肺上叶肺气肿；双肺散在纤维灶。心影稍大；⑥主动脉硬化腹部 CT：右肾结石，背部皮下筋膜水肿。

问题 1：根据病史、体征和目前的检查结果，目前可能的诊断是什么？

可能的诊断：①代谢性酸中毒：高乳酸血症（原因待查）；②肝功能异常；③心功能不全；④肾结石。

知识点 1：代谢性酸中毒是危重病患者常见的内环境平衡紊乱，发病机制为不同病因导致的酸性代谢产物生成增多或排泄减少，以及外源性酸性物质摄入或体内碱性物质丢失。正常情况下，轻度代谢性酸中毒可通过呼吸代偿，当酸中毒程度超过代偿水平时，表现为 pH 水平的下降的失代偿性代谢性酸中毒。血气分析表现为 pH < 7.35，碳酸氢根水平下降，碱剩余减少，可伴有代偿性血中二氧化碳水平降低。常见代谢性酸中毒原因包括各种原因引起的休克、糖尿病酮症酸中毒、肾功能不全、药物过量或中毒等。临床表现除原发病症状外可表现有深大呼吸或呼吸加快。

病例摘要 2：

急诊予补液、氧疗、碳酸氢钠纠酸等治疗，患者胸闷气促症状仍未改善，就诊当日夜间出现血压下降（80/40mmHg）给予去甲肾上腺素升压治疗。复查血气 pH 7.25，PaO_2 190mmHg，$PaCO_2$ 25mmHg，血乳酸 15mmol/L，标准碳酸氢盐 13mmol/L，实际碳酸氢盐 11mmol/L，碱剩余 -16mmol/L，为进一步治疗于次日晨收治重症监护室。入院查体：体温 36.5℃，脉搏 110 次 / 分，呼吸 20 次 / 分，血压 100/57mmHg［去甲肾上腺素 0.3μg/（kg·min）］，神志清楚，呼吸稍促，口唇及甲床稍青紫，足底皮肤少量花斑，颈静脉无明显怒张，双肺呼吸音粗，可及湿性啰音，心律齐，腹软，无压痛，双下肢轻度水肿。测中心静脉压力 19cmH_2O，床边心脏超声示心脏收缩功能良好，右心室未见明显扩张，下腔静脉宽度 2.36cm。再次复查血气分析：动脉血气 pH 7.28，PCO_2 25mmHg，PO_2 80mmHg，血乳酸 21mmol/L，HCO_3^- 14.1mmol/L，碱剩余 -13.7mmol/L；中心静脉血气 pH 7.28，PCO_2 27mmHg，PO_2 77mmHg，SO_2 91.5%，血乳酸 16mmol/L，HCO_3^- 14.9mmol/L，碱剩余 -12.5mmol/L。血常规：白细胞 14.69×10⁹/L，中性粒细胞百分比 92%，血红蛋白 125g/L，血小板 323×10⁹/L，C- 反应蛋白 14mg/L。肝肾功能：肌酐 134.8μmol/L，尿素氮 12.8mmol/L，门冬氨酸氨基转移酶 196U/L，丙氨酸氨基转移酶 107U/L，乳酸脱氢酶 2150U/L。心脏相关指标：肌钙蛋白 I 0.54ng/ml，肌红蛋白

694.8ng/ml，肌酸激酶同工酶 195.87ng/ml，B 型钠尿肽 1136.20pg/ml。

问题 2：目前诊断是什么？

诊断：多器官动能障碍；休克；代谢性酸中毒；高乳酸血症（原因待查）。

问题 3：该患者休克原因可能有哪些？高乳酸血症可能的原因有哪些？

知识点 2：休克根据发生机制可分为四大类：①低血容量性休克：主要为液体摄入不足或丢失过多引起，如进食困难、严重出血、严重胃肠道液体丢失、大量出汗、利尿剂使用等。通过病史采集未发现该患者有血容量休克的相关病因线索。②心源性休克：主要由心泵功能衰竭引起，如冠心病、扩张性心肌病、爆发性心肌炎等引起的严重心功能不全。心脏超声可提示心脏收缩功能下降。该患者床边心超提示心脏收缩功能良好，可排除心源性休克。③梗阻性休克：主要由循环系统血流受阻引起的休克，常见于高危肺栓塞、心包压塞、严重瓣膜狭窄等，该患者心超、B 超及 CT 检查未见上述疾病征象，证据不支持梗阻性休克诊断。④分布性休克：由于循环系统血管大量扩张、血管阻力下降导致体循环有效血容量不足和器官灌注减少，主要见于严重的全身感染、中毒等。如前分析，本例患者除外心源性休克、梗阻性休克及低血容量性休克，因此考虑分布性休克可能性较大。本患者就诊时白细胞、C- 反应蛋白及降钙素原等感染指标未见明显升高，影像学亦未发现明显的感染灶，因此感染性休克可能性较小。该患者乳酸水平大于检测上限，因此要考虑严重乳酸酸中毒导致的外周血管扩张、循环阻力下降致使的血压下降。

知识点 3：高乳酸血症的原因包括生成增多或（和）清除减少。体内乳酸主要由丙酮酸在乳酸脱氢酶作用下转化生成。葡萄糖经糖酵解途径产生丙酮酸，在氧供充分情况下丙酮酸进入线粒体通过三羧酸循环分解供能；在缺氧情况或氧利用障碍情况下机体主要通过无氧酵解途径供能，丙酮酸无法进入三羧酸循环导致丙酮酸大量堆积和向乳酸途径转化，乳酸生成增多。乳酸清除和利用主要依赖肝内糖异生，乳酸生成和糖异生再利用构成乳酸循环（即 Cori 循环），维持血中乳酸水平稳定。如体内乳酸大量生成或清除障碍可导致乳酸大量堆积，血液 pH 下降，当 pH < 7.35 时引起乳酸酸中毒[1]。根据发病机制的差异，可将乳酸酸中毒分为 A 型乳酸酸中毒和 B 型乳酸酸中毒[2]：由于氧输送障碍所致组织缺氧引起的乳酸酸中毒为 A 型乳酸酸中毒，此类型最为常见；缺少组织缺氧证据，其他原因所致乳酸酸中毒为 B 型乳酸酸中毒。A 型见于各种原因休克、局部灌注不足及引起组织缺氧的其他原因（如严重贫血、低氧血症、一氧化碳中毒等）。B 型主要与潜在疾病（肝功能不全、肿瘤、血液病、硫胺素缺乏等）、药物相关（二甲双胍、有机醇类中毒等）以及遗传代谢性疾病（如线粒体脑肌病、丙

酮酸脱氢酶缺乏等）有关[3, 4]。

病例摘要 3：

患者入 ICU 后予鼻导管吸氧及去甲肾上腺素升压治疗，维持组织氧供；予碳酸氢钠输注及 CRRT 改善酸中毒,维持内环境稳定,清除血乳酸。积极寻找高乳酸血症原因。患者在 CRRT 维持情况下乳酸水平有所下降，停用 CRRT 后患者乳酸水平快速上升至 20mmol/L 以上，酸中毒再次加重，对血管活性药物需求逐步增加。

问题 4：为进一步明确休克原因，需进行哪些检查或检测？

可行无创及有创血流动力学监测，评估容量、心功能、血管阻力等影响血压的因素，为进一步明确病因提供线索。如血压、心率、中心静脉压,容量负荷实验,床边心脏超声、下腔静脉超声等评估心功能和容量情况。可行 PICCO 或留置 Swan-ganz 导管检测血流动力学情况。

病例摘要 4：

入院后第二天为进一步评估血流动力学状态，予行 PICCO 监测,提示血流动力学状态为高排低阻型［CI 6.93L/（min·m²），CO 12L/min，SVRI 495dyn/（s·cm·m²）］，计算 $DO_2 = 1748ml$，结合患者 CVP 水平未见降低，基本排除容量不足（GEDI 777ml/m²）、心源性和梗阻所致休克。因此考虑分布性休克所致低血压。在应用血管活性药物维持血压同时寻找分布性休克原因。结合患者早期白细胞、C- 反应蛋白、降钙素原水平未见明显升高，未有发热、咳嗽等感染症状，因此考虑感染所致分布性休克可能性较小。患者入院时在血流动力学尚稳定情况下出现严重高乳酸血症和代谢性酸中毒，因此严重乳酸酸中毒所致血管张力下降所致休克可能性较大。

问题 5：该患者高乳酸血症可能的原因，如何进一步检查？

病情分析：如前所述，高乳酸血症按发病机制可分为存在氧供障碍的 A 型和无组织缺氧证据的 B 型，入院后测该患者中心静脉氧分压及氧饱和度水平较高，且动脉 - 中心静脉氧分压差及二氧化碳分压差较低，通过氧供公式计算 DO_2 约为 1748ml，因此循环缺氧引起早期高乳酸血症证据不足。考虑患者早期病情为 B 型高乳酸血症可能性较大，后期严重酸中毒导致低血压休克，可能叠加部分 A 型高乳酸血症。针对 B 型高乳酸血症潜在的病因，完善肿瘤免疫相关指标、神经内分泌指标、血中药物毒物检测（重点二甲双胍和有机醇类）。患者动脉 - 中心静脉氧分压差及二氧化碳分压差较小，中心静脉氧分压较高，可能存在氧利用障碍，结合患者平时存在体力劳动不耐受的慢性病史，因此线粒体呼吸电子传递链相关疾病（如线粒体脑肌病、线粒体呼吸相关酶系缺乏）不能除外，因此予完善线粒体疾病相关基因检测。其他进一步行感染相关病原学检测排除感染，如宏基因组第二代测序技术（Metagenome second-generation sequencing technology mNGS）等。

病例摘要 5：

在进一步明确乳酸酸中毒病因同时，继续予 CRRT（碳酸氢盐配方置换液）纠正酸中毒，改善内环境，清除乳酸。针对可能的存在的遗传代谢性疾病所致细胞氧代谢功能障碍，予复合辅酶、大剂量维生素 C、B 族维生素改善细胞线粒体氧代谢。患者入院后低血压有进一步加重，去甲肾上腺素逐步上调，最高 $4\mu g/(kg \cdot min)$ 血压仍难以维持，予加用特利加压素及糖皮质激素（氢化可的松 200mg/d）改善低血压休克。第 3 天患者有呼吸频率加快，呼吸肌疲劳，二氧化碳潴留，予气管插管接呼吸机辅助通气。患者毒物检测报告未见二甲双胍、有机醇类等毒物，肿瘤及免疫内分泌指标未见明显异常。血 mNGS 检测报告未见明确病原体。经连续 64 小时 CRRT 后患者乳酸水平下降至 4mmol/L，酸中毒状态改善，PICCO 监测血管阻力上升［SVRI 1400dyn/$(s \cdot cm \cdot m^2)$］左右，对血管活性药物需求减少，逐步停用特立加压素和氢化可的松。患者血流动力学状态好转后转为间断血液净化，纠正内环境紊乱同时缓解容量过负荷引起的组织水肿和心功能不全。患者无尿缓解及血流动力学稳定，血乳酸降至 2mmol/L 以下，予停用血液透析治疗，并予 ICU 早期康复治疗，第 13 天予撤除呼吸机。后期转康复医院进一步康复治疗。患者出院后线粒体基因检测回报提示 MT-TL1 基因在 m3243A > G 位点存在突变。

随访：患者在康复医院康复期间及后期随访中乳酸水平仍处于升高状态（2.5 ~ 6mmol/L）。结合患者慢性乏力、高乳酸状态及 MT-TL1 突变，考虑 MELAS 综合征可能，建议外院进一步确诊。患者在我院出院 3 个月后至外院行肌电图提示多发性周围神经病变（累计运动及感觉神经），肱二头肌肌肉活检提示肌纤维萎缩性坏死，Gomori 三色染色（MGT）染色见破碎红纤维（RRF），琥珀酸脱氢酶（SDH）染色见萎缩肌及纤维深染（RBF）。患者半年后随访出现左侧肢体乏力，并伴有肌肉萎缩。结合患者症状，高乳酸状态，基因学检测及肌肉活检结果，诊断 MELAS 综合征。目前外院给予辅酶、叶酸、维生素 B_2 等口服治疗。

知识点 4：MELAS 综合征即线粒体脑肌病伴乳酸酸中毒及中风样发作（Mitochondrial encephalomyopathy, lactic acidosis, and stroke-like episodes, MELAS）

是由于编码 tRNALeu（UUR）的 MT-TL1 基因在 m.3243A ＞ G 位点突变引起的一系列症状的疾病。60%～80% 的 MELAS 患者发病年龄在 10～40 岁，小于 10% 的患者于 1 岁前发病，仅 1%～6% 的患者 40 岁以后发病，为晚发型 MELAS，临床相对罕见[5, 6]。特征性表现：线粒体脑肌病；中风样发作；乳酸中毒，主要表现为血液和脑脊液中的乳酸及丙酮酸水平升高。发病机制尚未完全明确，可能与线粒体能量生成障碍、微血管病变、NO 生成减少等有关[6, 7]。常用诊断标准为日本 MELAS 研究协会制订的标准[5]，分为两部分：①卒中样发作的临床发现：头痛伴有呕吐，抽搐，偏身轻瘫，皮质性失明或偏盲，脑成像有急性局灶性损伤表现。②有线粒体功能障碍的证据：高乳酸血症，或脑脊液乳酸水平升高，或线粒体相关酶活性的缺失；肌肉活检发现线粒体异常；基因检测确定 MELAS 相关基因突变。确诊：符合 2 条①及 2 条②（至少符合以上 4 条）；可疑诊断：符合 1 条①以及 2 条②（至少符合以上 3 条）。MELAS 的治疗目前缺乏特效药物，主要为对症治疗和预防再发的治疗，包括控制癫痫发作、补充辅酶 Q_{10}、L-精氨酸、维生素 B_1、维生素 B_{12}、肌酸、肉碱、维生素 C、维生素 E 等药物[8～11]。

（供稿：王　涛　田　锐　上海交通大学医学院附属第一人民医院；

校稿：阮正上　上海交通大学医学院附属新华医院）

参考文献

[1]Kraut JA，Madias NE.Lactic acidosis[J].N Engl J Med，2014，371（24）：2309-2319.

[2]Seheult J，Fitzpatrick G，Boran G.Lactic acidosis：an update[J].Clin Chem Lab Med，2017，55（3）：322-333.

[3]Liu QS，Harji F，Jones A，et al.Type B lactic acidosis：a rare oncological emergency[J].BMJ Case Rep，2020，13（3）：e233068.

[4]Matyukhin I，Patschan S，Ritter O，et al.Etiology and management of acute metabolic acidosis：an update[J].Kidney Blood Press Res，2020，45（4）：523-531.

[5]Yatsuga S，Povalko N，Nishioka J，et al.MELAS：a nationwide prospective cohort study of 96 patients in Japan[J].Biochim Biophys Acta，2012，1820（5）：619-

624.

[6]Chae HW，Na JH，Kim HS，et al.Mitochondrial diabetes and mitochondrial DNA mutation load in MELAS syndrome[J].Eur J Endocrinol，2020，183（5）：505-512.

[7]Chakrabarty S，Govindaraj P，Sankaran BP，et al.Contribution of nuclear and mitochondrial gene mutations in mitochondrial encephalopathy，lactic acidosis，and stroke-like episodes（MELAS）syndrome[J].J Neurol，2021，268（6）：2192-2207.

[8]El-Hattab AW，Adesina AM，Jones J，et al.MELAS syndrome：Clinical manifestations，pathogenesis，and treatment options[J].Mol Genet Metab，2015，116（1-2）：4-12.

[9]Danhauser K，Smeitink JA，Freisinger P，et al.Treatment options for lactic acidosis and metabolic crisis in children with mitochondrial disease[J].J Inherit Metab Dis，2015，38（3）：467-475.

[10]Pérez-Cruz E，González-Rivera C，Valencia-Olvera LDCG.Immunonutrition for the acute treatment of MELAS syndrome[J].Endocrinol Diabetes Nutr，2021，69（2）：144-148.

[11]Leong DY，Chee RY，Lui YS.Psychiatric care for a person with MELAS syndrome：a case report[J].Clin Case Rep，2021，9（5）：e04146.

病例 32　腹部术后韦尼克脑病

病例摘要 1：

患者 50 岁，男性，汉族，已婚。

主诉：上腹饱胀不适伴恶心呕吐 1 个月余。

现病史：患者于 1 个月前无明显诱因出现上腹部饱胀不适，进食后出现恶心、呕吐，呕吐物为胃内容物，未予重视，后病情逐渐加重，进食少。病程中无畏寒发热；无咳嗽咳痰，无胸闷气促；无腹泻，无明显腹痛；纳差，自觉大小便无明显异常。饮食睡眠不佳，体重明显减轻。

既往史：5 年前因"胃癌"行姑息性全胃切除＋食管－空肠 Roux-en-Y 吻合＋次全结肠切除＋回肠－降结肠侧侧吻合＋胆囊切除＋肝脏肿块活检术。术后恢复正常饮食后，未接受其他特殊治疗。1 年前曾接受输血纠正贫血治疗，但未进一步接受诊疗。余系统回顾无特殊记载。出生并生长于原籍，否认有疫区接触史。本次入院收住胃肠外科。

入院查体：身高 172cm，体重 45kg，心率 90 次 / 分，血压 98/75mmHg，呼吸 20 次 / 分，血氧饱和度 98%，体温 36.6℃。神志清楚、自主体位。发育正常，消瘦。全身未触及浅表淋巴结。心、肺、腹部检查无特殊异常发现。

实验室检查：白细胞 $3.76 \times 10^9/L$，中性粒细胞 $1.92 \times 10^9/L$，淋巴细胞 $1.69 \times 10^9/L$，血红蛋白 124g/L ↓，红细胞 $3.38 \times 10^9/L$ ↓，血小板 $176 \times 10^9/L$；丙氨酸氨基转移酶 16U/L，门冬氨酸氨基转移酶 20U/L，胆碱酯酶 4694U/L ↓，总胆红素 50.0μmol/L ↑，直接胆红素 25.3μmol/L ↑，前白蛋白 110mg/L ↓，总蛋白 59.1g/L ↓，白蛋白 38.1g/L ↓，视黄醇结合蛋白 20mg/L ↓，无机磷 0.82mmol/L ↓，超敏 C- 反应蛋白 1.14mg/L；免疫过筛试验均阴性，常规肿瘤五项指标正常。胸腹部 CT：无异常发现。

入院后第 5 天在全麻下行剖腹探查手术。术中见网膜与肝脏、腹壁、脾脏及肠管间广泛黏连，盆腔、肝脏、网膜无转移结节，腹主动脉旁及肠系膜上静脉根部无肿大淋巴结，原吻合口下方见一 5.0cm×4.0cm 质硬肿块，肠管壁僵硬，肿瘤侵及胰腺尾部，遂行"吻合口肠管切除＋胰体尾切除术＋食管－空肠 Roux-en-Y 吻合术"。术后于脾窝、胰腺下方、吻合口处留置引流管共 3 根。术后安返胃肠外科病房。静脉给予补充脂肪乳剂、氨基酸、葡萄糖等，术后第 1 ~ 4 天，患者神志清楚，呼吸平稳，言语正常；无发热，无腹痛腹泻，引流管通畅无特殊。术后第 5 ~ 6 天，逐渐出现言语障碍，口齿不清，表情淡漠，四肢无力，肌张力减弱。实验室检查：白细胞 $1.67 \times 10^9/L$ ↓、中性粒细胞 $1.10 \times 10^9/L$ ↓，淋巴细胞 $0.47 \times 10^9/L$ ↓，血红蛋白 105g/L ↓，红细胞 $2.95 \times 10^9/L$ ↓，血小板 $50 \times 10^9/L$ ↓；丙氨酸氨基转移酶 38U/L，门冬氨酸氨基转移酶 31U/L，胆碱酯酶 2973U/L ↓，总胆红素 56.3μmol/L ↑，总蛋白 63.5g/L ↓，白蛋白 36.8g/L ↓，无机磷 0.58mmol/L ↓，超敏 C- 反应蛋白 76.49mg/L ↑，D- 二聚体 6.636mg/L ↑，N 端 - 脑钠肽（发光）150.00pg/ml ↑，心肌酶谱无异常；复查胸、腹、头颅 CT 均无异常发现。因意识障碍进行性加重，出现嗜睡→昏睡→昏迷，于入院第 11 天（术后第 7 天），转入重症医学科（ICU）。

问题 1：患者术后出现神经系统症状，可能的诊断是什么？明确诊断需要进一步做什么检查？

患者头颅 CT 排除了脑梗死、脑出血、蛛网膜下隙出血等急性脑卒中。结合患者病史、辅助检查结果，拟诊"再喂养综合征、韦尼克脑病"。明确诊断需要进一步行头颅 MRI 检查。

知识点 1：再喂养综合征（refeeding syndrome，RFS）是指机体在经历长时间的饥饿或营养不良的条件下，再次摄入营养物质时，早期出现以低磷血症为特征的严重的水、电解质、酸碱平衡紊乱及由此产生的如呼吸困难、心功能不全、意识障碍等全身多器官功能障碍，严重者可引起患者猝死[1]。营养不良行人工喂养者 50% 会发生再喂养综合征，半数发生在开始营养支持后的 3 天内。

知识点 2：RFS 临床表现多样，并不易诊断。某些营养状况良好的患者在禁食一段时间后再进食，也会表现为血磷降低但并不出现 RFS 的临床表现。营养不良患者，由于维生素 B_1 在体内储存量不足，一旦碳水化合物代谢增加，作为辅助因子的维生素 B_1 即可急性缺乏，严重者可诱发韦尼克脑病，出现意识障碍、四肢无力，甚至导致中枢性呼吸衰竭而死亡。因此，对高危患者应加强维生素 B_1 的供给[2]。

知识点 3：韦尼克脑病（wernicke encephalopathy，WE）是一种由硫胺素（维生素 B_1）缺乏导致的严重的神经系统综合征，其典型的临床表现为突然发生意识改变、眼肌麻痹、共济失调等。目前认为慢性酒精滥用（酗酒）是最多见的导致硫胺素缺乏的原因，其他非酒精性因素所致 WE 可见于[3~5]：①饥饿；②妊娠呕吐；③由感染、休克、长期营养缺乏或营养不良或酒精依赖者在服用硫胺素之前静脉注射葡萄糖引起；④化疗（5- 氟尿嘧啶、多西氟啶、异环磷酰胺）；⑤血液透析；⑥厌食症；⑦再喂养综合征；⑧胃肠道疾病和外科手术（如胃旁路）需要胃肠外营养者；⑨患有获得性免疫缺陷综合征、恶性肿瘤者；⑩采取外科手术措施的减肥术后。临床诊断 WE 可以从下列方面考虑：①有硫胺素（维生素 B_1）缺乏的前提条件；②有典型的临床表现（精神异常、眼外肌麻痹、共济失调），或者不同临床表现的组合；③颅脑 MRI 特征性的影像学表现；④对维生素 B_1 的治疗反应。确诊并不困难，但首要排除其他可能诊断。

病例摘要 2：

患者转入 ICU 后，结合发病过程和辅助检查，拟诊 WE，紧急给予头颅 MRI 平扫 + DWI，如病例 32 图 1 示双侧内囊后支、背侧丘脑、双侧额叶皮质区、侧脑室及脑干、中脑多发异常信号。实验室检查示白细胞 1.96×10^9/L ↓、中性粒细胞 1.41×10^9/L ↓，淋巴细胞 0.48×10^9/L ↓、血红蛋白 90g/L ↓、红细胞 2.55×10^9/L ↓、血小板 38×10^9/L ↓；丙氨酸氨基转移酶 20U/L，门冬氨酸氨基转移酶 18U/L，胆碱酯酶 5404U/L，总胆红素 23.7μmol/L ↑、前白蛋白 112mg/L ↓、总蛋白 56.5g/L ↓、白蛋白 34.4g/L ↓、视黄醇结合蛋白 19mg/L ↓、无机磷 0.61mmol/L ↓、超敏 C- 反应蛋白 145.5.49mg/L ↑；D- 二聚体 3.293mg/L；N 端 - 脑钠肽（发光）274.00pg/ml ↑。入院第 12 天（术后第 8 天，入 ICU 第 2 天），昏迷、不能主动咳痰，监测血氧饱和度下降至 80%，吸痰时刺激气道发现咳嗽无力，给予经口气管插管，机械通气呼吸支持。

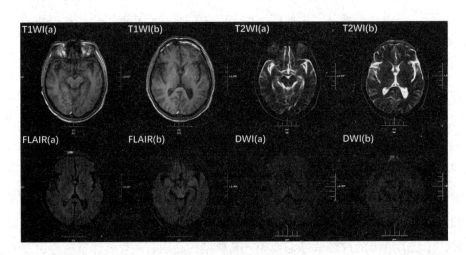

第三脑室、第四脑室及导水管旁、两侧丘脑、中脑见对称条片状异常信号，
T_1WI 呈稍低信号，T_2WI 呈高信号，FLAIR 像呈高信号，DWI 呈高信号

病例 32 图 1　头颅 MRI

问题 2：根据目前诊断，应如何治疗？

知识点 4：硫胺素是三羧酸循环（又名柠檬酸循环，Krebs 循环）和戊糖磷酸途径的重要辅助因子。硫胺素缺乏通常会影响糖代谢活跃区域，出现淤血或者伴有慢性出血，长期慢性缺乏会出现脱髓鞘、胶质增生改变[6]。在大脑结构，最容易受到硫胺素缺乏造成的损害的部位包括丘脑、乳头体、导水管周围和室旁区域、蓝斑、颅神经核和网状结构。

知识点 5：磁共振成像对 WE 诊断的灵敏度为 53%，特异性为 93%，可以作为韦尼克脑病的临床诊断重要辅助检查[4, 5, 7]。头颅 MRI 可见双侧丘脑对称性病变，急性期的典型改变是第三、四脑室和导水管周围及延髓；小脑半球及蚓部对称 T_1 信号稍低、T_2 信号稍强 / 强。T_2/FLAIR 显示更为清楚，DWI 可呈不同程度高信号，增强扫描可见强化，无占位征象。乳头体萎缩是特征性神经病理异常，乳头体容积明显缩小，不仅是硫胺缺乏的特殊标志，也是 WE 与 Alzheimer 病的鉴别特征。6 ~ 12 个月后，恢复期高信号降低或消失。

知识点 6：WE 的预后取决于能否早期静脉给予硫胺素。发病初期，快速非肠道补充维生素 B_1（硫胺素）可完全恢复。B 族维生素口服或肌内注射作用不大，应立即静脉滴注维生素 B_1，持续 2 周或至患者能进食为止。欧洲神经病学学会联盟（EFNS）推荐静脉滴注维生素 B_1 600mg/d，分 3 次静脉滴注[5]。

知识点 7：葡萄糖分解代谢消耗维生素 B_1 和镁，韦尼克脑病患者在输注葡萄糖后症状会明显加重。故伴有意识障碍的慢性酒中毒、营养不良、低血糖和肝病等患者，静脉输入葡萄糖前应通过非肠道补充维生素 B_1，防止诱发 WE。另外，慢性酒中毒所致的 WE，患者可伴镁缺乏，镁缺乏可降低硫胺素的作用，使硫胺素缺乏的病情恶化，故应补镁[8]。

病例摘要 3：

入院第 13 天（术后第 9 天，入 ICU 第 3 天）有发热，最高体温 38.8℃，意识障碍有好转，仍昏睡。实验室检查：白细胞 3.56×10^9/L，中性粒细胞 2.67×10^9/L，淋巴细胞 0.40×10^9/L ↓，血红蛋白 75g/L ↓，红细胞 2.08×10^{12}/L ↓，血小板 5×10^9/L ↓；丙氨酸氨基转移酶 18U/L，门冬氨酸氨基转移酶 18U/L，胆碱酯酶 2335U/L ↓，总胆红素 31.1 μmol/L ↑，前白蛋白 62mg/L ↓，总蛋白 52.1g/L ↓，白蛋白 31.3g/L ↓，视黄醇结合蛋白 18mg/L ↓，无机磷 0.55mmol/L ↓，超敏 C- 反应蛋白 225.86mg/L ↑；降钙素原 1.05ng/ml ↑。考虑到反复血常规显示全血细胞减少，有发热，给予骨髓穿

刺检查。骨髓细胞及组化报告：①有核细胞增生减低；②粒红比 8.3 ： 1 ；③粒系增生减低占 50%，比例正常，以中幼及以下各阶段细胞为主，少数晚幼及杆状粒细胞呈现巨幼变；④红系增生减低占 6%，比例明显减低，个别细胞呈现巨幼变；⑤铁染色：外铁（ + ～ ++ ），内铁幼红细胞太少；⑥巨核细胞全片共见 48 只。以颗粒巨为主，产板巨比例减少，显示成熟障碍，血小板呈散在少见。诊断巨幼细胞性贫血可能。

问题 3：反复实验室检查全血细胞减少的原因是什么？

知识点 8：全血细胞减少症是指外周血红细胞、白细胞、血小板均不同程度减少的疾病的总称，是多种病因引起的血液学检查共同表现[9]。血细胞生成主要与造血细胞、造血调控（即微环境）、造血原料等三要素有关，骨髓细胞学检查具有较好的诊断价值。在长期营养不良患者，造血原料的缺乏是导致全血细胞减少的重要原因。

知识点 9：巨幼细胞性贫血是由于脱氧核糖核酸（DNA）合成障碍所引起的一种贫血，主要系体内缺乏维生素 B_{12} 和（或）叶酸所致，亦可因遗传性或药物等获得性 DNA 合成障碍引起。老年人和胃切除患者胃酸分泌减少，常会有维生素 B_{12} 缺乏。

病例摘要 4：

ICU 住院期间，骨髓和血培养均无细菌生长；两次腹腔引流液培养分别示：多药耐药大肠埃希菌、多药耐药鸟肠球菌。两次痰培养示：铜绿假单胞菌。ICU 初期发生血压下降，诊断并发感染性休克，给予相应抗感染治疗（头孢哌酮钠 / 舒巴坦＋莫西沙星）、抗休克治疗、强化补充微量营养素（维生素＋微量元素）、营养治疗等综合治疗，在转入 ICU 第 10 天神志完全转清，双下肢肌力恢复；次日即成功撤离呼吸机拔除气管插管，病情稳定后转回原胃肠外科继续强化营养治疗 15 天后治愈出院。整个住院期间营养治疗经历静脉补充滴注维生素 B_1 0.3g/d × 4 天→ 0.1g/d × 3 天；肌内注射维生素 B_{12} 500 μ g/d × 4 天；TPN × 18 天→（SPN ＋ EN）× 3 天→ TEN →普食；TPN 期间注重补充水溶维生素、脂溶性维生素，以及多种微量元素（P^{3+}）等微量营养素。

病例分析：患者系"胃癌"术后 5 年有余，本次入院 1 年前曾接受输血纠正贫血治疗，尽管当时没有明确贫血原因，但不难推测最大可能是巨幼细胞性贫血，本次住院期间结合骨髓细胞学检查亦已证实。入院前有 1 个多月时间出现反复进食后恶心呕吐，且渐渐加重，近期严重影响进食，体重减轻。由于症状轻，进食少，无明显的腹痛腹胀、肛门停止排气排便等典型肠梗阻表现，且梗阻不完全，呈现一个较长的慢性病程，但有营养不良的后果。显然，该患者存在 RFS 发生的高危因素。当重新开始喂养时，无论肠内还是肠外营养，新陈代谢都会从蛋白质和脂肪代谢转向葡萄糖的分解。

引起胰岛素的分泌显著增加，胰高血糖素减少，导致细胞对葡萄糖的摄取增加，同时也导致细胞对电解质如磷、钾和镁的摄取增加。但此时储存的电解质已经耗尽，这种转变反而会导致危险的低电解质水平。如果没有及时得到恰当治疗，电解质跨细胞转移和再分布可能导致心脏、神经肌肉和造血功能损伤，表现为心律失常、肌肉无力、痉挛、横纹肌溶解、贫血、氧供减少等，进一步导致器官功能障碍和衰竭，最终导致死亡[10]。本病例在转入 ICU 时，高度怀疑 WE，立即静脉滴注了维生素 B_1 治疗，尽管在 MRI 检查后也出现了呼吸衰竭，但由于及时给予了针对性治疗，避免了永久性脑损伤，预后较好。可见，及时静脉注射维生素 B_1 是挽救 WE 患者的可靠方法，有利于保护脑细胞和功能。而随着患者营养状态的纠正，患者血细胞亦逐渐恢复正常，感染也得到了很好控制。

病例点评：

营养不良并发 RFS、WE 的预后如何，关键在于是否能够得到及时诊断。延误诊断和治疗，将导致永久性脑损伤，甚至呼吸衰竭而死亡。本病例在肠梗阻术后最初数日给予静脉滴注葡萄糖后发生进行性加重的意识障碍，且在给予静脉补充了维生素 B_1 300mg 的情况下仍然发生呼吸衰竭，表明患者体内维生素 B_1 严重欠缺。故提醒我们，对于存在营养不良和营养风险患者，在营养治疗前，不可忽视微量营养素的补充，片面追求热量达标，否则将会导致 RFS，低钾、低磷、低镁血症，维生素（尤其以维生素 B_1、维生素 B_{12} 为代表的 B 族维生素）将急剧下降，并发 WE。这就要求我们对高危患者应时刻保持警觉，提高早期诊断率，及早针对性充分治疗，避免永久性脑损伤。

病例小结：

1. 男性患者，50 岁，5 年前因"胃癌"行姑息性全胃切除＋食管 - 空肠 Roux-en-Y 吻合＋次全结肠切除＋回肠 - 降结肠侧侧吻合＋胆囊切除＋肝脏肿块活检术。1 年前接受输血纠正贫血治疗。本次因"上腹饱胀不适伴恶心呕吐 1 个月余"收住胃肠外科。近期 1 个月内进食少，体重明显减轻。提示患者有发生"营养不良"的基础。

2. 入院后实验室检查提示血细胞、前白蛋白、视黄醇结合蛋白、血磷均减少，结合患者病史，"营养不良"的诊断是成立的。而入院前 1 个月的发病过程符合慢性不完全性肠梗阻的表现，但腹部 CT 缺乏影像学证据支持。考虑到患者已有严重身心负担，食物摄入少，体重进行性下降，剖腹探查解除梗阻恢复正常饮食不失为明智的选择。

3. 术后静脉给予补充脂肪乳剂、氨基酸、葡萄糖等营养支持，初期均神志清楚，呼吸平稳，言语正常。但术后第 5 ~ 6 天开始出现意识障碍，肢体无力，且进行性加重；

而头颅 CT 无异常发现，实验室检查提示血细胞进一步显著下降，低磷血症，且转入 ICU 后，头颅 MRI 检查支持 WE 的诊断。尽管及时静脉补充了维生素 B_1，但病情进一步恶化，出现呼吸衰竭而不得不接受机械通气呼吸支持治疗；而随后反复实验室检查显示的全血细胞减少和治疗后良好的预后，以及骨髓细胞学检查均支持"RFS、WE"的诊断。

4. 本病例的诊治过程再次告诉我们，营养治疗时，不可忽视微量营养素的补充；对于存在高危因素患者，补充碳水化合物前，应优先补充微量营养素，尤其不可忽视 B 族维生素以及磷、镁等电解质的补充。

（供稿：汪华学 蚌埠医学院第一附属医院；

校稿：谢 晖 上海交通大学医学院附属第一人民医院）

参考文献

[1]Olthof LE，Wack K，Van SC，et al.Impact of caloric intake in critically ill patients with，and without，refeeding syndrome：a retrospective study[J].Clin Nutr，2018，37（5）：1609–1617.

[2]Betrosian AP，Thireos E，Toutouzas K，et al.Occidental beriberi and sudden death[J].Am J Med Sci，2004，327（5）：250–252.

[3]Donnino MW，Vega J，Miller J，et al.Myths and misconceptions of Wernicke's encephalopathy：what every emergency physician should know[J].Ann Emerg Med，2007，50（6）：715–721.

[4]Isenberg Grzeda E，Kutner HE，Nicolson SE.Wernicke–Korsakoff syndrome：under recognized and undertreated[J].Psychosomatics，2012，53（6）：507–516.

[5]Galvin R，Brathen G，Ivashynka A，et al.EFNS guidelines for diagnosis，therapy and prevention of wernicke encephalopathy[J].Eur J Neurol，2010，17（12）：1408–1418.

[6]Osiezagha K，Ali S，Freeman C，et al.Thiamine deficiency and delirium[J].

Innov Clin Neurosci，2013，10（4）：26-32.

[7]Wicklund MR，Knopman DS.Brain MRI findings in wernicke encephalopathy[J]. Neurol Clin Pract，2013，3（4）：363-364.

[8]Peake RWA，Godber IM，Maguire D.The effect of magnesium administration on erythrocyte transketolase activity in alcoholic patients treated with thiamine[J].Scott Med J，2013，58（3）：139-142.

[9]Lang D，Mead JS，Sykes DB.Hormones and the bone marrow：panhypopituitarism and pancytopenia in a man with a pituitary adenoma[J].J General Internal Medicine，2015，30（5）：692-696.

[10]Friedli N，Stanga Z，Sobotka L，et al.Revisiting the refeeding syndrome：results of a systematic review[J].Nutrition，2017，35：151-160.

病例 33　哮喘持续状态

病例摘要 1：

患者男性，21 岁，未婚。

主诉：呼吸困难 19 小时，意识障碍 2 小时余。

现病史：患者于 3 天前受凉后出现乏力、胸闷、喘气，无发热、恶心、咳嗽、咳痰等其他特殊不适。1 天前喘气症状加重，继而出现呼吸急促，遂送往当地医院对症治疗，因症状未缓解，并逐渐出现意识障碍，呼之不应，无法遵嘱，经救护车转诊至我院。急诊以"重症哮喘、哮喘持续状态、呼吸衰竭"收入我科。

既往史：支气管哮喘病史 10 余年，平素偶尔应用硫酸沙丁胺醇吸入气雾剂控制症状，否认手术外伤史，否认肝炎、结核等传染病病史。

个人史：大学在校学生，饮食习惯正常，无酗酒、吸烟史，否认吸毒史。

入院查体：身高 182cm，体重 85kg，心率 120 次 / 分，呼吸 35 次 / 分，血压 132/67mmHg，体温 36.7℃。神志昏迷，GCS 评分 9 分；双侧瞳孔等大等圆，直径约 2.0mm，对光反射迟钝；右侧颈部皮肤可触及皮下气肿，有捻发感；双肺呼吸音低，偶可闻及哮鸣音；心律齐，无杂音；肝脾肋下未及，双下肢无水肿，生理反射存在，病理反射未引出。

辅助检查：胸部 CT（外院）：双肺斑片状浸润影，颈部气肿、纵隔积气。

急诊实验室检查：动脉血气分析：pH 7.15，PCO_2 90mmHg，PO_2 34mmHg，钠 140mmol/L，钾 5.0mmol/L，乳酸 1.3mmol/L，HCO_3^- 31.4mmol/L。

问题 1：根据病史、体征和目前的检查结果，目前可能的诊断是什么？

目前患者可能诊断为：①支气管哮喘急性发作：危重型，哮喘持续状态；②意识障碍：肺性脑病；③急性Ⅱ型呼吸衰竭；④肺部感染；⑤窦性心动过速；⑥颈部气肿；⑦纵隔气肿。

问题 2：支气管哮喘的治疗方案是什么？

首先，尽可能脱离引起哮喘发作的过敏原或其他非特异性刺激因素。

其次，对哮喘的严重程度进行评估，以严重程度和控制水平为基础选择相应治疗方案。治疗哮喘的药物可分为控制性药物、缓解性药物及重度哮喘的附加药物。

生物靶向药物包括抗 IgE、IL-5、IL-5R 和 IL-4R 单克隆抗体主要用于重度哮喘患者的治疗[1]。大环内脂类药物如阿奇霉素可用于难治性哮喘。此外支气管热成形术可减少气道平滑肌的数量，降低收缩力，改善哮喘控制水平[2]。

危重哮喘患者经上述药物治疗后症状和肺功能无改善甚至继续恶化，应及时给予机械通气，其指征包括意识改变、呼吸机疲劳，$PaCO_2 \geq 45mmHg$。若经无创机械通气无改善则应尽早行气管插管。如若有创机械通气、足量支气管舒张剂和激素治疗后病情继续恶化，则综合评估后考虑行 ECMO 支持。

知识点 1：重度哮喘患者进行机械通气的适应证：包括出现发绀表现、高流量吸氧后动脉氧分压（PaO_2）仍 < 60mmHg，逐渐升高的 $PaCO_2$（高碳酸血症）、心动过缓、持续性酸中毒、意识水平进行性下降、衰竭征象、胸腹矛盾运动、寂静肺和呼吸骤停。由于哮喘急性加重的患者常存在过度通气而致 $PaCO_2$ 降低（< 35mmHg），因此当出现动脉 $PaCO_2$ 升高甚至正常时提示出现了严重的气道阻塞，常意味着即将发生呼吸骤停[3]。

知识点 2：气管插管及药物选择：最好由有经验的临床医师尝试应用局麻药辅助降低气道反射敏感性，减少喉痉挛和支气管痉挛的发生。哮喘常伴有鼻息肉，因此多选择经口气管插管。由于气道阻力与导管半径的四次方成反比，而哮喘的病理学特点是支气管痉挛相关的气道阻力增加，因此应选择通过声门的最大直径的气管内（endotracheal，ET）导管（例如成人导管内径为 8 ~ 10mm），同时也有助于吸痰和支气管镜下清除分泌物。

重度哮喘发作常伴血流动力学不稳定，应给予适当的液体复苏和血管活性药物。

首选氯胺酮作为气管插管诱导剂，具有支气管扩张作用，血流动力学影响小；也可考虑依托咪酯，血流动力学影响小；谨慎使用丙泊酚及其他对血流动力学影响大的药物。可联用如阿曲库铵和米曲库铵等肌松剂。

知识点 3：机械通气的模式：哮喘患者在选择通气模式时，必须考虑气道阻力大小、是否存在气体陷闭、肺泡过度膨胀和允许性高碳酸血症。重度哮喘机械通气患者中，常见吸气峰压（peak inspiratory pressure，PIP）的升高，PIP 80 ~ 100cmH_2O 并不少见。哮喘患者首选容量控制模式，因为 PIP 和平台压（Plateau pressure，P_{plat}）均可在该模式下直接监测，而压力控制模式则不能。只要 P_{plat} 保持在 30cmH_2O 以下，即使 PIP 水平非常高（哮喘的特点）也不会导致肺泡损伤（气压伤）。当哮喘患者机械通气时，必须将压力上限重置到患者本身的 PIP 以上。否则，过早终止容量输送可能会导致严重的肺泡通气不足。

知识点 4：呼气末内源性正压（Intrinsic positive end-expiratory pressure，PEEPi）也被称为内源性 PEEP、动态过度充气或呼气气流阻塞，可以通过测量呼吸暂停 20 ~ 40 秒期间呼出的气体总量（吸气末肺容积，End inspiratory volume，Vei）来量化。由于支气管痉挛可引起肺泡排空减慢和肺泡时间常数延长，因此使呼气时间更长是减少 PEEPi 的基础。可通过以下干预措施实现：①降低呼吸频率到 6 ~ 10 次 / 分；②降低吸呼比（例如 1 : 4 或者 1 : 5）；③增加吸气流量（如 80 ~ 100L/min）；④减少吸气时间；⑤减少吸气末暂停时间；⑥低潮气量 4 ~ 6mL/kg。（病例 33 表 1）

病例 33 表 1　哮喘患者初始呼吸机参数设置建议

参数	设置
模式	容量控制
吸入氧浓度	保持 $SaO_2 > 94\%$
吸气峰压（PIP）	调整到高于气道峰压的水平
平台压（P_{plat}）	$P_{plat} < 20 ~ 30cmH_2O$
呼气末正压（PEEP）	如麻醉、镇静状态调整为 $0cmH_2O$；非麻醉状态下使用低水平 PEEP 以平衡患者的内源性 PEEP（PEEPi）
潮气量	4 ~ 6ml/kg
吸气峰流速	80 ~ 100L/min
呼吸频率	6 ~ 10 次 / 分
吸呼比	1 : 4
呼气时间	4 ~ 5 秒

知识点 5：允许性高碳酸血症：在重症哮喘患者中，二氧化碳潴留是由气流严重阻塞与气体陷闭（肺泡无效腔）增加之间恶性循环的直接结果。肺泡通气方程［肺泡通气量＝（潮气量 Vt −死腔容积 Vd）× 呼吸频率）］，$PaCO_2$ 水平与肺泡通气量成反比。根据这个方程，呼吸频率的增加会使 $PaCO_2$ 的下降。然而，对于哮喘患者来说，呼吸频率的增加会导致整个呼气时间减少和动态过度充气（生理无效腔容积）加重，从而导致高碳酸血症（$PaCO_2$）加重以及胸内压增加，最终导致低血压、气胸和气压伤等不良后果。为了平衡与哮喘患者机械通气相关的风险，提倡允许性高碳酸血症策略（允许 $PaCO_2$ 水平升高，但 pH 维持在 7.2 以上）。

病例摘要 2：

入科后动脉血气分析：pH 7.15，PCO$_2$ 90mmHg，PO$_2$ 34mmHg，提示急性Ⅱ型呼吸衰竭。紧急给予气管插管后机械通气（V-AC，Vt 250ml，F 25 次 / 分，Ti 0.9 秒，Flow 40L/min，PEEP 0，FiO$_2$ 60%）。同时，给予舒张支气管（氨茶碱）、镇痛镇静肌松、雾化吸入（异丙托溴铵＋布地奈德）、激素（甲强龙 160mg/d）、抗感染（头孢他啶＋阿奇霉素）、脏器保护、营养支持、维持水电解质酸碱平衡及对症支持治疗。呼吸机频发气道高压报警（PIP 50cmH$_2$O）。监测呼吸力学指标：PIP 50cmH$_2$O，P$_{plat}$ 20cmH$_2$O，PEEPi 20cmH$_2$O（外源性 PEEP ＝ 0），MV 6L/min。调整呼吸机参数：机械通气参数 V-AC Vt 400ml，F 14 次 / 分，Ti 0.6 秒，Flow 45L/min，PEEP 0，FiO$_2$ 35%，提高气道压力报警上限（50cmH$_2$O → 60cmH$_2$O）后，复查动脉血气分析：pH 7.04，PCO$_2$ ＞ 110mmHg，PO$_2$ 58mmHg，钾 5.7mmol/L，乳酸 1.8mmol/L。快速纤支镜检查：气道内大量白色黏液痰。再次查体：心率 85 次 / 分，呼吸 25 次 / 分，血压 82/40mmHg，双肺呼吸音低，偶可闻及哮鸣音。

知识点 6：哮喘持续状态的体外膜肺氧合（ECMO）治疗指征：Warren 等的研究发现因哮喘需要 ECMO 的患者与其他情况导致的呼吸衰竭患者比较，存活率更高（95%：71%）[4]。早期使用 ECMO，尤其是在难治性低氧血症或严重高碳酸血症（pH ＜ 7.2）的情况下，主要目的是尽量减少 MV 的不良影响，如动态过度充气、气压伤和血流动力学不稳定。

哮喘持续状态的主要异常是高碳酸血症，而不是低氧血症，因此还必须考虑使用改良的 ECMO 技术，比如体外二氧化碳清除技术（ECCO$_2$R）。相较于 ECMO，体外二氧化碳清除技术需要的血流量更低，侵入性更少（仅需一根静脉导管），工作强度更低。当哮喘患者伴有严重难治性高碳酸血症且存在持续性酸中毒（pH ＜ 7.2）时，当过高的气道压力限制了足够的潮气量输送到肺泡，或持续存在血流动力学不稳定时，可以考虑应用 ECMO/ECCO$_2$R 设备治疗。

病例摘要 3：

采用 VV-ECMO 联合机械通气，镇痛镇静联合肌松、舒张支气管、激素、脏器保护等对症治疗。其后动脉血气分析结果：pH 7.32、PaCO$_2$ 75mmHg、PaO$_2$ 82mmHg，提示低氧血症和高碳酸血症较前改善，逐渐下调 ECMO 的流量、氧浓度及转速，逐步由深镇静转为浅镇静；于第 4 天停用镇静药物，撤离呼吸机后拔除气管插管，实施清醒 ECMO。ECMO 转机第 5 天，成功撤离 ECMO。多次血、尿、痰培养阴性，肺泡灌洗液高通量提示鼻病毒阳性；体液免疫：IgG 6.9g/L，IgE 979U/ml ↑；过敏原筛查（29项）：热带无爪螨、粉尘螨、户尘螨均阳性，考虑过敏性哮喘，加用奥马珠单抗 600mg 皮下注射，另给予对症支持治疗。激素逐渐减量，雾化治疗逐步改为吸入沙美特罗替卡松气雾剂。住院 10 天后好转出院。

知识点 7：清醒 ECMO 是指利用 ECMO 替代有创机械通气，避免人工气道，同时保持患者清醒和自主呼吸，可减少呼吸机相关肺炎和呼吸机诱导的肺损伤的发生；减少镇静药物的使用，减少镇静药物引起的胃肠道抑制作用，减少谵妄的发生率；患者自主呼吸，可促进肺通气的均匀分布；清醒患者可积极配合治疗，与医护人员沟通交流。当然清醒 ECMO 也存在潜在风险，有创设备脱位的概率增加，对患者的操作、治疗及 ICU 环境可能会给患者造成巨大的心理压力，引起焦虑和恐慌。清醒 ECMO 对 ICU 工作人员是一个重大的挑战 [4]。

知识点 8：ECMO 撤机指征：肺部原发疾病、肺功能及影像学等情况改善；机械通气：氧浓度小于 50%；潮气量：6 ~ 8ml/kg；气道峰压 < 30cmH$_2$O；气道平台压 < 25cmH$_2$O，PEEP < 10cmH$_2$O；血气分析：二氧化碳清除能力，氧合指数以及内环境稳定 [5]。

知识点 9：哮喘合并鼻病毒感染：呼吸道病毒感染是诱发哮喘发作及急性加重的重要因素。鼻病毒是呼吸道病毒感染中最常见的因素，本例患者同样发现了鼻病毒的感染，病毒介导的炎症通路和致死性哮喘之间可能有密切关联 [6]。哮喘患者气道上皮细胞感染病毒后，IL-25/IL-33 和 TSLP 的释放增加，进一步激活 ILC2 细胞，活化的 ILC2s 和 Th2 细胞产生更多的 IL-4、IL-5 和 IL-13，从而激活其他炎症细胞，如嗜酸性粒细胞，导致气道炎症恶化，引起哮喘急性加重 [7]。

病例分析：

该患者既往哮喘病史 10 余年，过敏原筛查提示热带无爪螨、粉尘螨、户尘螨均阳性，IgE 979U/ml，可明确诊断为哮喘急性发作、哮喘持续状态，进展快，呼吸困难进行性加重伴意识障碍、严重低氧血症合并高碳酸血症，常规药物治疗、调节机械通气参数治疗均无效，症状持续不缓解。最终采用最高级别生命支持技术 ECMO。VV-ECMO 支持下可改善低氧血症，纠正高碳酸血症，为原发病治疗提供时间窗。患者 ECMO 治疗 3 天后内环境紊乱有所纠正，原发疾病较前控制，氧分压及二氧化碳分压稳定，且全身灌注良好，综合评估后停用镇静药物，患者意识逐渐转醒，肌力恢复，听诊双肺哮鸣音明显减少，咳嗽反射存在，脱机半小时后血气正常，拔气管插管，改用高流量吸氧，转为清醒状态下的 VV-ECMO 辅助治疗。清醒 ECMO 患者减少镇静药物使用，有利于早期康复锻炼，缩短 ICU 住院时间。清醒 ECMO 期间患者神志清楚，无谵妄及躁动，可进行交流、按指令活动，自主行早期康复锻炼。观察 24 小时后逐渐降低 ECMO 离心泵转速以及流量，第 5 天顺利撤离 ECMO，第 10 天患者好转出院。

病例点评：

本例患者为青年男性，既往有支气管哮喘病史，起病急骤，ECMO 上机后内环境迅速改善，循环灌注及血氧饱和度恢复，肺部感染逐渐好转，且血流动力学稳定，神志清楚，依从性高，是清醒 ECMO 的适合病例。此例患者重度哮喘表现为严重高碳酸血症伴低氧血症，为 VV-ECMO 适应证。VV-ECMO 支持下可改善低氧血症，纠正高碳酸血症，允许下调呼吸支持力度以减少呼吸机相关损伤，为原发病治疗提供时间窗。

病例小结：

1. 青年男性患者，以"呼吸困难 19 小时，意识障碍 2 小时余"就诊。

2. 既往有 10 余年支气管哮喘病史。

3. 查体：双肺呼吸音低，偶可闻及哮鸣音。

4. 实验室检查：外院胸部 CT：双肺斑片状浸润影，颈部气肿、纵隔积气。动脉血气分析：pH 7.15，PCO_2 90mmHg，PO_2 34mmHg。

5. 患者入院出现严重的意识障碍，呼吸困难，严重的低氧血症合并高二氧化碳血症，为重度哮喘持续状态，常规药物治疗、机械通气均无效，遂行 VV-ECMO，患者 ECMO 上机后，机体内环境明显较前好转，高二氧化碳分压较前明显缓解，机体循环灌注情况较前好转，第 5 天顺利撤机，撤机后循环呼吸稳定，第 10 天患者好转出院。

（供稿：王　璐　武汉大学人民医院·湖北省人民医院；

校稿：谢　晖　上海交通大学医学院附属第一人民医院）

参考文献

[1]Agache I，Beltran J，Akdis C，et al.A systematic review for the EAACI Guidelines-recommendations on the use of biologicals in severe asthma[J].Allergy，2020，75（5）：1023-1042.

[2]Normansell R，Sayer B，Waterson S，et al.Antibiotics for exacerbations of asthma[J].Cochrane Database Syst Rev，2018，6（6）：CD002741.

[3]Laher Abdullah E，Buchanan Sean K.Mechanically ventilating the severe asthmatic[J].J Intensive Care Med，2018，33：491-501.

[4]Warren A，Chiu YD，Villar SS，et al.Outcomes of the NHS england national extracorporeal membrane oxygenation service for adults with respiratory failure：a multicentre observational cohort study[J].Br J Anaesth，2020，125（3）：259-266.

[5]中国医师协会呼吸医师分会危重症医学专业委员会，中华医学会呼吸病学分会危重症医学学组.体外膜式氧合治疗成人重症呼吸衰竭推荐意见[J].中华结核和呼吸杂志，2019，42（9）：660-684.

[6]Greenawald L，Strang A，Froehlich C，et al.Status asthmaticus requiring extracorporeal membrane oxygenation associated with rhinovirus infection[J].J Asthma，2020，57（3）：343-346.

[7]Wark PAB，Ramsahai JM，Pathinayake P，et al.Respiratory viruses and asthma[J].Semin Respir Crit Care Med，2018，39（1）：45-55.

病例 34 超干型动静脉畸形

病例摘要 1：

患者女性，30 岁，已婚。

主诉：因"孕 30 周$^{+5}$，发现阴道壁血肿 7 天"于 2014 年 8 月 2 日收治我院产科。

现病史：患者平素月经规则，6/35 天，量中，末次月经（LMP）2013 月 12 月 29 日，预产期（EDC）2014 月 10 月 6 日。停经 40 天尿 HCG（＋），2014 年 5 月 5 日停经 18 周$^{+3}$，外院 B 超提示胎龄 18 周，核实预产期基本符合。停经 4 个月余自觉胎动至今。孕期外院定期产检，血压正常。入院后给予保胎治疗。入院后因用力大便，感觉有东西脱出，查体发现阴道左侧壁见 4cm×3cm 血肿。7 月 31 日因小便不能自解给予留置导尿。8 月 1 日自用开塞露，解出大便。孕期患者无头晕眼花，无皮肤瘙痒，无三多一少症状，无下肢水肿等表现。8 月 13 日患者诉外阴胀痛明显，不能站立和久坐，无明显腹胀腹痛。阴道检查见阴道前壁水肿，见少量淡血性分泌物。左侧外阴大小阴唇水肿明显。右侧（－）。予以抗感染、安胎等治疗，并行阴道分泌物培养。患者产科检查时呈出现一过性大喘气，呼吸急促，精神紧张明显。请心理科会诊，予以思诺思口服，同时做患者心理疏导。8 月 18 日患者怀孕 33 周$^{+1}$，因外阴肿块进行性加重，局部疼痛肿胀已经明显影响患者生活，予以行剖宫产术。术中阴道血肿破裂，予以缝合＋阴道纱条填塞。8 月 19 日患者未吸氧状态下指血氧饱和度（SpO_2）在 88%，在面罩给氧下 SpO_2 在 92%～94%，血压波动在 80～130/50～70mmHg，心率 120～125 次 / 分，体温在 38～39℃，予以物理降温，罗氏芬抗感染。白蛋白 19g/L，予以白蛋白 10g 静脉滴注，血红蛋白 69g/L，予以输注红细胞悬液。行胸部 CT 检查示双肺弥漫性分布实变影及间质性改变，考虑肺水肿（肺实质和肺间质），双侧胸腔积液（病例 34 图 1），盆腔 MRI 示外阴血肿（病例 34 图 2）。产科以剖宫产后、肺水肿、双侧胸腔积液、发热待查、低蛋白血症、中度贫血、外阴肿块（血窦？）转入 ICU。

261

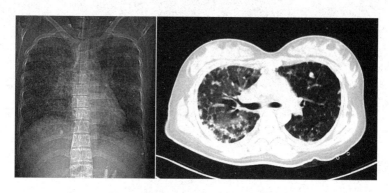

双肺弥漫性分布实变影及间质性改变，考虑肺水肿（肺实质和肺间质），双侧胸腔积液

病例 34 图 1　胸部 CT（8 月 19 日）

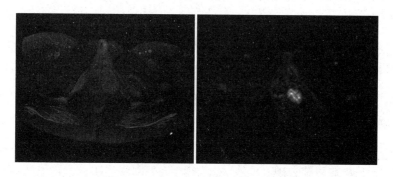

病例 34 图 2　盆腔 MRI 示外阴血肿（8 月 19 日）

入 ICU 时查体：Bipap 辅助通气，给氧状态下 SpO_2 在 91% ~ 95%，血压 125/70mmHg，心率 122 次 / 分，体温 39℃。双肺可闻及散在湿性啰音，肠鸣音弱。双下肢无水肿。左侧外阴大小阴唇水肿明显。右侧（﹣）。血气分析示 PaO_2 75mmHg（氧流量 10L/min）。

问题 1：根据病史、体征和目前的检查结果，目前可能的诊断是什么？

患者可能的诊断为：剖宫产后、急性呼吸窘迫综合征（ARDS）、双侧胸腔积液、会阴部感染、低蛋白血症、中度贫血、外阴肿块（血窦？）、急性肺栓塞？

知识点 1： ARDS 是在严重感染、休克、创伤及烧伤等非心源性疾病过程中，肺毛细血管内皮和肺上皮细胞损伤造成弥漫性肺间质及肺泡水肿，导致的急性低氧性呼吸功能不全或衰竭。以肺容积减少、肺顺应性降低、严重的通气 / 血流比例失调为病理特征，临床上表现为进行性低氧血症和呼吸窘迫，肺部影像学上表现为非均一性的渗出性病变[1]。多种危险因素可诱发 ARDS，主要包括：①直接肺损伤因素：严重肺部感染、胃内容物吸入、肺挫伤、吸入有毒气体、淹溺、氧中毒等；②间接肺损伤因素：

严重感染、急性重症胰腺炎、大量输血、体外循环、弥散性血管内凝血等。ARDS 的诊断根据柏林定义需满足以下标准[2]：

1. 呼吸症状必须在已知的临床损害 1 周内出现，或患者在 1 周内出现新的症状。

2. X 线或 CT 扫描示双肺致密影，并且胸腔积液、肺叶/肺塌陷或结节不能完全解释。

3. 患者的呼吸衰竭无法用心力衰竭或体液超负荷完全解释。

4. 必须存在中到重度的氧合下降即氧合指数（PaO_2/FiO_2）下降，低氧的程度决定了 ARDS 的严重程度：①轻度：$PaO_2/FiO_2 = 201 \sim 300mmHg$，且呼气末正压（PEEP）或持续气道正压（CPAP）$\leq 5cmH_2O$；②中度 ARDS，$PaO_2/FiO_2 = 101 \sim 200mmHg$，且 PEEP $\geq 5cmH_2O$；③重度，$PaO_2/FiO_2 \leq 100mmHg$，且 PEEP $\geq 5cmH_2O$。该患者剖宫产术中阴道血肿破裂，予以缝合＋阴道纱条填塞，术后第二天出现呼吸窘迫，发热，最高 39℃，8 月 19 日 CT 示双肺弥漫分布实变影和间质性改变，双侧肺水肿（不能除外），双侧胸腔积，血气分析示 PaO_2/FiO_2 小于 200mmHg，阴道分泌物培养（＋），故诊断为 ARDS（肺外源性？）。

知识点 2：急性肺栓塞多见于手术后或长期卧床者，血栓来自下肢或盆腔静脉。本病起病突然，有呼吸困难、胸痛、咯血、发绀等表现。血气分析为 PaO_2 降低。该患者为孕产妇，有剖宫产和卧床史，发病突然，急性肺栓塞不能完全除外，肺动脉 CTA、超声心动图等对诊断肺栓塞诊断有重要意义。

问题 2：为进一步明确诊断，需要进行哪些检查和措施？

1. 获取血、痰液、阴道分泌物等标本行病原学检测（细菌、结核、病毒、特殊病原体）；BNP、心肌损伤标记物等。

2. 超声心动图、HIV、风湿、免疫全套等。

3. 肺动脉 CTA。

病例摘要 2：

入 ICU 后，完善相关检查，如超声心动图、阴道分泌物培养、痰培养、血培养、HIV、风湿和免疫全套等检查。体检：双肺可闻及散在湿性啰音。BiPAP 辅助呼吸。血气分析示：PaO_2 77mmHg（氧流量 10L/min）。血电解质示：钠 133.3mmol/L，钾 3.2mmol/L。血生化示：尿酸 442.3μmol/L，尿素氮 4.9mmol/L，肌酐 45.2μmol/L，γ谷氨酰转肽酶 18U/L，丙氨酸氨基转移酶 45U/L，乳酸脱氢酶 1649U/L，门冬氨酸氨基转移酶 71U/L，总胆红素 27.3μmol/L，未结合胆红素 19.7μmol/L，白蛋白 25.5g/L。

血细胞分析示：白细胞 $11.14 \times 10^9/L$，血红蛋白 74g/L，血小板 $81 \times 10^9/L$。肺动脉CTA 未见明显肺栓塞征象。胸部 CT 见双肺广泛实变影及磨玻璃样密度影，双侧胸腔中等量积液，ARDS？患者存在贫血和低蛋白血症，予以输注红细胞悬液和白蛋白支持。8 月 23 日患者 P/F 值进一步降低，予以气管插管（病例 34 表 1）。患者存在发热，白细胞偏高，考虑会阴及肺部感染，予以西立欣抗感染治疗。但患者仍有发热，请呼吸科会诊，考虑患者目前 ARDS 诊断明确，但是肺外源性或肺内源性病因不明，阴道分泌物培养为粪肠球菌和大肠埃希菌，考虑会阴部感染引起的肺部 ARDS 可能性大。考虑感染未控制，更换抗生素为稳可信联合特治星加强抗感染，加用丙种球蛋白，速尿利尿减轻肺水肿。产科检查发现外阴水肿，左侧大小阴唇水肿较明显。经阴道可扪及阴道缝合伤口，未扪及明显血肿。产科予以硫酸镁湿敷外阴减轻水肿。8 月 27 日 CT示双肺弥漫分布实质及间质渗出，较前有改善（病例 34 图 3）。双侧胸腔积液已吸收。心电监护示生命体征平稳，体温 37.4℃。气管插管 P-CMV 辅助通气中（FiO_2 40%，PEEP 5cmH$_2$O），SpO_2 在 99% 左右。血气分析：PaO_2 127mmHg，PEEP 5cmH$_2$O，$FiO_2$40%，予以脱机拔管，予以鼻导管吸氧（氧流量 4 ~ 5L/min）。

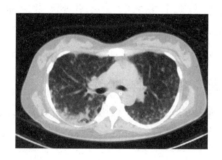

病例 34 图 3　胸部 CT 示双肺弥漫分布实质及间质渗出，较前有改善（8 月 27 日）

病例 34 表 1　呼吸机参数与血气指标

日期	FiO_2（%）	PEEP	PH	PaO_2（mmHg）	PCO_2（mmHg）
8 月 23 日	50	10	7.30	86	37.7
8 月 25 日	40	8	7.54	104	34.9
8 月 26 日	40	5	7.51	129	40.3
8 月 27 日	40	5	7.51	127	41.2

问题 3：ARDS 常用的处理方法有哪些？

1. 病因治疗。原发病是影响 ARDS 预后和转归的关键，及时去除或控制致病因素是 ARDS 治疗的关键环节。

2. 一般支持治疗。包括合理使用镇静药和肌松药物，血流动力学管理，营养支持、血糖控制，深静脉血栓（DVT）和消化道出血的预防。

3. 呼吸支持治疗。

知识点3：ARDS患者经高浓度吸氧仍不能改善低氧血症时，应气管插管进行有创机械通气，采用肺保护性通气策略即小潮气量（6ml/kg），使气道平台压 < 30cmH$_2$O，如果 > 30cmH$_2$O 则降低潮气量，以 pH > 7.20 为底线，即允许性高碳酸血症。

知识点4：重症ARDS的"六步法"机械通气策略[3]。①步骤1：小潮气量肺保护性通气（6ml/kg，如果气道平台压仍高于30cmH$_2$O，则潮气量可逐渐降低至4ml/kg），再测量气道平台压。如果 < 30cmH$_2$O，则进入步骤2a。如果 > 30cmH$_2$O，则进入步骤2b；②步骤2a：实施肺复张和（或）单独使用高PEEP；步骤2b：实施俯卧位通气或高频震荡通气；③步骤3：评价氧合改善效果、静态顺应性和无效腔通气，如果改善明显则继续上述治疗。如果改善不明显，则进入步骤4；④步骤4：吸入一氧化氮。如果数小时内氧合及顺应性改善不明显，则进入步骤5；⑤步骤5：小剂量糖皮质激素；个体化评价患者的风险与获益；⑥步骤6：考虑实施体外膜肺氧合。入选患者的机械通气时间 < 7 天。

病例摘要3：

经上述处理后，患者可耐受鼻导管吸氧（氧流量 4 ~ 5L/min），SpO$_2$ 在98% ~ 100%，查体体温37.4℃，心率122次/分，双肺散在少量湿性啰音，左下肺稍明显，会阴部水肿较前明显。患者反复进行痰培养和血培养，结果均为阴性。8月30日停用特治星和稳可信，改为头孢西丁静脉滴注。但患者反复存在贫血、低蛋白血症和低氧血症（病例34表2），同时会阴部水肿进行性加重（病例34图4）。

9月3日胸片示双肺弥漫分布实质和间质渗出，较前略有加重（病例34图5）。9月4日行盆部血管CTA检查示腹膜外间隙、会阴部、直肠周围间隙及骶前间隙动静脉畸形，并破裂出血及会阴部活动性血肿形成（病例34图6）。

病例34表2 给氧方式

日期	吸氧方式	流量（L/min）	PO$_2$（mmHg）	PCO$_2$（mmHg）
9月1日	鼻导管	5	59	19.1
9月2日	鼻导管	8	61	27.3
9月3日	BIPAP	5	178	25

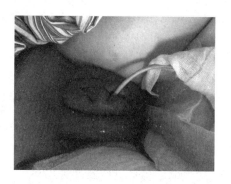

病例 34 图 4　会阴部水肿明显

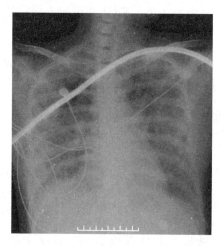

病例 34 图 5　胸片示双肺弥漫分布实质和间质渗出，较前略有加重（9 月 3 日）

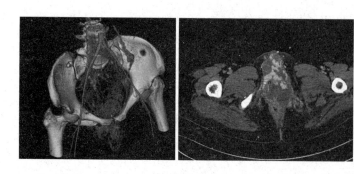

腹膜外间隙、会阴部、直肠周围间隙及骶前间隙动静脉畸形，并破裂出血及会阴部活动性血肿形成
病例 34 图 6　盆部血管 CTA 检查（9 月 4 日）

　　全院多学科 MDT 讨论后，急诊行盆腔血管造影＋左侧髂内动脉栓塞术。术中行主动脉及左侧髂内动脉造影见盆腔内广泛散在分布的迂曲、增粗、紊乱的畸形血管，并可见多处造影剂外溢征象，相当于左侧膀胱前间隙（耻骨后区域）可见提早显影的

粗大引流静脉，病变的区域累及子宫底部、盆壁软组织、直肠，以左侧盆壁、会阴部及左侧膀胱前间隙明显（病例 34 图 7）。采用 COOK 公司直径 200μm 的 PVA 颗粒 2瓶、NESTER 微小弹簧圈及普通弹簧圈栓塞病变血管，并于左侧闭孔动脉耻骨支内注入 10ml 乙醇。栓塞后造影复查见盆腔软组织、直肠、左侧盆壁、会阴部及左侧膀胱前间隙异常血管征象基本消失（病例 34 图 8）。最后诊断为超干型先天性动静脉畸形。术后行 PiCCO 血流动力学监测（病例 34 表 3），提示 CI 偏高，GEDI 偏低，SVRI 偏低，SVV 10%～20% 左右，ELWI 增高，在 PiCCO 监测下小剂量去甲肾上腺素提升外周血管阻力。术后继续呼吸机辅助通气、输血、输注白蛋白和抗感染等治疗，并注意液体的出入量平衡。9 月 8 日患者呼吸、循环功能稳定，再次予以脱机拔管，改为无创呼吸机辅助通气。9 月 12 日患者出现局部麻木感，双下肢乏力，活动不能，会阴部血肿较前加重并出现皮肤溃破，臀部肿胀明显。行头、颈、胸 CTA 检查示头部、椎管、胸部多发静脉血管畸形。9 月 16 日突发呕吐、上腹痛，血压下降，床旁 B 超见大量腹腔游离液体，腹腔穿刺抽出不凝血，考虑畸形血管破裂出血，经积极抢救后患者病情无好转，心电图呈直线，宣告临床死亡。

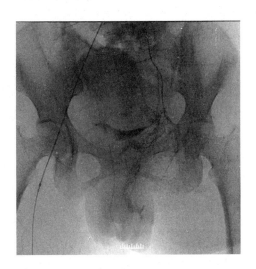

注：盆腔内广泛散在分布的迂曲、增粗、紊乱的畸形血管，并可见多处造影剂外溢征象，相当于左侧膀胱前间隙（耻骨后区域）可见提早显影的粗大引流静脉，病变的区域累及子宫底部、盆壁软组织、直肠，以左侧盆壁、会阴部及左侧膀胱前间隙明显。

病例 34 图 7　盆腔血管造影

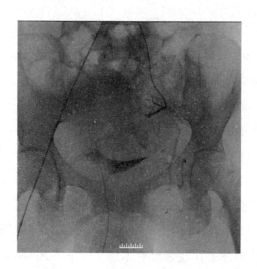

注：盆腔软组织、直肠、左侧盆壁、会阴部及左侧膀胱前间隙异常血管征象基本消失。

病例 34 图 8　左侧髂内动脉栓塞后造影复查

病例 34 表 3　动脉栓塞术后 PiCCO 血流动力学监测

时间	1h	2h	3h	4h	5h	6h	7h	8h
PCCI $[\,ml/\,(\,min \cdot m^2\,)\,]$	6.33	6.00	6.86	6.35	4.28	5.33	5.25	4.30
SVI（ml/m^2）	66	62	67	66	45	54	54	45
HR	95	96	102	95	95	99	96	95
SVV（%）	7	9	6	9	10	8	7	8
SVRI $[\,dyn/\,(\,s \cdot cm \cdot m^2\,)\,]$	941	959	1103	930	2757	1281	1330	2716
MAP（mmHg）	82	80	103	82	129	90	92	95
dPmx（mmHg/s）	1357	1251	1340	1363	1147	1173	1149	1148
ELWI（ml/kg）	19				21			
PVPI	4.1				5.0			
CPI（W/m^2）	1.1	1.0	1.5	1.1	1.3	1.0	1.0	1.4

注：5～8 小时期间使用去甲肾上腺素。

问题 4：什么是超干型动静脉畸形?

知识点 5：血管畸形是一种良性的先天性的血管病变，是由于血管的发育停滞于某一发育阶段从而导致血管畸形，人群发病率约为 1.5%[4]。根据改良的 Hamburg 血管畸形分类法可分为动脉、静脉、动静脉、毛细血管、淋巴管和混合血管畸形。每种畸形可根据其解剖和胚胎发育过程中的停滞阶段可分为干型或超干型血管畸形。

知识点 6：超干型动静脉畸形。在发育的早期阶段（第 1 阶段，未分化血管，或第2阶段，网状阶段），异常的血管生成导致超干畸形的发生。当畸形血管含有发育早期的胚胎细胞如成血管细胞，它们是起源于间充质细胞，这些畸形的生长可以通过激素（怀孕、初潮）或创伤或手术来刺激。该疾病罕见，保留了生长分化的潜能，它的生长完全不可预测，临床上常表现侵袭性进展快和复发率高的特性[5]。超干型动静脉畸形血管早期处于静默状态，在受伤或手术等各种刺激，以及怀孕等全身激素变化的影响下，出现病变血管类似肿瘤样的迅速生长，而不恰当的治疗往往也会刺激超干型血管畸形迅速生长，使病情进一步恶化。这种复发和无序的生长是超干型血管畸形的特征[6]。而干型的动静脉畸形则发生于胚胎的晚期（动静脉主干形成期），动静脉主干之间直接相连，对大循环影响大，因不含间充质细胞，因而不会复发。

知识点7：干性和超干型动静脉畸形因血流量不同而有不同的临床表现[7]。高流量型动静脉畸形的临床表现与大量动脉血液分流到静脉系统有关，在血流动力学上表现为病变远端静脉充血、动脉扩张或动脉瘤形成，远端肢体缺血、水肿。随着动静脉畸形（AVMs）的进展，患者可能出现皮肤黏膜缺血性溃疡、难以控制的急性大出血及由于长期高回流状态导致的充血性心力衰竭，严重危及生命。而患者全身多处血管畸形且迅速生长，可出现贫血。

知识点8：AVMs的诊断[4]。①彩色多普勒超声（color doppler flow imaging, CDFI）能客观评价AVMs的流速、流量等血流动力学指标，是筛查的首选检查方法；② AVMs在增强CT的基本表现为动脉期强化的畸形血管团、扩张强化的回流静脉及迂曲的供血动脉，增强CT可较好地显示病灶位置、血流状态及邻近组织受累情况；③ AVM在MRI中可表现为异常的混杂信号影，T_1加权像呈等低信号影，T_2加权像呈信号强度增高，内有明显的流空现象。增强后病变呈明显的不均匀强化。④ AVMs的特征性DSA表现包括团状、结节状畸形血管团，增粗、增多的供血动脉、早显、扩张的引流静脉等。供应畸形血管团的供血动脉增粗，畸形血管团的引流静脉明显增粗、迂曲，在动脉相与畸形血管团几乎同时显影。

问题5：**血管畸形治疗措施有哪些？**

血管畸形治疗措施主要是手术和介入治疗。手术治疗的适应证包括[8]：①出血或淋巴瘘等；②病变复发或出现败血症；③血流动力学紊乱如高排血量心力衰竭；④动静脉分流继发的缺血症状；⑤低流量静脉畸形引发的慢性静脉高压；⑥病变对周围重要脏器产生压迫；⑦病变引起器官功能的损害如关节腔内出血；⑧外观畸形引起的生活质量下降等。血管畸形的介入治疗包括栓塞和硬化剂治疗。栓塞治疗是在B超引导下或血管超选造影术下将栓塞材料如弹簧圈、各种微粒、聚合体或胶植入瘤腔，该方法对于动静脉畸形尤为有效[9]。无水乙醇等硬化剂治疗则是在病灶内形成血栓阻断血流，主要用于静脉畸形。

病例小结：

患者 30 岁，女性，因"孕 30 周[+5]，发现阴道壁血肿 7 天"入院。入院后因外阴肿块进行性加重，局部疼痛肿胀已经明显影响患者生活，予以行剖宫产术。术后患者出现发热，呼吸窘迫，行 CT 检查示双肺弥漫性分布实变影及间质性改变，考虑肺水肿（肺实质和肺间质），双侧胸腔积液，转入 ICU。入 ICU 后氧合进行性下降，考虑为阴道感染导致的 ARDS，予以气管插管呼吸机辅助通气及抗感染、全身支持等治疗，患者氧合改善，脱机拔管后鼻导管吸氧。但患者氧合再次恶化，而且反复存在贫血和低蛋白血症，会阴部大小阴唇水肿进行性加重，心超示肺动脉压增高，这很难用 ARDS 去解释。因此进行盆腔 CTA 检查，结果出人意料，腹膜外间隙、会阴部、直肠周围间隙及骶前间隙动静脉畸形，并破裂出血及会阴部活动性血肿形成。因而全院进行 MDT 讨论，进行了盆腔血管造影，进一步明确诊断为超干型先天性动静脉畸形，行左侧髂内动脉栓塞术。超干型先天性动静脉畸形因其中含有间充质细胞，但长时间处于静止期。当青春期或者妊娠后激素发生改变后可能刺激其大量生长，创伤和手术也可刺激其生长。超干型先天性畸形具有浸润性和侵袭性生长的特点。由于存在动静脉畸形，引起高回心血量导致高动力输出，最终发生充血性心力衰竭，从而导致患者出现呼吸窘迫。反思这个病例，我们对重症血管性疾病的早期认识显得尤为重要，而管理这样一个罕见的超干型动静脉畸形病例，更需要包括重症医学科在内的血管外科、介入科、放射科等多学科的共同努力。

（供稿：金　卫　王瑞兰　上海交通大学医学院附属第一人民医院；

校稿：屠国伟　复旦大学附属中山医院）

参考文献

[1] 中华医学会重症医学分会 . 急性肺损伤 / 急性呼吸窘迫综合征诊断和治疗指南（2006）[J]. 中华急诊医学杂志，2007，16（4）：343-349.

[2]Ranieri VM，Rubenfeld GD，Thompson BT，et al.Acute respiratory distress

syndrome：the berlin definition[J].JAMA，2012，307（23）：2526-2533.

[3] 邱海波，管向东 . 重症医学高级教程 [M]. 北京：中华医学电子音像出版社，2016，231.

[4] 叶琨，朱化刚，余康敏，等 . 血管畸形的分类和治疗进展 [J]. 安徽医药，2012，16（3）：289-293.

[5]Lee BB，Do YS，Yakes W，et al.Management of arteriovenous malformations：a multidisciplinary approach[J].J Vasc Surg，2004，39（3）：590-600.

[6]Lee BB，Lardeo J，Neville R.Arterio-venous malformation：how much do we know？[J]Phlebology，2009，24（5）：193-200.

[7]Gloviczki P，Duncan A，Kalra M，et al.Vascular malformations：an Update[J].Perspect Vasc Surg Endovasc Ther，2009，21（2）：133-148.

[8]Lee BB，Bergan JJ．Advanced management of congenital vascular malformations：a multidisciplinary approach[J].J Cardiovasc Surg，2002，10（6）：523-533.

[9]Lee BB，Baumgartner I，Berlien HP，et al.Consensus document of the international union of angiology（IUA）——2013.Current concept on the management of arterio-venous management[J].Int Angiol，2013，32（1）：9-36.

病例 35 巨大阿米巴肝脓肿

病例摘要 1：

患者男性，46 岁，欧洲白人，未婚。

主诉：背痛 2 周，加重伴右上腹痛 1 天。

现病史：患者于 2 周前无明显诱因出现背痛，可耐受，无发热，无恶心、呕吐，未就医。1 天前出现背痛加重，伴有右上腹剧烈、持续性痛，无放射痛。无恶心、呕吐，遂于外院就诊，查腹部增强 CT 提示肝右叶巨大占位，考虑肝硬化伴肝癌，部分病灶破裂。遂转至我院 ICU。根据详细病史，病程中无发热，近半年有明显体重减轻。

既往史：既往有甲减病史，口服甲状腺素片治疗。否认肝炎病史，30 年前行阑尾切除术。

个人史：同性恋者，饮食习惯正常，无生食饮食史，无酗酒、吸烟史，否认吸毒史。2 年前来到中国，在中国从事外教老师工作，之前长期生活居住在欧洲，无非洲、印度等地旅游史。

入院查体：身高 184cm，体重 67kg，心率 120 次 / 分，血压 134/83mmHg，呼吸 35 次 / 分，血氧饱和度 99%，体温 36.9℃。心律齐，未闻及杂音。呼吸急促，双肺呼吸音粗，未及明显干湿性啰音。腹部平坦、软，右上腹有压痛，无反跳痛，腹膜刺激征（ - ）。

实验室检查：①血常规：血红蛋白 119g/L ↓，白细胞 19.07×10^9/L ↑，中性粒细胞 18.06×10^9/L ↑，淋巴细胞 0.4×10^9/L ↓，嗜酸性粒细胞 0.02×10^9/L；②炎症与感染指标：C- 反应蛋白 248.1mg/L ↑，白介素 -6 439.70pq/ml ↑，降钙素原 2.650nq/ml ↑；③肝功能检测：总胆红素 24.4μmol/L ↑，碱性磷酸酶 249U/L ↑，γ - 谷氨酰转肽酶 227U/L ↑，白蛋白 29.9g/L ↓，其余指标均为阴性；④甲状腺功能：TSH 4.96μU/ml ↑，FT_3 5.59pmol/L，FT_4 16.64pmol/L，总 T_3 0.64nmol/L ↓，反 T_3 1.83nmol/L ↑。腹部增强 CT 显示肝右叶巨大混杂密度肿块（大小约 159mm × 127mm），右侧膈下、肝肾隐窝及盆腔可见液性暗区（病例 35 图 1）。

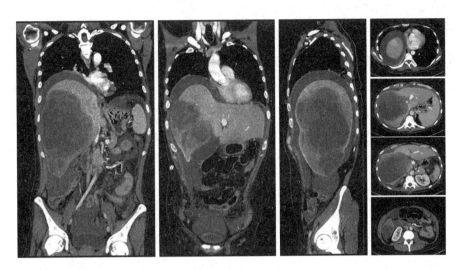

病例 35 图 1 腹部增强 CT 示肝右叶巨大混杂密度肿块，右侧膈下、肝肾隐窝、盆腔多部位见积液

问题 1：根据病史、体征和目前的检查结果，目前可能的诊断是什么？

患者可能诊断为：①肝占位性病变：肝脓肿？肝癌？②甲状腺功能减退。

知识点 1：肝脓肿是最常见的内脏脓肿。常表现为发热和腹痛。其他常见症状包括恶心、呕吐、厌食、体重减轻及不适。实验室异常包括胆红素和（或）肝细胞损伤酶学检测指标升高，碱性磷酸酶升高。

知识点 2：肝癌发病率很高，原发性肝癌是全球癌症相关死亡的第四大原因。危险因素包括：肝硬化、病毒性肝炎（乙型、丙型肝炎）、环境毒素（黄曲霉毒素、咀嚼槟榔、受污染的水）、生活方式（饮酒、烟草）、代谢因素（非酒精性脂肪肝、糖尿病、肥胖）、遗传易感因素等。

问题 2：为进一步明确诊断，需要进行哪些检查和措施？

患者为同性恋者，需考虑存在免疫功能异常导致特殊病原体或条件致病菌感染的可能性：

1. 评估免疫状态 免疫球蛋白、补体检测；淋巴细胞分类计数、自然杀伤（Natural killer，NK）细胞计数等。

2. 取血、腹腔积液等标本行病原学检测（细菌、结核），取粪便标本行寄生虫检测，腹水脱落细胞学检查；排除肿瘤后方可考虑肝内脓肿穿刺引流获取标本。

3. 血液病毒性肝炎相关抗原抗体、HIV 抗体检测，血标本肿瘤标志物检测。

4. 可考虑采用宏基因组测序（Metagenomic next-generation sequencing，mNGS）技术检测感染病源。

病例摘要 2 ：

考虑入院后临床诊断尚不明确，为获取标本明确诊断，入院当天即行左下腹腹腔积液穿刺引流术，引流出大量的棕褐色脓液（病例 35 图 2 ），3 天共计引流出脓液 3030ml。脓液标本检测结果：腹水常规：颜色：棕色、红细胞计数 7.0×10^9/L、有核细胞计数 108×10^9/L、中性粒细胞百分比 84%、淋巴细胞百分比 1%、巨噬细胞百分比 15%。腹水生化：葡萄糖 1.77mmol/L、乳酸脱氢酶 1656.7U/L、腺苷脱氢酶 24.6U/L、氯 103mmol/L、总蛋白 31g/L。血液免疫球蛋白、补体检测均在正常范围内；淋巴细胞计数：CD3 细胞计数 810 个 /μl↓、CD4 细胞数 503 个 /μl↓、CD8 细胞数 288 个 /μl↓、CD19 细胞数 29 个 /μl↓、NK 细胞 54 个 /μl↓；乙肝抗原抗体、丙肝、戊肝、多次 HIV 抗体和梅毒测试阴性。全血肿瘤标记物阴性。腹水脱落细胞学检查（－）。第 5 天行肝脏超声造影：可见大小约（16cm×13cm）混合回声区肿块，肿块周边及中心均无强化（病例 35 图 3 ）。先后穿刺引流右侧膈下（共引流出 1790ml 鱼酱色脓液）、肝肾隐窝积液。上述多次腹腔脓液标本 mNGS 检测均未找到可疑致病菌。第 8 天，予床旁超声引导下行肝脓肿穿刺，穿刺液亦为棕褐色脓液，共引流出 2620ml 脓液。分别取脓腔中心及周边脓液送检细菌学培养及 mNGS 检测。脓液中心 mNGS 查见内阿米巴属 5 个序列数，而溶组织内阿米巴 3 个序列数，相对丰度 94.9%，鉴定置信度 99.0%。靠近脓腔壁脓液 mNGS 查见内阿米巴属 1087 个序列数，相对丰度 99.7%，而溶组织内阿米巴 306 个序列数，鉴定置信度 99.0%。

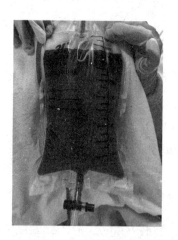

病例 35 图 2　左下腹行腹腔积液穿刺引流，见大量无味的棕褐色脓液引出

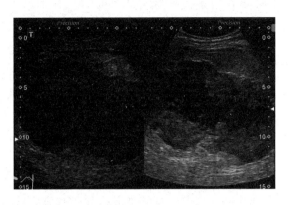

注：肝右叶见混合回声团块（13.5cm×12.3cm），边界不清晰，
形态不规则。经六氟化硫微气泡造影，肿块周围及内部未见强化。
病例35图3　肝脏超声造影

问题3：该患者目前最有可能的诊断及流行病学是什么？

结合患者同性恋行为史、脓液性质特点及mNGS结果，考虑为阿米巴肝脓肿可能。

目前诊断：①阿米巴肝脓肿、肝功能不全、低蛋白血症、腹腔积液；②甲状腺功能减低。

知识点3：阿米巴肝脓肿（Amebic liver abscess，ALA）是溶组织阿米巴最常见肠道外表现[1]，常见于贫穷、卫生条件差的地区，好发于免疫功能低下的患者或同性恋者[2]。18～50岁的成年男性的ALA发生率比其他人群高3～20倍[1, 3, 4]。原因尚不清楚，但有提出可能是由于激素影响和饮酒后酒精性肝细胞损害等因素引起的[1]。尽管大多数ALA患者的预后良好，但具有黄疸、低白蛋白血症、大体积脓肿、多发性脓肿和阿米巴脑病等高危因素的患者死亡率可上升至18%[5]。

知识点4：阿米巴肝脓肿的诊断是通过结合相关的流行病学和临床表现及影像学检查和血清学检查来进行的。患者可以在流行地区（包括印度、非洲、墨西哥及中美洲和南美洲）旅行或居住后数月至数年出现ALA。因此，仔细询问患者旅行史对于进行诊断很重要。该患者否认疫区旅游及居住史。他从事教师职业，卫生条件良好。除了摄取被污染的食物或水，口交和肛交也是传播途径，尤其是通过同性性行为进行传播[6, 7]。

知识点5：约有4/5的患者会在2～4周内出现症状[2]。最常见的症状是发热（38.5～39.5℃），疼痛和肝大。在急性发作的患者中，通常约有98%的病例发热。几乎所有患者都有腹部疼痛症状，疼痛通常为钝痛，但可能呈胸膜炎性疼痛，这是最早、最常见的主诉。阿米巴原虫通过门静脉系统上行而引起肝脏感染。肝右叶是最常见的部位，很可能是由于其体积较大，并且从右半结肠接受了大部分静脉回流，这也是肠阿米巴肠病好发部位[2, 8]。因此，大多数患者会感觉到右上腹疼痛。在肝左叶脓肿中，疼痛位于上腹部和左软骨膜，可能导致心包积液甚至心脏压塞[8, 9]。不到 1/3 的患者会出现相关的胃肠道症状，近一半的患者有体重减轻。碱性磷酸酶升高是最常见的血清酶学改变。阿米巴脓肿通常预后良好。黄疸的报道不到 10%，这可能表明肝功能恶化并提示预后差。此外低蛋白血症、脓腔体积大、多发脓腔和脑病发生均提示高死亡风险[2, 8]。

病例分析：考虑患者是同性恋者，尽管在其性伴侣身上未找到溶组织阿米巴感染证据，但其同性性行为仍然是最可能的传播途径。该患者具有高死亡风险的四个危险因素（黄疸、低白蛋白血症、大体积脓肿和多发脓腔），此类患者需要及早诊断以确保积极治疗。入院时患者还患有淋巴细胞减少症，可能处于免疫功能低下状态。我们对他进行了三次 HIV 检测，所有检测均为阴性。经过抗阿米巴治疗后，患者的淋巴细胞计数恢复正常，提示免疫功能恢复。

问题 4：如何确诊阿米巴肝脓肿？

知识点 6：ALA 的超声检查结果包括低回声和均匀的圆形或椭圆形外观，远端超声检查增强，无明显的壁回声及与肝囊相邻或相邻的位置。还可以看到具有密集的回声中心和低回声边缘的目标模式。肝局灶性病变合并膈肌抬高是 ALA 的常见表现[10]。超声造影检查（contrast-enhanced ultrasound，CEUS）是研究肝脏和发现脓肿的一种新的先进方法。对比剂给药后，典型的 ALA 被报道为病灶壁部分轻微增强，没有进一步发现实体背景成分[11]。ALA 患者的 CT 特征为圆形或椭圆形的低衰减肿块，可能包含内部分隔。脓肿的壁厚通常为 3 ~ 15cm，增强对比度并可能被水肿边缘包围[10]。

知识点 7：粪便标本镜检发现阿米巴囊包或滋养体是诊断阿米巴肠炎的可靠诊断方法，但值得注意的是，当患者出现 ALA 时，他们的粪便镜检往往呈阴性，因此不能依靠粪便镜检进行诊断[2]。阿米巴血清学对 ALA 的诊断高度敏感（> 94%）和高度特异性（> 95%），尽管在发病早期的前 7 ~ 10 天该测试可能为阴性[12]。在像上海这样的非疫区，没有医院或公司测试阿米巴原虫的抗体或抗原。已有报道使用 PCR 检测血清、脓液和粪便中的 DNA 来诊断 ALA，但尚未得到验证[2, 3, 13, 14]。它仍然需要通过独立研究来确认假阳性和阴性率。

病例分析：我们使用 mNGS 技术检测血液和脓肿破裂导致的脓性腹水中的病原体，结果均为阴性。当我们从脓肿腔的中心和边缘获取样本再次检测时，仅检测到少量溶组织阿米巴的序列。且脓肿腔的边缘检测到的序列比中心多得多。原因是阿米巴肝脓肿并非真正的脓肿，主要由坏死的肝细胞和红细胞所组成而非化脓性渗液。病变边缘的嗜中性粒细胞被阿米巴溶解，释放介质，这导致肝细胞死亡，肝细胞坏死不局限于阿米巴周围，可延伸至远处的肝细胞，多个小病灶坏死后汇合形成较大肝脏病灶。脓液颜色呈所谓"鱼肉酱色"的棕褐色是由于其主要成分为肝组织和红细胞的碎片，这是 ALA 相对典型的特征。因此阿米巴滋养体常见于病变边缘，但很少在脓液或脓肿腔内发现[8]。血液和腹水标本的阴性结果符合 ALA 的病理生理改变，同时也提示细菌性肝脓肿的可能性很小。

病例点评：该患者的超声造影显示，肝脏超声造影在肝右叶见混合回声团块（13.5cm×12.3cm），边界不清晰，形态不规则。经六氟化硫微气泡造影，肿块周围及内部未见强化。对比增强的超声和 CT 检查结果与先前的报道不一致，原因是肝脓肿巨大且已破裂，同时存在多发的脓腔，这无法帮助我们做出诊断。当前，通常在无法通过传统方法鉴定病原体的情况下，mNGS 分析才成为临床的前沿。它在检测罕见、新型和共同感染的病原体方面表现出色，从而为重症或免疫缺陷患者难以诊断的感染提供了新的诊断线索[15]。当然目前 mNGS 的成本是其在疾病诊断中使用的另一个重大问题。

问题 5：治疗措施有哪些？

知识点 8：甲硝唑，口服剂量为 500 ~ 750mg，或每天静脉滴注 3 次，持续 7 ~ 10 天，治愈率＞90%。在阿米巴病中没有耐药性。大多数用甲硝唑治疗的患者在72 ~ 96 小时内会好转。

知识点 9：保守治疗 5 ~ 7 天内对抗生素无临床反应，脓肿破裂高风险（直径≥5cm 或左叶病变）以及合并细菌感染的情况下，应考虑脓肿穿刺引流[1, 2, 8, 16]。

病例摘要 3：

给予甲硝唑并引流脓液后患者病情逐渐稳定。他在重症监护室住了 18 天，在医院的普通病房又住了 24 天。出院后给予甲硝唑 500mg 口服，每日 3 次。出院后随访，患者恢复良好，已于出院后 3 个月重返工作岗位。

病例小结：

1. 中年男性患者，以背痛起病，加重伴有腹痛就诊，病程中无明显发热。有同性性行为史。查体仅右上腹有压痛，无反跳痛。实验室检查：炎症指标升高，肝功能受损，低蛋白血症，淋巴细胞计数以及 NK 细胞数菌明显下降。影像学检查：对比增强 CT 显示大小约 159mm×127mm 肝右叶巨大混杂密度肿块，右侧膈下、肝肾隐窝及盆腔可见液性暗区。超声造影：可见大小约（16cm×13cm）混合回声区肿块，肿块周边及中心均无强化。

2. 结合患者病史及免疫状态需考虑特殊病原菌或条件致病菌感染导致肝脓肿。

3. 治疗过程中针对腹腔多部位积液穿刺引流，均为"鱼肉酱"样液体，且引流液量大。多次传统细菌学培养及 mNGS 检测均为阴性。再次性肝脓肿穿刺引流术，引流液仍为"鱼肉酱"样液体，并送检脓液 mNGS 检测查见溶组织内阿米巴。

4. 阿米巴肝脓肿是溶组织阿米巴最常见肠道外表现，常见于贫穷、卫生条件差的地区，好发于免疫功能低下的患者或同性恋者，血清阿米巴抗原抗体检测是最常用的诊断方法，在非疫区应用受限。脓液的性状及脓液标本（脓腔边缘标本）mNGS 检测有助于诊断。

5. 存在高死亡风险危险因素的患者，除了药物治疗外，肝脓肿需要积极穿刺引流。

（供稿：谢　晖　上海交通大学医学院附属第一人民医院；

校稿：王瑞兰　上海交通大学医学院附属第一人民医院）

参考文献

[1]Anesi JA，Gluckman S.Amebic liver abscess[J].Clinical liver disease，2015，6（2）：41-43.

[2]Douglas NM，Baird RW，Currie BJ.Use of a rapid faeces multiplex PCR assay for diagnosis of amoebic liver abscess[J].Pathology，2020，52（6）：725-727.

[3]Han D，Li Z，Li R，et al.mNGS in clinical microbiology laboratories：on the road to maturity[J].Critical reviews in microbiology，2019，45（5-6）：668-685.

[4]Stanley SL Jr.Amoebiasis[J].Lancet，2003，361（9362）：1025-1034.

[5]Maltz G，Knauer CM.Amebic liver abscess：a 15-year experience[J].The American journal of gastroenterology，1991，86（6）：704-710.

[6]Sharma MP，Dasarathy S，Verma N，et al.Prognostic markers in amebic liver abscess：a prospective study[J].The American journal of gastroenterology，1996,91（12）：2584-2588.

[7]Kannathasan S，Murugananthan A，Kumanan T，et al.Epidemiology and

factors associated with amoebic liver abscess in northern sri lanka[J].BMC public health, 2018, 18（1）: 118.

[8]Kannathasan S, Murugananthan A, Kumanan T, et al.Amoebic liver abscess in northern Sri Lanka : first report of immunological and molecular confirmation of aetiology[J].Filaria Journal, 2017, 10（1）: 14.

[9]Salles JM, Moraes LA, Salles MC.Hepatic amebiasis[J].The Brazilian journal of infectious diseases, 2003, 7（2）: 96-110.

[10]Francis C, Soni S, Gupta A, et al.A case report of ruptured amoebic liver abscess causing cardiac tamponade and requiring pericardial window[J].European heart journal Case reports, 2020, 4（5）: 1-4.

[11]Benedetti NJ, Desser TS, Jeffrey RB.Imaging of hepatic infections[J].Ultrasound quarterly, 2008, 24（4）: 267-278.

[12]Marenga G, Traficante S, Ragonici S, et al.Successful diagnosis of a longstanding giant amoebic liver abscess using contrast-enhanced ultrasonography（CEUS）: a case report in a western country[J].The American journal of case reports, 2019, 20 : 493-498.

[13]Stanley SL Jr, Jackson TF, Foster L, et al.Longitudinal study of the antibody response to recombinant Entamoeba histolytica antigens in patients with amebic liver abscess[J].The American journal of tropical medicine and hygiene, 1998, 58（4）: 414-416.

[14]Ghelfenstein-Ferreira T, Gits-Muselli M, Delliere S, et al.Entamoeba histolytica DNA detection in serum from patients with suspected amoebic liver abscess[J].Journal of clinical microbiology, 2020, 58（10）: e01153-20.

[15]Othman N, Mohamed Z, Verweij JJ, et al.Application of real-time polymerase chain reaction in detection of Entamoeba histolytica in pus aspirates of liver abscess patients[J].Foodborne pathogens and disease, 2010, 7（6）: 637-641.

[16]Kumar R, Ranjan A, Narayan R, et al.Evidence-based therapeutic dilemma in the management of uncomplicated amebic liver abscess : a systematic review and meta-analysis[J].Indian journal of gastroenterology, 2019, 38（6）: 498-508.

病例 36 创伤性主动脉夹层伴左侧主支气管断裂

病例摘要 1：

患者男性，47 岁。

主诉：车祸致全身多发伤 6 天，由外院转入。

现病史：患者于入院前 6 天发生车祸外伤，当即出现胸部塌陷，呼吸困难，意识逐渐模糊。120 送至当地医院，因"呼吸衰竭，休克"予气管插管，去甲肾上腺素维持血压，急诊查 CT 示"C_7 椎体骨折；右上肺渗出性病变，两侧气胸，两侧颈部、右背部皮下、肌间隙积气；两侧肩胛骨、多发肋骨及胸骨骨折，右侧胸腔积液；纵隔气肿，纵隔积血考虑，左主气管狭窄，主动脉弓显示欠清"。当地医院予胸腔穿刺引流、镇痛镇静、止血、输血、输液、抗感染等对症治疗，患者循环及氧合好转。进一步查胸主动脉 CTA 示"主动脉夹层（DeBakey-Ⅰ型）形成，累及颈总动脉、锁骨下动脉及头臂干"（病例 36 图 1）。为行手术治疗遂转至我院 ICU。

既往史：既往体健，否认手术、肝炎、结核等病史，饮食习惯正常，无酗酒、吸烟史，否认吸毒史。

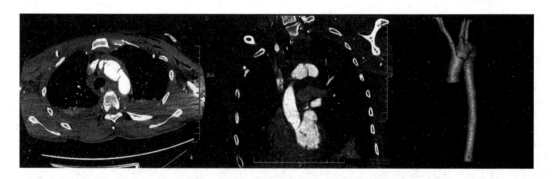

病例 36 图 1　胸主动脉 CTA 示主动脉夹层（De Bakey-Ⅰ型）形成，
累及颈总动脉、锁骨下动脉及头臂干

入院查体：CPOT：2分，RASS：–3分，Caprini 评分：10分，APACHE Ⅱ 评分：15分，NRS-2002：3分，意识清，双侧瞳孔等大等圆，直径 2.5mm，对光反射灵敏，颈托固定中，全身皮肤巩膜无黄染，双侧胸壁塌陷，双肺呼吸音粗，对称，左侧 1 根及右侧 2 根胸腔引流管引流在位，右侧引流管引出少量血性液体，心率 80 次 / 分，心律齐，腹部平软，肝脾肋下未及，移动性浊音阴性，双下肢无水肿。四肢肌力、肌张力正常，双侧巴氏征阴性。

问题 1：根据病史、体征和目前的检查结果，目前可能的诊断是什么？

目前诊断：①创伤性主动脉夹层（Stanford A 型）；②创伤性休克；③急性呼吸衰竭；④双侧多发肋骨骨折；⑤左侧主支气管狭窄；⑥双侧血气胸；⑦胸骨骨折；⑧纵隔气肿（积血）；⑨肩胛骨骨折；⑩ C_7 椎体骨折。

知识点 1：创伤性的主动脉损伤常常发生于正面或侧面碰撞突然减速的情况，常见于机动车事故或高空坠落。创伤性主动脉损伤分为：Ⅰ型（内膜撕裂）、Ⅱ型（主动脉壁间血肿）、Ⅲ型（假性动脉瘤）和Ⅳ型（主动脉破裂）。

知识点 2：对于怀疑创伤性的主动脉损伤患者建议行 CT 或者 CTA 检查，若无 CT 或者 CTA，可以行经食管超声检查。对于创伤性的主动脉损伤，根据解剖位置，首选胸主动脉腔内修复术（thoracic endovascular aortic repair，TEVAR），不宜进行 TEVAR 者可选择心外科手术治疗。

知识点 3：对于所有主动脉夹层患者，建议镇痛、控制血压、调控心率等治疗，减低主动脉剪应力，降低主动脉破裂风险。镇痛首选阿片类药物，可以降低交感神经兴奋导致的心率和血压的上升，提高控制心率和血压的效果，目标镇痛评分 NRS 0 ~ 3 分或 CPOT < 3 分。控制心率和血压，静脉应用 β 受体阻滞剂（如美托洛尔、艾司洛尔等）是最基础的药物治疗方法，但须保证能维持最低有效终末灌注。对于降压效果不佳者，可在 β 受体阻滞剂的基础上联用一种或多种降压药物。药物治疗目标为控制心率 60 ~ 80 次 / 分，收缩压 100 ~ 110mmHg[1, 2]。

病例摘要 2：

患者入院后第二天下午突发经皮氧饱和度（SpO_2）下降，100% 吸入氧浓度的机械通气条件下 SpO_2 维持在 90% ~ 95%，双肺听诊提示左肺呼吸较右肺明显降低。

问题 2：导致 SpO_2 下降的可能原因？

结合病史及检查，分析其可能原因：①气胸；② ARDS；③左侧支气管狭窄伴肺不张；④急性肺栓塞；⑤急性主动脉夹层破裂；⑥纵隔气肿。

问题 3：为进一步明确诊断，需要进行哪些检查和措施？

1. 重症肺部超声鉴别呼吸困难　L_4 区肺部超声提示：胸膜滑动减弱、A 线消失、B 线存在、肺组织样征象、无肺点、无四边形征象（病例 36 图 2A）。

2. 胸片检查　左肺野呈均匀高密度，大量胸腔积液或肺不张可能；肺纹理显示不清；左侧多根肋骨骨折（病例 36 图 2B）。

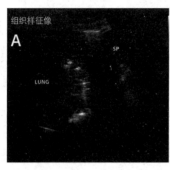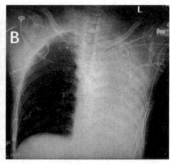

注：A. L_4 区肺部超声（SP：脾脏，LUNG：肺）；B. 胸片检查提示大量胸腔积液或肺不张可能。

病例 36 图 2　超声和胸片均提示左肺通气减少

3. 纤维支气管镜　左侧主支气管开口闭塞（病例 36 图 3）。

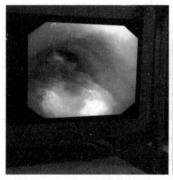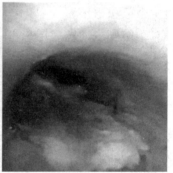

病例 36 图 3　支气管镜检查见左侧支气管

4. 胸部 CT 检查　回顾患者院外肺部 CT 检查提示左侧主支气管狭窄（病例 36 图 4）。

结合上述检查，患者 SpO_2 下降原因明确为左主支气管断裂塌陷伴肺不张，其机制是通气血流比例明显失调，导致氧合障碍。

知识点 4：重症超声由于无创、实时、动态等优势，广泛应用于重症医学多种场景。通过 BLUE 方案可对呼吸困难患者进行有效鉴别（病例 36 图 5）。结合本例患者胸膜滑动减弱甚至消失，伴 B 线存在、肺组织样征象，考虑阻塞性肺部改变[3]。

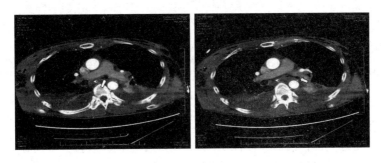

病例 36 图 4　胸部 CT 检查见左侧主支气管狭窄（白色箭头所示）

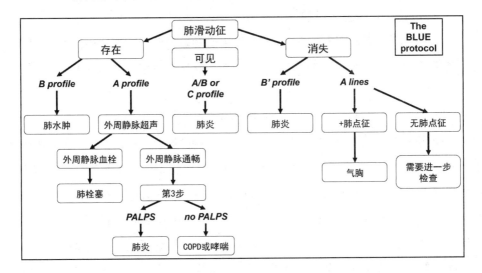

注：A lines：双侧前胸部肺 A 线征阳性伴肺滑动消失；B' profile：双侧前胸部肺 B 线征阳性伴肺滑动消失；PLAPS：后外侧肺泡和 / 或胸膜综合征：腋后线水平肺实变 / 胸腔积液。

病例 36 图 5　BLUE 方案［摘自 Chest.2008，134（1）：117-125］

问题 4：目前需要采取的治疗措施？

目前可采取的治疗措施包括：内科保守治疗、气管支架置入、胸外科手术治疗。经重症医学科、呼吸内科、心胸外科、麻醉科、输血科、放射科 MDT 讨论后，该患者最优选择为支气管镜下气管支架置入手术。但由于患者病情恶化极快，纯氧机械通气下氧饱和度持续下降，最低至 60% 以下，此时直接行支气管镜下气管支架置入手术具有一定风险，决定先行静脉 - 静脉体外膜肺氧合（VV-ECMO）治疗，充分发挥体外膜肺氧合（ECMO）桥的作用，为后续支气管镜支架置入提供保障。VV-ECMO 上机后，患者经皮氧饱和度由 65% 上升至 100%，心率由 131 次 / 分降至 70 次 / 分。

知识点 5：VV-ECMO 目的：ECMO 治疗的终点目标是提供相对于常规机械通气更为有效和安全的支持，为诊断和治疗原发病争取更多的时间，最终改善患者的预后。

包括：

1. 改善氧合与通气。

2. 肺休息　在改善通气与氧合的同时，采用"肺休息"策略对肺修复至关重要。对于挽救 ECMO 治疗的患者，在建立 ECMO 之后应尽快下调潮气量、通气频率等参数。以使肺能从常规通气的"工作"状态转换至"休息"状态。对于以常规通气可以维持相对稳定的通气与氧合，但需要较高的气道压及 FiO_2 者，或合并气压伤者，为减少肺损伤的风险，可给予 ECMO 或体外二氧化碳清除（$ECCO_2R$），同时采用所谓的"超保护通气"，亦可达到肺休息之目的。

3. 减少人工气道及正压通气的应用　①可避免呼吸机相关肺炎（VAP）和呼吸机系统机诱导的肺损伤（VILI）的发生。②减少镇静剂的使用。③保留自主呼吸，促进肺通气的均匀分布。

知识点 6：VV-ECMO 适应证：体外生命支持协会（ELSO）2021 年关于 VV-ECMO 管理指南中建议针对虽然已经给予优化的机械通气治疗（包括俯卧位治疗），但仍表现为顽固性低氧性呼吸衰竭（$PaO_2/FiO_2 < 80mmHg$）或严重高二氧化碳的呼吸衰竭患者（$pH < 7.25$ 或 $PaCO_2 > 60mmHg$）或肺移植患者的桥接治疗时可考虑行 ECMO 治疗。临床实践中通常需综合考虑多种可能影响患者预后的因素从而决定患者是否具有 ECMO 的适应证。影响 ECMO 预后的因素主要包括以下几方面。①疾病潜在的可逆性：综合判断原发病的潜在可逆性，同时综合考虑所在单位及当地对这种疾病的综合诊治能力，这是决定是否行 ECMO 治疗最为重要的基本条件；②原发病的严重程度及进展情况：对呼吸衰竭严重程度及进展趋势进行客观的评估，有助于帮助判断行 ECMO 的合适时机；③年龄：高龄是实施 ECMO 成功与否一个独立危险因素；④合并症与并发症：在严重呼吸衰竭的基础上，再合并严重的合并症（如严重免疫力低下、高血压、糖尿病、冠心病、脑血管病、出凝血功能障碍等）及并发症（如多个脏器严重功能不全），将会大大增加治疗的难度，显著降低 ECMO 的成功率；⑤ ECMO 前机械通气时间：ECMO 前机械通气时间过长（7 ~ 10 天）引起呼吸机相关性肺损伤或呼吸机相关性肺炎等并发症的风险明显增加，会大大降低 ECMO 的成功率；⑥肥胖：对于体重 > 1kg/cm（身高）或者体重指数（BMI）> 45 的患者，目前的膜肺所提供的的氧供尚难以满足需求；⑦社会 - 经济因素：ECMO 的治疗成本较昂贵，并发症较多，需要考虑患者家属充分理解治疗的意义、费用及整个过程的困难程度；⑧管理经验与团队建设：一个完整的 ECMO 团队需包括重症医学科、血管外科、心胸外科、超声科、输血科等多个学科的联合诊疗，并且具有一定的 ECMO 实施经验[4, 5]。

知识点 7 : VV-ECMO 禁忌证 : ①导致呼吸衰竭的原发病不可逆 ;②严重脑功能障碍 ;③有应用肝素的禁忌,如严重凝血功能障碍,近期颅内出血,对肝素过敏,肝素诱导的血小板减少症(HIT)等 ;④高通气支持水平(气道平台压 > 30cmH$_2$O,FiO$_2$ > 0.8)应用 7 ~ 10 天 ;⑤血管病变限制通路建立 ;⑥高龄(> 80 岁) ;⑦BMI > 45 ;⑧行 VV-ECMO 的严重 ARDS 患者预测死亡评分(PRESERVE 评分) > 7 分 ;⑨呼吸 ECMO 生存预测(RESP)危险分层为Ⅳ ~ Ⅴ级 [4、5]。

病例摘要 3 :

患者在 VV-ECMO 辅助下经支气管镜下行支气管支架置入(病例 36 图 6A),术后复查胸片见患者左肺膨胀良好,氧饱和度明显改善,未出现肺复张后相关并发症(病例 36 图 6B)。次日,顺利撤除 ECMO 支持。

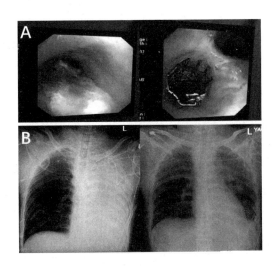

注 : A. 支气管镜下行支气管支架置入 ;B. 气道内支架术后胸片见左肺复张。

病例 36 图 6 支气管支架置入前后对比

知识点 8 : 支气管镜下支架置入适应证 : ①应用保守治疗方法疗效不佳,气道不能维持稳定的通畅 ;②在确定外科手术前临时放置 ;③外压性气道狭窄 ;④气道软化、塌陷且无法或不准备行外科手术治疗。治疗疾病包括:难治性的瘢痕狭窄(插管、切开、结核等)、恶性气管肿瘤、气管 – 食管瘘、动力性气管、创伤性主支气管狭窄等 [6]。

知识点 9 : VV-ECMO 撤机指证 : 绝大多数的 ECMO 中心对于肺恢复情况的评估指标主要参考以下标准:原发病的控制及改善、肺顺应性、CO$_2$ 清除能力、氧合情况及胸片情况等,当上述条件改善后可考虑撤除 ECMO 装置。撤离前的呼吸机条件应保持在：吸入氧浓度 < 50%，潮气量 ≤ 6ml/kg，PEEP ≤ 10cmH$_2$O，此时气道平台压 < 28cmH$_2$O，PaO$_2$ ≥ 70mmHg，满足上述条件后，可将 ECMO 气流氧浓度降至 21%，若 SpO$_2$ > 92% 或 PaO$_2$ ≥ 70mmHg，可考虑试验性脱机[5]。

知识点 10：VV-ECMO 的试验性脱机：通过直接关闭 ECMO 气流的方式进行，而无需对血流量进行调整。具体方法如下：①调节呼吸机参数（呼吸频率 10 ~ 30 次 / 分、吸入氧浓度 40% ~ 60%、潮气量 < 6ml/kg、平台压 < 28cmH$_2$O、PEEP < 12cmH$_2$O）至可接受水平；② VV-ECMO 血流量不变，抗凝不变，关闭 ECMO 气流；③监测 SpO$_2$、PaCO$_2$、气道压力、呼吸频率、潮气量等变化；④监测时间 2 ~ 4 小时。对于各项指标符合要求的患者（SpO$_2$ > 92%、PaCO$_2$ < 50mmHg），可考虑撤离 ECMO。对于单纯 PaCO$_2$ 升高的患者，可评估更换为较为简易的体外二氧化碳清除（ECCO$_2$R）装置[5]。

病例摘要 4：

ECMO 撤除后第三天，心胸外科行主动脉弓置换术（升主动脉 - 颈部血管旁路移植术）+ 胸骨骨折内固定术，术后恢复良好，且顺利拔除气管插管脱离呼吸机。

病例点评：

经支气管镜介入治疗是解除气道狭窄首选的治疗方法之一，但对于严重气道梗阻的患者，介入治疗随时有急性呼吸、循环衰竭进一步恶化的可能，此时 ECMO 支持成了最佳选择。另外，介入治疗手段如高频电圈套、氩气刀等操作时，因安全因素患者往往不能吸氧，此时 ECMO 支持即可保证机体供氧，又不会引起操作风险。已有文献报道 ECMO 支持下对肺泡蛋白沉着症患者行经支气管镜肺泡灌洗治疗，或行气道异物取出治疗，或对气道占位患者行经支气管镜肿瘤清理术，还有对气道梗阻患者行气道支架植入治疗，表明 ECMO 可以保证术中患者有足够的氧供，确保患者安全。

其次，介入治疗操作时间短、改善通气起效快，所需 ECMO 支持时间短，在肝素化时使用的肝素剂量亦为传统剂量的一半，有助降低介入操作时气道出血的风险。治疗结束后患者存在自主呼吸，ECMO 可很快停止工作，同时予以鱼精蛋白拮抗肝素以防止治疗部位出血。因此，ECMO 可帮助严重气道狭窄患者安全耐受经支气管镜介入治疗，通过更多临床实践的总结，有助于高难度支气管镜介入治疗的开展。

病例小结：

1. 患者男性，47 岁，车祸致全身多发伤 6 天，外院由于创伤性主动脉夹层转诊。

2. 查体 双侧胸壁塌陷，双肺呼吸音粗，对称，左侧 1 根及右侧 2 根胸腔引流管引流在位。

3. 影像学检查 左主气管狭窄,主动脉夹层(DeBakey-Ⅰ型)形成,累及颈总动脉、锁骨下动脉以及头臂干。

4. 治疗 基于主动脉夹层,予以镇痛、调控血压、控制心率等综合治疗,患者病程中突发经皮氧饱和度下降,诊断为左侧主支气管狭窄致肺不张,紧急予以 VV-ECMO 治疗,并在 VV-ECMO 辅助下行支气管镜下左侧主支气管支架置入,经皮氧饱和度迅速改善,次日顺利撤除 ECMO 治疗,同时后续予以主动脉弓置换术(升主动脉 – 颈部血管旁路移植术)+ 胸骨骨折内固定术,术后恢复良好,顺利转出 ICU。

5. 几点体会 ①严重多发伤病情复杂性,根据不同阶段制制,个性化诊疗方案;②镇痛镇静、血压管理、调控心率为内科治疗主动脉夹层的三大法宝;③ ECMO 的桥接作用;④重症医学团队及多学科协作治疗的重要性。

(供稿:杨向红 刘景全 浙江省人民医院;

校稿:谢 晖 上海交通大学医学院附属第一人民医院)

参考文献

[1]Malaisrie SC,Szeto WY,Monika Halas M,et al.2021 The American association for thoracic surgery expert consensus document:surgical treatment of acute type A aortic dissection[J].J Thorac Cardiovasc Surg,2021,162(3):735-758.

[2] 中国医师协会心血管外科医师分会大血管外科专业委员会. 主动脉夹层诊断与治疗规范中国专家共识 [J]. 中华胸心血管外科杂志,2017,33(11):641-654.

[3]Lichtenstein DA,Mezière GA.Relevance of lung ultrasound in the diagnosis of acute respiratory failure:the BLUE protocol[J].Chest,2008,134(1):117-125.

[4] 中国医师协会呼吸医师分会危重症医学专业委员会,中华医学会呼吸病学分会危重症医学学组. 体外膜式氧合治疗成人重症呼吸衰竭推荐意见 [J]. 中华结核和呼吸杂志,2019,42(9):60-84.

[5]Tonna JE,Abrams D,Brodie D,et al.Management of Adult patients supported

with venovenous extracorporeal membrane oxygenation（VV ECMO）: guideline from the extracorporeal life support organization（ELSO）[J].ASAIO J，2021，67（6）: 601-610.

[6] 刘志贞，陈恩国，闻胜兰，等. 体外膜肺氧合支持下经纤维支气管镜介入治疗重度恶性肿瘤性气道狭窄 3 例 [J]. 中华急诊医学杂志，2016，25（4）: 515-517.

病例 37　卟啉病

病例摘要 1：

患者女性，63 岁。

主诉：畏寒、乏力 6 天，加重伴腹痛 10 小时。

现病史：患者于入院前 6 天无明显诱因出现畏寒，无寒战，体温未测，乏力，于当地诊所静脉滴注药物（具体不详）后好转，但仍觉乏力。入院前 10 小时再次出现畏寒，体温未测，并出现腹痛，为全腹部持续性钝痛，呕吐 1 次，为胃内容物，排黄色稀便 1 次，无尿频、尿急、尿痛，无呼吸困难，就诊于当地某县医院，测血压 66/39mmHg，体检腹部 CT 平扫未见明显异常，给予补液升压后来我院急诊。急诊肺部 CT 平扫示双肺散在炎症；T_{11} 椎体压缩性骨折；冠状动脉、胸主动脉硬化。腹部 CT 增强提示肝脏形态略欠规整，密度不均匀，尾状叶低强化影，不除外慢性肝损害及不均匀脂肪肝；胆囊炎；双肾低强化影及肾周改变，考虑炎性病变可能性大；脾脏低密度影，脉管源性病变可能。急诊以"休克"收入 ICU 科。病程中患者无头晕、头痛，无咳嗽、咳痰，无呼吸困难，饮食及睡眠欠佳，体重无明显变化。

既往史：类风湿关节炎病史 20 年，近 3 年服用地塞米松 0.75 ~ 2.25mg/d，关节疼痛症状控制较好，2 个月前因骨折停药。糖尿病病史 3 年，空腹血糖控制较好（6 ~ 7mmol/L）。胸椎骨折 2 个月，保守治疗好转，日常活动不受限。

入院查体：体温 36℃，心率 110 次 / 分，呼吸 23 次 / 分，血压 115/74mmHg（小剂量多巴胺静脉滴注），SPO_2 88%（鼻导管吸氧，3L/min），意识清楚。皮肤、巩膜无黄染。双肺可闻及散在干湿性啰音。心率 110 次 / 分，节律规整，未闻及杂音。腹软，全腹部压痛，无明确定位，无反跳痛及肌紧张，肾区叩击痛阴性，肠鸣音约 3 次 / 分。四肢肌力 V 级，双下肢无水肿，双侧病理反射阴性。

实验室检查：血常规：白细胞 14.05×10^9/L，中性粒细胞 10.93×10^9/L，淋巴细胞 1.04×10^9/L，血红蛋白 96g/L，血小板 214×10^9/L；尿常规：尿蛋白（2+），尿红细胞计数 28/μl，尿红细胞 5 个 /HPF，尿白细胞计数 2323.30/μl，尿白细胞 418.2 个 /HPF；降钙素原 7.23ng/ml；血液生化：尿素 9.76mmol/L，肌酐 104.4μmol/L，葡萄糖

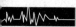

6.35mmol/L，氯 92.3mmol/L；肝功：门冬氨酸氨基转移酶 43.5U/L，丙氨酸氨基转移酶 47.3U/L，γ- 谷氨酰转肽酶 119.8U/L，总蛋白 55.6g/L，白蛋白 23.4g/L；血气分析（储氧面罩，氧流量 15L/min）:pH 7.33，PaO_2 74mmHg，$PaCO_2$ 26mmHg，HCO_3^- 14mmol/L，BE –12.2mmol/L，血乳酸 2.8mmol/L；BNP 3255pg/ml；C- 反应蛋白 365.64mg/L；肌钙蛋白 I 正常；便常规：未见异常。

问题 1：根据病史、体征和目前的检查结果，目前可能的诊断是什么？

患者可能诊断为：①泌尿系感染、感染性休克；②双肺肺炎、急性呼吸衰竭；③急性肾损伤；④糖尿病。

知识点 1：脓毒症是指宿主对感染的反应失调而导致的危及生命的器官功能障碍（SOFA ≥ 2 分）。感染性休克又称脓毒性休克，是指脓毒症患者经充分液体复苏后仍存在持续低血压，需要缩血管活性药物维持平均动脉压≥ 65mmHg，且血乳酸 > 2mmol/L。全球每年有数百万人罹患脓毒症，其中 1/4 甚至更多的患者死亡。美国每年死于严重感染性休克的患者约 21 万人，其中感染来源于泌尿生殖系统占 9.1%。

知识点 2：急性肾损伤（AKI）定义为 48 小时内肾功能急剧下降，表现为血清肌酐上升 > 0.3mg/d（26.5μmol/L）或肌酐在 7 天内升高达基础值的≥ 1.5 倍；或尿量减少〔< 0.5ml/（kg·h）〕超过 6 小时。AKI 约占住院患者的 3.2% ~ 9.6%，在院总死亡率约为 20%，而 ICU 内 AKI 患者死亡率则上升至 50%。导致 AKI 的前三位病因分别为脓毒症、低血容量和药物相关性 AKI。

病例摘要 2：

入院时考虑患者主要问题为泌尿系感染、感染性休克，给予哌拉西林 / 他唑巴坦＋左氧氟沙星抗感染治疗，抗休克、氧疗。入院第 2 天患者病情加重，呼吸窘迫，30 ~ 40 次 / 分，氧合下降，储氧面罩外周血氧饱和度 80% ~ 90%（氧合指数约 65mmHg），心彩超：左房左室大、室壁搏动弥漫性减弱，EF 34%，肺动脉压力增高 PG 39mmHg，给予无创呼吸机辅助通气。入院第 3 天休克加重，心率 136 次 / 分，血氧饱和度 46%，血压 67/40mmHg，给予气管插管有创呼吸机辅助通气。尿常规（入院第 3 天）:白细胞 35.50/μl，尿白细胞 6.4/HPF，尿培养（入院第 3 天）阴性。床头胸片（入院第 6 天）:双肺弥漫斑片状渗出影（病例 37 图 1）。心电图（入院当天、入院第 2 天、入院第 4 天）:窦性心动过速、T 波低平。甲型流感病毒核酸阳性(入院第 6 天)。治疗上加用磷酸奥司他韦 75mg，二次鼻饲 / 日，同时应用西地兰、多巴酚丁胺以及左西孟旦强心治疗，小潮气量、PEEP 和俯卧位通气的呼吸支持策略。

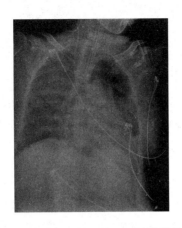

病例 37 图 1　床边胸片提示双肺片状渗出影

问题 2：进一步临床诊断应考虑什么？患者严重低氧血症和休克的主要原因是什么？

1. 主要临床诊断　重症甲型流感病毒肺炎。

2. 患者严重低氧的原因为甲流肺炎导致的重度 ARDS，休克的原因为感染性休克和脓毒症心肌抑制。

病例摘要 3：

入院第一周：体温最高 40.3℃，休克未纠正，气管插管接有创呼吸支持、呼吸机参数高（FiO₂：90% ~ 100%，PEEP：13 ~ 15cmH₂O）、氧合指数低（65 ~ 81mmHg），需持续镇痛、镇静，肌钙蛋白（0.035 ~ 3.87ng/ml）、BNP 升高（2637 ~ 7756pg/ml），肝功能转氨酶有明显改变，胆红素大致正常，其中门冬氨酸氨基转移酶由入院时 43.5 升至 1965U/L，而后降至 47.3U/L；丙氨酸氨基转移酶由入院时 47.3 升至 1259U/L，而后降至 205.9U/L，肾功能肌酐入院时 148μmmol/L 最高升至 163.8μmmol/L 而后降至 112.2μmmol/L，血常规白细胞最高 37.68×10⁹/L，逐渐降至 15.17×10⁹/L，降钙素原明显升高（7.23 ~ 12.92ng/ml），痰病原学检查结果为甲型流感病毒、肺炎克雷伯菌，给予抗感染（细菌、病毒）、激素治疗。

入院第二周：体温波动在 37.5 ~ 38.7℃，休克纠正，继续气管插管接有创呼吸支持、氧合指数升至 328mmHg、呼吸机参数下调（FiO₂ 降至 50%，PEEP 降至 10cmH₂O），肌钙蛋白、BNP 降至接近正常，肝功恢复正常，肾功能肌酐波动在 122.8 ~ 146.8μmmol/L，血常规白细胞降至正常 8.21×10⁹/L，降钙素原降至 2.06ng/ml，复查痰培养结果为光滑假丝酵母菌，真菌 G 试验阴性，给予抗感染（细菌、真菌），停用抗病毒药物及激素。

入院第三周:体温波动在 37.2 ～ 38.1℃,气管切开接有创呼吸支持、氧合指数（327 ～ 392mmHg）、呼吸机参数下调（FiO_2％降至 40％，PEEP 降至 $6cmH_2O$），肾功能肌酐也降至正常水平 77.4μmmol/L，降钙素原降至 0.27ng/ml，继续给予特治星和卡泊芬净抗感染治疗。停用镇痛、镇静后患者意识未转清。

入院第四周:体温波动在 37.8 ～ 38.8℃,仍意识不清,可自主睁眼但不配合查体,四肢无自主活动。降钙素原正常,多次痰及肺泡灌洗液培养结果均为肺炎克雷伯菌,给予升级抗生素为美罗培南抗感染（细菌、真菌）。肺部 CT 复查提示双肺肺炎（病例 37 图 2），头部 CT 提示双侧顶枕叶低密度病灶（病例 37 图 3）。

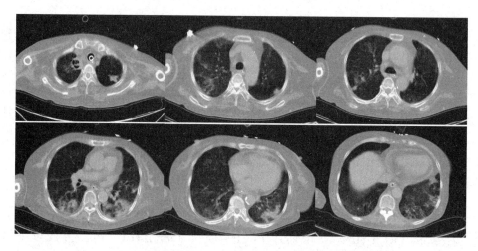

病例 37 图 2　肺部 CT 示双肺炎症

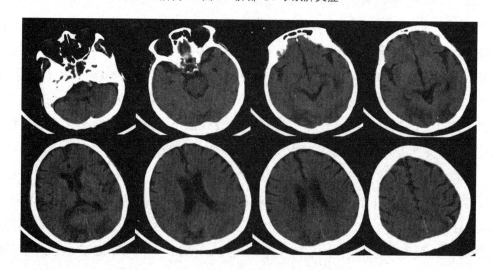

病例 37 图 3　头部 CT 示双侧顶枕叶低密度病灶

问题3：该患者停用镇静药物后13天，意识仍未恢复，头部CT提示双侧顶枕叶低密度病灶，病灶的性质是什么？

病例分析： 患者经过近1个月的抗感染、呼吸循环支持治疗后，病情明显好转，多脏器功能得以完全或大部分恢复，呼吸机支持力度也明显下调，逐渐进入脱机阶段。但患者停用镇静药物后13天，意识仍未恢复，考虑存在意识障碍。分析意识障碍原因如下：①缺血缺氧性脑病：患者病程中存在低氧血症，且入院后呼吸衰竭进展，但持续时间短暂，及时给予了机械通气，不大可能导致缺血缺氧性脑病。②颅内感染：患者诊断为泌尿系感染、感染性休克，无引起颅内感染的病因及相关表现，也不支持血流感染引起脑脓肿的相关临床表现及CT所见，可除外颅内感染。③抗生素相关性脑病：患者未应用易导致抗生素相关性脑病的药物，且此时肝肾功能正常，不考虑抗生素相关性脑病。④代谢性脑病：患者无电解质紊乱、无高血糖、低血糖，肝功能、肾功能、甲功正常，不支持代谢性脑病。⑤头部CT提示双侧顶枕叶低密度病灶，结合患者经历严重休克过程，考虑低灌注导致分水岭脑梗死的可能性大。

病例摘要4：

入院第五周：间断脱机锻炼，患者意识逐渐恢复，但四肢瘫痪，病理反射阴性。结合查体所见，暂除外脊髓病变、脑干病变导致四肢瘫，考虑ICU获得性肌无力（ICU acquired weakness，ICU-AW）可能性大。

入院第六周：患者脱离呼吸机，意识清楚，四肢肌力有所恢复（Ⅱ～Ⅲ级），偶有发作性意识不清、共同偏视、肌张力增高，此外，治疗经过中注意到患者一直存在心率快、血压高、大汗、便秘。

入院第七周：体温降至正常，意识清楚，四肢肌力Ⅱ～Ⅲ级，肺部CT示双肺肺炎（病例37图4）。头部CT示双侧顶枕叶病灶消失（病例37图5）。病程中仍存在心率快、血压高、大汗、便秘表现。

入院第八周：患者意识清楚，四肢肌力恢复至Ⅲ级，好转出院，转回当地医院当天，病情突然变化，再次出现腹痛（家属描述类似绞痛），意识障碍伴抽搐，复查头CT、腹部CT未见明显异常。

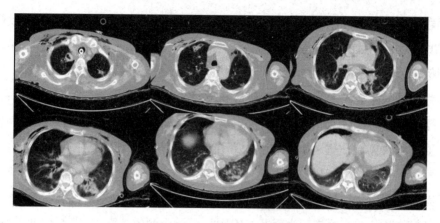

病例 37 图 4 肺部 CT 示双肺炎症

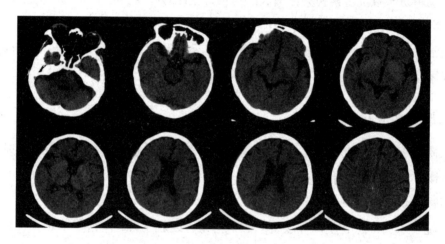

病例 37 图 5 头部 CT 示无明显异常

问题 4：患者反复出现抽搐、腹痛发作的原因是什么？如何进一步明确诊断？

病例分析：患者入院第六周出现发作性意识不清 1 次，伴有共同偏视、肌张力增高考虑为抽搐发作，但未见任何可导致抽搐的病因，如高血糖、低血糖、高血钠、低血钠、低血压、肝性脑病、肾性脑病及严重心律失常等，抽搐原因并不明确。患者为老年女性、糖尿病、长期应用激素，易合并严重感染，本次入院主要疾病为甲流肺炎合并重度 ARDS，给予有创呼吸支持同时早期深镇静治疗，病程中在病毒性肺炎基础上合并细菌、真菌感染，导致患者长期住院、气管切开、合并 ICU-AW；同时，重症感染、炎症反应可导致脓毒症心肌抑制、休克、多脏器损害（肝、肾、脑）。但患者肝损害异常明显，与常见脓毒症导致肝损害表现不符；在肝肾功能正常的情况下停用镇静药物 13 天后意识障碍才恢复；四肢全瘫肌力 0 级，以上这些用一元论及上述机制难以全面解释。

该病例总结出以下三点无法解释的临床表现：①反复发作无影像学改变的腹痛：两次发作，较剧烈，查体及 CT 无异常。②可逆的神经功能障碍和头颅 CT 改变：意识障碍、肢体运动障碍、共同偏视、抽搐、自主神经症状（血压高、心率快、大汗、便秘）。③与脓毒症不符的严重肝损害：转氨酶异常升高、胆红素正常，自行恢复。当患者神经系统表现用常见疾病不能解释，同时伴有剧烈腹痛、表现类似急腹症时，我们考虑到卟啉病的可能。该病可出现多系统受累症状应考虑代谢产物沉积所致，我们进一步建议患者在当地医院行尿卟胆原（porphobilinogen，PBG）日晒检测，患者尿液经阳光暴晒 4 小时后由淡黄色变成葡萄酒色（病例 37 图 6）。同时，全外显子测序在血色病 1 型 / 糖尿病微血管并发症易感 7 型 / 变异型血卟啉病易感型 / 转铁蛋白血浆水平数量性状基因座 2/ 阿尔茨海默病易感型 / 肝红细胞生成型血卟啉病易感型相关的 HFE 基因上检出与受检者表型相关的 1 个致病变异。头颅 CT 改变考虑为可逆性后部脑病综合征（PRES）：主要累及顶枕叶血管源性水肿。因此，明确卟啉病的临床诊断。

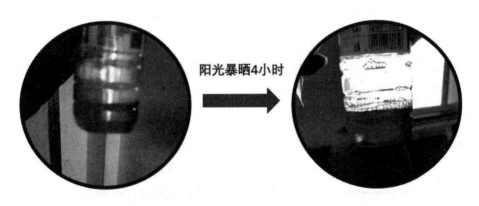

阳光暴晒4小时

病例 37 图 6　尿液经阳光暴晒 4 小时后由淡黄色变成葡萄酒色

问题 5：卟啉病如何诊治？

知识点 3：卟啉病诊断主要依据：卟啉病是一种遗传性代谢紊乱疾病，其发病率很低，约为 1 ~ 5/10 万。是由于基因突变导致血红素合成过程中的羟甲基胆素合成酶（HMBS）缺乏导致卟啉、卟啉前体 δ - 氨基 - γ - 酮戊酸（ALA）和卟胆原（PBG）生成增多，堆积于肝脏并进入血液循环，出现顽固性腹痛、肝损害及神经精神症状等。该病较为罕见，临床表现复杂多变，缺乏特异性，早期诊断困难，易漏诊和误诊。诊断要点包括：①多在成年以后发病，男女比例约为 2 ：3，发病时多有诱发因素，药物（巴比妥类、抗癫痫药）、空腹、禁食、吸烟、月经、应激等[1]；②90% 以上表现为腹痛，持续数小时至数周，多为弥漫性，查体可有压痛，无反跳痛；神经症状包括肢体瘫痪、吞咽困难、意识障碍、抽搐等，以及大汗、心率快、血压高、尿潴留等自主神经症状[2]；③尿液经阳光照射后变为葡萄酒色；④急性发作期，尿 PBG 测定是目前最方便简单且高度敏感特异的生化检测手段；⑤确诊的金标准为基因诊断。

知识点 4：卟啉病的防治措施：本病无特效药物治疗，在发作期以支持治疗为主，维持体液平衡和纠正电解质紊乱，特别是低钠血症和低镁血症，缓解腹痛、改善精神症状和神经症状，输注氯高铁血红素及补充葡萄糖以抑制 ALA 合成酶（ALASI）。氯高铁血红素为卟啉病发作的首选治疗，抑制 ALASI 减少血红素前体及其副产物的累积，快速降低血浆和尿液 PBG 和 ALA。若不能获得血红素，应给予葡萄糖进行碳水化合物负荷治疗，可减少过氧化物酶体增生物活化受体 γ 共激活因子 1α（PGC1-α），介导肝脏 ALASI 下调，减少卟啉前体的排泄。其他治疗包括止痛、控制恶心呕吐，癫痫发作可给予苯二氮䓬类药物，β 肾上腺素能阻滞剂可控制自主神经症状如心动过速和高血压。另外需避免诱发因素和恶化因素如吸烟、饮酒、饥饿、禁食、急性感染及某些药物[3]。

病例点评：

本例患者由危重症诱发卟啉病发作，因病情重，ICU 停留时间长，危重症的临床表现及镇静治疗掩盖了部分症状。卟啉病是一种缺乏特异性症状和体征的遗传性全身性疾病，可影响多个器官系统，但大部分医生对该病认识较少，误诊颇多。当临床上出现不能用已知疾病解释的反复腹痛发作和神经症状时，鉴别诊断应考虑到卟啉病可能。在患者经过抗感染、呼吸循环支持治疗好转后，逐渐出现无法用感染性休克"一元论"解释患者临床全貌的情况，具体表现为：①剧烈腹痛但查体及影像学检查无阳性发现；②与脓毒症不符的严重肝损害，转氨酶异常升高胆红素正常；③用病情不能解释的神经症状：休克纠正后仍未恢复的意识障碍，肢体瘫痪，此后反复多次出现意识障碍、共同偏视发作，并有大汗、心率快、血压高等自主神经症状。上述症状随着病程的延长逐渐有所恢复，但转院的应激打击诱发再次发作。最后，通过尿 PBG 日晒检测及基因检测帮助我们确定了急性卟啉病诊断。临床医师应提高对该病的认识，尽早诊断、及时治疗、避免诱因、减少复发，以提高诊断率、提高患者生活质量。

病例小结：

1. 老年女性患者，以畏寒、乏力起病，加重伴有腹痛就诊，腹痛剧烈，病程中进展为休克、多脏器衰竭。

2. 既往无类似病史，无特殊服药史。

3. 查体腹部无明显阳性体征。

4. 入院后病情加重，突出表现为严重休克及低氧血症，经实验室检查明确甲型流感病毒肺炎的诊断。

5. 治疗过程中休克纠正、脏器损害恢复，但停用镇静剂13天意识仍无恢复，后意识自行逐渐恢复，但存在肢体瘫痪。

6. 转出ICU后再次出现抽搐、腹痛发作，尿PBG日晒检测及基因检测结果均支持急性卟啉病诊断。该病误诊率高、识别困难，腹痛为突出表现，为卟啉升高刺激内脏神经系统所致。因缺乏特异性表现常被误诊，剧烈腹痛常以急腹症收入外科，甚至剖腹探查术，肝功改变被误诊为肝炎和肝硬化的患者也较多。精神障碍和自主神经症状易误诊为癔病、精神分裂症，周围神经损害常被误诊为格林巴利综合征、重症肌无力等。

7. 患者转归较好，未再次发作。

（供稿：张　东　杨艺敏　吉林大学第一医院；

校稿：谢　晖　上海交通大学医学院附属第一人民医院）

参考文献

[1]Stölzel U，Doss MO，Schuppan D.Clinical guide and update on porphyrias[J]. Gastroenterology，2019，157（2）：365-381.

[2]Bissell DM，Anderson KE，Bonkovsky HL.Porphyria[J].N Engl J Med，2017，377（9）：862-872.

[3]Schmitt C，Lenglet H，Yu A，et al.Recurrent attacks of acute hepatic porphyria：major role of the chronic inflammatory response in the liver[J].J Intern Med，2018，284（1）：78-91.

病例 38 硫氰酸铵中毒

病例摘要 1：

患者男性，23 岁，未婚。

主诉：其家属代诉：患者于 3 小时前口服硫氰酸铵结晶约 30g，随后出现四肢颤抖，无恶心、呕吐，无抽搐，无大小便失禁。在外未处理，被家人送至我院急诊抢救室救治，急诊抢救室给予口服洗胃处理，但患者症状无改善，同时有躁动，逐渐出现意识模糊，遂转至我院 EICU 进一步治疗。根据家属提供的病史，患者服用的是无锡亚泰化工的分析纯 AR 硫氰酸铵，病史中无发热。

既往史：既往有抑郁症病史，曾在我院精神科住院治疗后好转，出院后规律服用抗抑郁药物（盐酸氟西汀 20mg、度洛西汀 60mg 和地西泮 2.5mg，均 2 次 / 天；碳酸锂 0.25g，3 次 / 天；阿普唑仑 0.4mg、奥氮平 10mg，均睡前 1 次）。此外无其他特殊的病史。

入院查体：身高 175cm，体重 60kg，心率 130 次 / 分，血压 158/110mmHg，呼吸 30 次 / 分，血氧饱和度 85%，体温 36.0℃。平车推入病房，一般情况差，全身震颤，全身皮肤及黏膜呈现不同程度的青紫色。呼吸急促，双肺呼吸音粗，未闻及干湿性啰音。心率 130 次 / 分，律齐，未闻及杂音。腹部平软，腹部查体患者不能配合，肠鸣音 4 次 / 分。GCS 评分 9 分（E4/V1/M4，未使用镇静镇痛药物下），双侧瞳孔等大等圆，约 4.0mm 大小，对光反射灵敏，四肢查体不能合作，四肢肌张力增高，并有不自主运动，生理反射存在，病理反射未引出。

辅助检查：血液检验：白细胞 14.80×10^9/L，中性粒细胞 10.14×10^9/L，抗凝血酶 Ⅲ 114%，活化部分凝血活酶时间 30.7 秒，肌钙蛋白 0.21ng/ml，肌红蛋白 189.97ng/ml，磷酸肌酸激酶 480U/L，肌酐 153.96μmol/L，尿酸 474.90μmol/L；肝功能正常。乙肝抗原抗体、丙肝、戊肝、多次 HIV 抗体和梅毒测试阴性。动脉血气分析（入院）：pH 7.25，PO_2 31mmHg，PCO_2 44mmHg，SaO_2 51%，HCO_3^- 19.3mmol/L，BE –7.8mmol/L，阴离子间隙（AG）无法测出、血乳酸 4.4mmol/L，钾 3.7mmol/L，钠 138 mmol/L，氯无法测出，钙 1.05mmol/L，动脉氧气含量 11.1ml/dl，肺泡动脉氧分压差 67mmHg，碳氧血红蛋白 3.1%，高铁血红蛋白 0.9%，脱氧血红蛋白 47%↑。影像学检查暂缺。

问题1：根据病史、体征和目前的检查结果，目前可能的诊断是什么？

患者可能诊断为：①急性硫氰酸铵中毒；②高乳酸血症；③意识障碍；④MODS（肝功能衰竭早期？肾功能衰竭早期？休克？）；⑤5-羟色胺综合征？⑥应激性溃疡？

知识点1： 血乳酸水平的高低是患者病情严重程度的重要标志[1]，乳酸越高，预后越差，而且其能否迅速降至正常水平（＜2mmol/L）也是反映疗效的重要标准。高乳酸血症主要由丙酮酸羧化酶、丙酮酸脱氢酶缺陷所致，血乳酸浓度轻至中度升高（2～5mmol/L），不伴有代谢性酸中毒；乳酸性酸中毒是一种高AG的代谢性酸中毒，是因为血乳酸升高（5～6mmol/L）引起的。

知识点2： 5-羟色胺综合征[2]是一种由治疗性药物使用、故意服药自杀或意外药物相互作用所致的有可能危及生命的不良药物反应，它包括开始治疗或超量服用药物24小时内突发精神状态改变、自主神经功能亢进和神经肌肉异常的临床三联征。这些药物包括选择性5-HT再摄取抑制剂（如盐酸氟西汀）、三环类抗抑郁药、单胺氧化酶抑制剂（如洛西汀）及其他5-HT能药物过度刺激5-HT1A受体（如奥氮平）。轻微患者有震颤和腹泻的临床表现，严重者有谵妄、神经肌肉强直和高热等威胁生命的症状。

知识点3： 进入ICU 24小时后的危重症患者即可发生应激相关的胃肠道黏膜损伤，发病1～3天约75%～100%危重症患者存在胃黏膜损伤的内镜学[3]证据。早期应用质子泵抑制剂是预防应激性溃疡的有效方法。

病例分析： 根据患者明确的较大剂量硫氰酸铵毒物口服接触史，以及四肢震颤、皮肤黏膜呈现青紫色等临床表现，很容易诊断出急性硫氰酸铵中毒。

病例摘要2：

急性硫氰酸铵中毒主诊断明确，入EICU第30分钟予患者静脉推注60mg亚甲蓝，之后迅速予患者行B超引导下右股静脉血透管置入术，于入EICU第2小时开始给予患者血液灌流＋CVVHD持续治疗。因患者意识障碍进行性加重，予立即插管气道保护、呼吸机辅助呼吸、持续镇静镇痛，并予禁食、奥美拉唑抑酸护胃、哌拉西林/他唑巴坦抗感染、谷胱甘肽和维生素C等抗氧化、保护肝肾功等治疗，动态监测动脉血气分析。入院第2天，继续给予血液净化治疗，并查床旁胸片示肺内未见确切活动病灶，心、膈未见明显异常。床边超声评估下腔静脉提示无容量反应性，无明显容量不足表现。复查血钙2.02mmol/L，已恢复正常水平。入院第3天，停用血液净化治疗，入院第6天，患者生命体征平稳，咳嗽有力，SpO₂ 98%～100%，充分吸痰后予拔除气管插管，加用盐酸氟西汀抗抑郁治疗。入院第7天，予患者拔除血液透析管及深静脉管，并转入急诊轻病房，继续抗感染、雾化吸入、维持水电解质平衡等对症支持治疗。入院第11天，患者生命体征平稳，予出院，嘱出院后精神科就诊。

问题2：如何治疗急性硫氰酸铵中毒？

根据患者明确的较大剂量硫氰酸铵毒物接触史很容易诊断出急性硫氰酸铵中毒。急性硫氰酸铵中毒的治疗原则：①给予口服洗胃处理，终止与硫氰酸铵毒物继续接触；②完善相关实验室及影像学检查，维持患者的生命体征；③采用等方式血液净化迅速清除体内已被吸收或尚未被吸收的硫氰酸铵；④使用有效的解毒剂。

知识点4：硫氰酸铵是一种化学式为 NH_4SCN 的无机物，用于制造氰化物、染料和用作生产双氧水的辅助材料等。硫氰酸铵[4]主要通过肾脏代谢排除人体外。硫氰酸根（SCN^-）具有毒性，可对人体产生多种不良反应，如头痛、乏力、不同程度的意识障碍、抽搐、定向障碍、幻觉、恶心、呕吐、腹痛、腹泻、腹胀、胃黏膜损伤、全身或局部皮疹等症状，摄入量越多，症状越严重。此外，硫氰酸盐在人体内能阻止卤素离子向甲状腺传输，并具有累积性，引起慢性中毒、甲状腺肿，尤其对胎儿和婴儿的智力以及神经系统发育存在较大的风险[5]。

知识点5：血液灌流[6]（Hemoperfusion，HP）是血液净化疗法的一种。它又称作血液净化吸附疗法，是基于"吸附"的原理，利用吸附剂清除血液中的毒素，HP 对较大分子量、脂溶性、蛋白质结合性的毒素清除效果更佳。临床上多用于抢救重症药物中毒，也可用于治疗尿毒症、肝脏疾病、高血脂、败血症、自身免疫病等[7, 8]许多慢性、顽固性和疑难性疾病。因此为清除已被或尚未被吸收的硫氰酸铵，必须尽早进行 HP。

知识点6：连续性静脉-静脉血液透析（CVVHD）主要通过弥散的原理清除溶质，也存在少量对流。对小分子的清除能力较强，但对中、大分子的清除能力欠佳。而硫氰酸铵的分子量为76.12，属于小分子物质，结合毒物的特性给予患者加用 CVVHD 持续治疗，效果更好。

病例分析：还原血红蛋白旧称脱氧血红蛋白，指未携带氧的血红蛋白。硫氰酸铵中毒后，体内的硫氰酸盐经过一系列反应可部分转化为氰化物。硫代硫酸钠和亚甲蓝是氰化物中毒的解毒剂。因实际情况未找到硫代硫酸钠，特使用临床较常见的亚甲蓝解毒剂。亚甲蓝本身具有氧化还原特性，低浓度时6-磷酸葡萄糖脱氢过程中的氢离子经还原型三磷酸吡啶核苷传递给亚甲蓝，使其转变为还原型的白色亚甲蓝，白色亚甲蓝又将氢离子传递给带三价铁的高铁血红蛋白，使其还原为带二价铁的正常血红蛋白，而白色亚甲蓝又被氧化为亚甲蓝；高浓度时可将正常血红蛋白氧化为高铁血红蛋白，因为高铁血红蛋白易与氰化物结合形成氰化高铁血红蛋白，但数分钟后两者又离解，故仅能暂时抑制氰化物对组织中毒的毒性。因硫氰酸盐毒性比氰化物毒性小[9]，所以首次注射氰化物中毒时使用亚甲蓝的最小剂量的1/5，其能暂时延迟硫氰酸铵毒性。我们发现患者入院时血气分析示患者的还原血红蛋白为47%，注射亚甲蓝前还原血红蛋白高达66.7%（病例38图1B），而注射亚甲蓝30分钟后，还原血红蛋白即降至0.5%，加之尽早予HP+CVVHD持续治疗，取得了较好的疗效。

病例摘要3：

通过动态监测患者入院以来的血气分析来评估患者的病情变化，我们发现在给予血液净化治疗前的多次血气检测中，Cl⁻过高超过检测上限，AG过低超过检测下限，无法得出具体数值。在持续48小时的CRRT治疗过程中，AG、Cl⁻逐步恢复到正常水平（病例38图1A）。

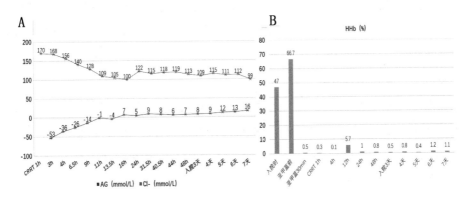

病例38图1 住院期间AG、Cl⁻和HHb（脱氧血红蛋白）的变化
[A. AG、Cl⁻（mmol/L）；B. HHb（%）]

问题3：如何监测或评估硫氰酸铵在体内的水平？

可通过检测血液或尿液中硫氰酸铵的浓度以反映毒物在患者体内的含量。

病例分析：通过检测血或尿硫氰酸铵的浓度可以更直接、更准确地反映体内硫氰酸铵的含量。但由于目前硫氰酸铵中毒较少见，并非所有医院（如笔者所在医院）都有条件检测血或尿硫氰酸铵的浓度。因此，我们迫切地需要寻找其他更简单方便的检测手段。在临床诊疗过程中，我们发现血气分析结果不断随着治疗发生变化，且较易获得，因此推测可以使用血气分析替代血或尿硫氰酸铵浓度的检测进而反映及评估患者体内毒物的浓度，并指导后续诊疗方案。

知识点 7：临床上，一般实验室所测的阴离子主要是 HCO_3^- 和 Cl^-，称可测定阴离子，还有一小部分阴离子不能测出，包括有机酸（乳酸、β-羟丁酸、乙酰乙酸）、无机酸（硫酸、磷酸等）和带负电荷的蛋白质等，称为未测定阴离子（undetermined anion，UA），在全部阳离子中 Na^+ 占 90% 以上，其余 K^+、Ca^{2+}、Mg^{2+} 等称未测阳离子（undetermined cation，UC），其计算公式为 $UA-UC = Na^+-(HCO_3^- + Cl^-)$ 即为阴离子间隙（Anion Gap，AG），参考值为 8 ~ 16mmol/L。AG 是可帮助临床准确且迅速地进行酸碱平衡紊乱类型分析的一项相当重要的指标。AG 可鉴别不同类型的代谢性酸中毒，并对许多潜在的致命性疾病的诊断，特别是对复杂酸碱平衡紊乱中的代谢性酸中毒是否存在提供了重要的线索，也对代谢性酸中毒和包含代谢性酸中毒的混合型酸碱平衡紊乱的鉴别，有较重要的作用。

知识点 8：卤族元素指周期系Ⅶ A 族元素，包括氟（F）、氯（Cl）、溴（Br）、碘（I）、砹（At）、石田（Ts），简称卤素。它们在自然界都以典型的盐类存在，是成盐元素。Cl^- 是临床生化实验室的常规检测项目，常规测定方法有硝酸汞滴定法、硫氰酸汞比色法和离子电极法等，这些方法的共同缺点是离子特异性较差，易受其他卤族元素如：溴、碘等离子干扰。硫氰酸盐是一种典型的类卤素，已有文献报道电极法测定氯化物时硫氰酸盐会干扰血清氯化物测定[10, 11]。

病例分析：患者血气分析出现 Cl^- 升高、AG 降低的结果，我们怀疑氯化物的测定受到了干扰。卤素（溴、碘、氟）和其他阴离子（如 SCN^-）是我们 EICU 使用的 Potentiometric Method（电位法）中的主要干扰物质，因该患者为急性硫氰酸铵中毒，可排除其他非氯卤素的干扰。根据这种算法，血液中的 SCN^- 会被认为 Cl^- 自动列入 AG 的计算结果。结合计算公式 $AG = Na^+ - (HCO_3^- + Cl^-)$，患者入院时血气分析结果示 AG 低到无法测出，并且逐渐加重。而医院检验科用 Amperometric Method（电流法）测定同一样品的氯化物含量却在正常范围内。我们在患者入院后立即采取静脉推注亚甲蓝暂缓加重硫氰酸铵对人体的毒性，以及连续进行 HP + CVVHD 治疗将硫氰酸铵毒物滤过排出体外。随着血液净化的进行，AG 从刚开始的测不出数值，逐渐下降到在血液净化治疗 48 小时后的正常水平，并在撤机后一直保持正常水平。同时，结合临床症状，我们得知患者在不断好转。

病例点评：

当在医院缺乏特异性的血或尿硫氰酸铵毒物浓度检测条件时，我们除了查看患者的临床表现，还可以通过对比患者血气分析结果中的阴离子间隙（AG）数值变化，评估患者体内的毒物水平，以便完善进一步的诊疗方案。

病例小结：

1. 青年男性，以口服硫氰酸铵 3 小时余，量约30g就诊，病程中有四肢颤抖，无恶心呕吐，急诊洗胃后但症状无改善，同时有躁动，逐渐出现意识模糊。

2. 有抑郁症病史。

3. 查体 全身震颤，全身皮肤及黏膜呈现不同程度的青紫色，呼吸急促，双肺呼吸音粗，心率加快（130 次 / 分），腹部查体患者不能配合，GCS 评分 9 分，四肢查体不能合作，四肢肌张力增高，并有不自主运动。

4. 实验室检查 炎症指标升高，肾功能受损，AG 和 Cl⁻ 未测出，脱氧血红蛋白比例较高。

5. 入院后迅速予洗胃、因硫代硫酸钠特效解毒剂难以获得而静脉推注亚甲蓝（可按氰化物中毒使用亚甲蓝最小剂量的 1/5 为初始剂量）、血液灌流＋CVVHD 持续治疗，通过持续监测血气分析，特别是 AG 水平，来评估体内硫氰酸铵残留，判断治疗效果。

6. 尽早的洗胃、使用解毒剂及血液净化治疗对急性硫氰酸铵中毒有效。

（供稿：尚欣颖 张 玮 昆明医科大学第一附属医院；

校稿：谢 晖 上海交通大学医学院附属第一人民医院）

参考文献

[1]Khosravani H，Shahpori R，Stelfox HT，et al.Occurrence and adverse effect on outcome of hyperlactatemia in the critically ill[J].Critical care（London，England），2009，13（3）：R90.

[2]Boyer EW，Shannon M.The serotonin syndrome[J].The New England journal of medicine，2005，352（11）：1112-1120.

[3]Dellinger RP，Levy MM，Carlet JM，et al.Surviving sepsis campaign：international guidelines for management of severe sepsis and septic shock：2008[J].Critical care medicine，2008，36（1）：296-327.

[4]Legras A，Skrobala D，Furet Y，et al.Herbicide：fatal ammonium thiocyanate and aminotriazole poisoning[J].Journal of toxicology Clinical toxicology，1996，34（4）：

441-446.

[5]顾欣，黄士新，李丹妮，等.乳中硫氰酸盐对人类健康的风险评估[J].中国兽药杂志，2010，44（9）：45-52.

[6]Ghannoum M，Bouchard J，Nolin TD，et al.Hemoperfusion for the treatment of poisoning：technology，determinants of poison clearance，and application in clinical practice[J].Seminars in dialysis，2014，27（4）：350-361.

[7]Kjaergard LL，Liu J，Als-Nielsen B，et al.Artificial and bioartificial support systems for acute and acute-on-chronic liver failure：a systematic review[J].Jama，2003，289（2）：217-222.

[8]Cruz DN，Antonelli M，Fumagalli R，et al.Early use of polymyxin B hemoperfusion in abdominal septic shock：the EUPHAS randomized controlled trial[J].Jama，2009，301（23）：2445-2452.

[9]Nessim SJ，Richardson RM.Dialysis for thiocyanate intoxication：a case report and review of the literature[J].ASAIO journal，2006，52（4）：479-481.

[10]Wang T，Diamandis EP，Lane A，et al.Variable selectivity of the Hitachi chemistry analyzer chloride ion-selective electrode toward interfering ions[J].Clinical biochemistry，1994，27（1）：37-14.

[11]Randell EW，St Louis P.Interference in glucose and other clinical chemistry assays by thiocyanate and cyanide in a patient treated with nitroprusside[J].Clinical chemistry，1996，42（3）：449-453.

病例 39　NK 细胞淋巴瘤

病例摘要 1：

患者女性，25 岁，陕西省铜川市人，农民。

主诉：孕 34^{+2} 周，恶心、呕吐 4 天，见红 1 天。

现病史：患者现孕 34^{+2} 周，4 天前受凉后出现恶心、呕吐，约 4 ~ 5 次 / 日，呕吐物为胃内容物，可少量进食，伴腹胀，腹泻，每日腹泻 10 次，为黄色稀便，2 天前就诊于当地医院按胃肠炎，给予对症治疗，症状无缓解，1 天来无明显诱因患者自觉偶有不规律下腹痛，阴道少量血性分泌物，无阴道流液，再次于当地妇幼保健院就诊，查血常规：血红蛋白 78g/L，血小板 78×10^9/L；凝血：活化部分凝血活酶时间 46.45 秒，血浆纤维蛋白原 1.05g/L，凝血酶时间 20.1 秒，D- 二聚体 5.94mg/L、纤维蛋白降解产物 13.96μg/ml；肝功能：丙氨酸氨基转移酶 55U/L、门冬氨酸氨基转移酶 167U/L，总胆红素 99.9μmol/L、直接胆红素 48μmol/L、总胆汁酸 25.2μmol/L；白蛋白 29.5g/L，乳酸脱氢酶 865U/L；肾功能：血糖 4.15mmol/L、尿酸 515μmmol/L；余各项指标无明显异常，考虑妊娠期急性脂肪肝，予地塞米松 6mg 肌内注射促胎肺成熟后急诊转入我院产科。患者于当地医院按时产检，孕早期查促甲状腺激素 4.11μIU/ml，考虑亚临床甲状腺减退症，定时监测甲功，口服甲状腺素片 50μg，1 次 / 日口服至今，OGTT 试验示 5.97 → 6.29 → 5.72mmol/L，诊断为妊娠期糖尿病，饮食运动控制血糖，血糖控制可（具体不详）。入我院产科后诊断：①孕 1 产 0，34^{+2} 周妊娠 LOA 先兆早产；②妊娠期急性脂肪肝；③妊娠期糖尿病；④亚临床甲状腺功能减退症；⑤贫血（中度）；急诊行剖宫产术，术后转入 ICU。

转入查体：体温 37.3℃，心率 130 次 / 分，血压 116/79mmHg，血氧饱和度 97%，呼吸 22 次 / 分，发育正常，营养中等，全麻未醒，气管插管，球囊辅助呼吸，全身皮肤黏膜轻度黄染、眼睑轻度水肿，巩膜略黄染，双肺呼吸音低，未闻及干湿啰音。心率 130 次 / 分，律齐，心音可，各瓣膜听诊区未闻及病理性杂音，腹隆起，叩诊呈鼓音，无压痛及反跳痛，肝脾肋下未触及，肝肾区无叩痛，肠鸣音减弱，双下肢无凹陷性水肿。下腹部可见一长约 20cm 手术切口，伤口敷料干燥无渗血，子宫底位于脐上三指，子宫底张力不高，阴道可见少量血性恶露，生理反射存在，病理反射未引出。

实验室检查：血常规：白细胞 8×10^9/L，中性粒细胞百分比 74%，血小板 48×10^9/L，红细胞 2.88×10^{12}/L，血红蛋白 78g/L，血细胞比容 24.2%；肝功能：丙氨酸氨基转移酶 38U/L、门冬氨酸氨基转移酶 167U/L、总胆红素 59.5μmol/L、直接胆红素 58μmol/L、总蛋白 53.6g/L、白蛋白 23.2g/L；肾功能：CO_2CP 30mmol/L，尿素氮 7.33mmol/L，肌酐 34mmol/L，尿素 475μmol/L；电解质：钾 4.4mmol/L，钠 131mmol/L；降钙素原 1.94ng/ml；BNP 53.0pg/ml；凝血纤溶功能：凝血酶原时间 17.7 秒，凝血酶原时间比值（PTR）1.26，国际标准化比值（INR）1.33，活化部分凝血活酶时间 33.2 秒，纤维蛋白原 2.83g/L，D–二聚体 1.10mg/L，纤维蛋白原降解产物 9.83mg/L。

问题 1：根据病史、体征、实验室检查，目前的诊断是什么？

妊娠期出现肝功能障碍应考虑以下几种疾病：妊娠急性脂肪肝、HELLP 综合征、妊娠期肝内胆汁淤积症。

知识点 1：妊娠急性脂肪肝是一种少见而严重的疾病，发病率大约 1～3 例/10000 例分娩[1]，患者可出现非特异性症状，如恶心、呕吐、脑病、腹痛、黄疸、多饮多尿，这些症状迅速发展为急性肝衰竭，并伴有凝血功能障碍、低血糖和肾衰竭等并发症[2]。该病的危险因素包括：多胎妊娠、男胎、合并其他妊娠期肝脏疾病（如 HELLP 综合征、子痫前期）、之前发生过妊娠期急性脂肪肝。发病机制目前尚不明确，可能与胎儿和（或）母体的脂肪酸氧化功能障碍有关。目前国际诊断多用 Swansea 标准[3]：在无其他情况可以解释的情况下，以下 15 条中符合 6 条或 6 条以上可考虑诊断妊娠急性脂肪肝：①呕吐；②腹部疼痛；③多饮多尿；④肝性脑病；⑤腹水；⑥胆红素 > 0.8mg/dl；⑦血糖 < 72mg/dl；⑧尿素 > 950mg/dl；⑨白细胞计数 > 11×10^9/L；⑩丙氨酸氨基转移酶 > 42U/L；⑪血氨 > 66μmol/L；⑫急性肾损伤或肌酐 > 1.7mg/dl；⑬凝血功能异常或凝血酶原时间 > 14 秒；⑭肝脏超声上 "亮肝表现"；⑮肝穿刺活检中肝细胞脂肪小滴改变[2]。

知识点 2：HELLP 综合征是妊娠期高血压疾病的一种特殊类型，以溶血、肝酶升高、血小板减少为特征，发生低血糖、国际标准化比值升高、肝性脑病和弥散性血管内凝血病（DIC）的概率较低，但与妊娠急性脂肪肝可以并存[1]。

知识点 3：妊娠期肝内胆汁淤积症（ICP）是一种重要的妊娠期并发症，主要导致围产儿死亡率增加。出现其他原因无法解释的皮肤瘙痒，空腹血总胆汁酸水平升高：总胆汁酸水平 ≥ 10μmol/L 可诊断为 ICP。即使胆汁酸水平正常，但有其他原因无法解释的肝功能异常，主要是血清丙氨酸氨基转移酶和门冬氨酸氨基转移酶水平轻、中度升高，可诊为 ICP，γ-谷氨酰转移酶水平也可升高，可伴血清胆红素水平升高，以直接胆红素为主。通常皮肤瘙痒和肝功能异常在产后恢复正常[3]。

问题 2：为明确诊断还应做哪些检查？

根据患者临床表现和实验室检查，考虑妊娠急性脂肪肝的可能性大，因妊娠急性脂肪肝是排除性诊断，应行肝炎病毒检测、自身免疫性肝炎抗体检测、免疫系列等以排除病毒性肝炎、自身免疫性肝炎及自身免疫性疾病。

患者肝炎病毒阴性、自身免疫性肝炎抗体阴性、免疫系列阴性，影像学检查：腹部超声、肝脏 CT，肝脏超声，腹部 CT：肝脏形态饱满、脾大，腹腔内多发肿大淋巴结。排除病毒性肝炎、自身免疫性肝炎、自身免疫性疾病，诊断考虑：妊娠急性脂肪肝。

病例摘要 2：

入 ICU 第二天，阴道涌出大量凝血块，出血量约 300ml，心电监护显示：心率波动在 160 ~ 165 次 / 分，血压 73/61mmHg（持续泵入去甲肾上腺素），指氧饱和度 100%。神志清，贫血貌，巩膜黄染，给予止血处理，急诊床旁腹部 B 超，示宫腔右侧可见 10cm×8cm×6cm 血肿，血常规：白细胞 $9.38×10^9$/L，中性粒细胞百分比 39%，血小板 $29×10^9$/L，红细胞 $1.54×10^{12}$/L，血红蛋白 44g/L，凝血＋纤溶：凝血酶原时间 20.3 秒，PTR 1.56，国际标准化比值 1.77，活化部分凝血活酶时间 62.3 秒，纤维蛋白原 0.71g/L，凝血酶时间 36.6 秒，纤维蛋白原降解产物 22.55mg/L，D-二聚体 6.16mg/L，立即予介入止血、输血治疗。患者右足出现肿胀、瘀斑、足背部出现水泡（病例 39 图 1），并迅速出现皮肤发黑、溃疡坏死，但患足皮温正常，有痛觉、胫后动脉搏动良好，针扎右足踇趾血液溢出，呈鲜红色，双下肢血管超声示：双侧小腿中远段 2/3 胫后静脉流速增高，双侧股、腘、胫前、肌间静脉未见明显异常；双侧股、腘、胫前、胫后、足背动脉及彩色血流未见明显异常。复查血常规：白细胞 $12.9×10^9$/L，中性粒细胞百分比 44%，血小板 $27×10^9$/L，红细胞 $3.34×10^{12}$/L，血红蛋白 98g/L，血细胞比容 29.6%；凝血＋纤溶：凝血酶原时间 17.3 秒，PTR 1.35，国际标准化比值 1.47，活化部分凝血活酶时间 77.9 秒，纤维蛋白原 1.55g/L，凝血酶时间 75.1 秒，纤维蛋白原降解产物 101.27mg/L，D-二聚体 19.26mg/L。肝功能：丙氨酸氨基转移酶 196U/L，门冬氨酸氨基转移酶 1772U/L，总胆红素 127.4mmol/L，直接胆红素 72.4μmol/L，总蛋白 52.3g/L，白蛋白 31.8g/L；肾功能：尿素氮 9.01mmol/L，肌酐 36.74μmol/L；患者病情并没有随着妊娠结束好转，肝功能、凝血进一步恶化，并出现高热，鼻衄，消化道出血、气道出血，给予人工肝及其他对症支持治疗。

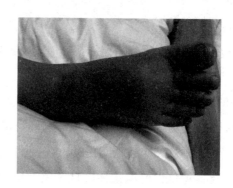

病例 39 图 1　右足出现肿胀、瘀斑、足背部出现水泡

病情摘要 3：

入 ICU 第 4 天，患者三系细胞进一步下降，白细胞 3.2×10^9/L，中性粒细胞百分比 40％，血小板 15×10^9/L，红细胞 2.76×10^{12}/L，血红蛋白 83g/L，血细胞比容 24.4％；凝血＋纤溶：凝血酶原时间 20.5 秒，PTR 1.6，INR 1.82，活化部分凝血活酶时间 > 180 秒，纤维蛋白原 0.96g/L，凝血酶时间 > 240 秒，纤维蛋白原降解产物 60mg/L，D- 二聚体 33mg/L。肝功能：丙氨酸氨基转移酶 261U/L，门冬氨酸氨基转移酶 1250U/L，总胆红素 220.4μmol/L，直接胆红素 132.5μmol/L，总蛋白 53.1g/L，白蛋白 38.3g/L；EB 病毒 DNA 定量 5.2×10^7/L；乳酸脱氢酶 3420U/L。

问题 3：患者是否出现噬血细胞综合征？

知识点 4：噬血细胞综合征（hemophagocytic syndrome，HPS）是一种罕见的危及生命的疾病，其特征是免疫系统过度刺激导致全身炎症、高细胞活性血症和多器官衰竭。它们大致可分为原发性噬血细胞淋巴组织细胞病(HLH)和继发性噬血细胞综合征。原发性 HLH 是由基因突变损害自然杀伤（NK）和细胞毒性 T 细胞的细胞毒性功能引起的，通常存在于婴儿和儿童时期[4]。原发性 HLH 为常染色体隐性突变性疾病。需要进行基因检查方可确诊。在继发性 HPS 中，通常存在导致免疫失调的相关易感条件，如恶性肿瘤（尤其是淋巴瘤）、免疫缺陷或自身免疫性疾病，或最常见的感染如 EBV 的感染等触发因素。HPS 通常采用 HLH-2004 诊断标准：符合以下（1）或（2）可诊断：

（1）分子诊断一致通过。

（2）以下 8 项中 5 项符合：①发热；②脾大；③血细胞减少（3 系中的 2 系减少）：血红蛋白 < 90g/L（小于 4 周的婴儿：血红蛋白 < 100g/L），血小板 < 100×10^9/L，中性粒细胞小于 1.0×10^9/L；④高三酰甘油血症：空腹三酰甘油 > 3.0mmol/L（即 265mg/dl），和（或）低纤维蛋白原血症，纤维蛋白原 < 1.5g/L；⑤骨髓或脾脏或淋巴结的噬血现象；

⑥ NK 细胞活性低或无；⑦铁蛋白＞ 500mg/L ；⑧可溶性 CD25（即可溶性 IL-2 受体）大于 2400U/ml[4]。

病情摘要 4 :

因患者三系细胞减少、且出现高热、脾大、纤维蛋白原下降，可疑出现噬血细胞综合征，查铁蛋白定量 2240.64ng/ml，三酰甘油 3.57mmol/l ；可溶性 CD25 16183.50pg/ml（正常值：410 ~ 2623pg/ml），噬血细胞综合征诊断成立，进一步行骨髓穿刺检查。

问题 4 : 该患者噬血细胞综合征的原因？

结合患者的年龄及发病过程，考虑为继发性噬血细胞综合征。

知识点 5 : 继发性嗜血细胞综合征常见原因：①感染继发性：病毒感染是最常见的诱因，尤其是 EB 病毒感染。②恶性肿瘤相关性：其中淋巴瘤相关最为常见，尤其是 T 细胞和 NK 细胞淋巴瘤最为常见。③巨噬细胞活化综合征:与自身免疫性疾病相关，全身性青少年特发性关节炎（sJIA）是最多见的病因，系统性红斑狼疮（SLE）和成人 Still 病也是常见病因。④其他类型的噬血细胞综合征：妊娠、药物、器官和造血干细胞移植也可诱发[5]。

病例摘要 5 :

入 ICU 第 6 天，意识呈浅昏迷，白细胞 0.3×10^9/L，血小板 6×10^9/L，红细胞 2.89×10^{12}/L，血红蛋白 88g/L ;凝血＋纤溶:凝血酶原时间 18.7 秒，PTR 1.46，INR 1.62，活化部分凝血活酶时间 59.6 秒，纤维蛋白原 1.61g/L，凝血酶时间 35.1 秒，纤维蛋白原降解产物 258.2mg/L，D- 二聚体 88.6mg/L ;肝功能：丙氨酸氨基转移酶 56U/L，门冬氨酸氨基转移酶 228U/L，总胆红素 199.5μmol/L，直接胆红素 116μmol/L，总蛋白 52.3g/L，白蛋白 35.3g/L ;右足肿胀坏死进一步加重。骨髓结果回报：淋巴瘤白血病期，考虑 NK 细胞来源,嗜血细胞多见（病例 39 图 2）。因 NK 细胞淋巴瘤白血病期预后差，家属放弃治疗。

知识点 6 : NK 细胞淋巴瘤是 NK 细胞来源的、结外 EBV 相关的恶性肿瘤，临床表现分为鼻型、非鼻型和播散型。NK/T 细胞淋巴瘤几乎只发生在非淋巴结部位。约 80% 的病例发生在鼻、鼻咽部、口咽部、韦氏环和部分上气道。这些淋巴瘤统称为鼻 NK/T 细胞淋巴瘤。约 20% 的淋巴瘤发生在非鼻部位，包括皮肤、睾丸、胃肠道、肌肉和唾液腺，称为非鼻 NK/T 细胞淋巴瘤。少见的是，淋巴瘤一出现就可播散，可浸润肝脏、脾脏、皮肤、淋巴结和骨髓。常累及外周血。这些病例被称为侵袭性 NK 细胞白血病 /

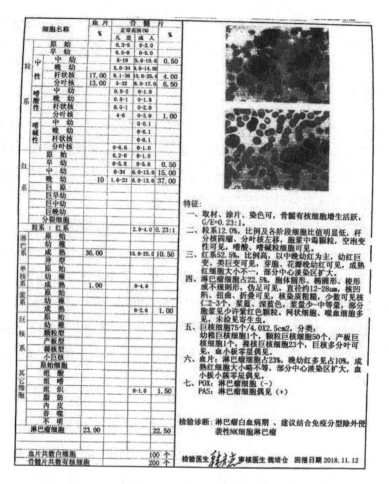

病例 39 图 2　骨穿病理报告

淋巴瘤[6]。偶尔也有包括子宫[7]在内的罕见部位受累的报道。当 NK 细胞淋巴瘤出现在非鼻腔部位时，应进行 PET/CT[8]，以确定是否存在隐匿性鼻部原发肿瘤。侵袭性 NK 细胞白血病 / 淋巴瘤是 NK 细胞恶性肿瘤中最罕见的一种，目前世卫组织将其分类为侵袭性 NK 细胞白血病[9]。患者表现为发热、淋巴结病、皮疹、肝脾大、高铁血症和全血细胞减少。活跃的噬血细胞现象见于骨髓和其他器官[6]。尽管进行了强化化疗，甚至进行了造血干细胞移植（HSCT），但几乎没有患者能存活下来。临床过程迅速恶化，生存往往只有几周到几个月。

知识点 7：NK 细胞淋巴瘤与 EB 病毒的关系。

NK 细胞淋巴瘤普遍受 EB 病毒感染，EBV DNA 载量的定量检测对于评估 EBV 相关的顽固性淋巴瘤（如结外 NK/T 细胞淋巴瘤，鼻型）的预后或治疗反应特别有用[10]。

病例小结：

该患者入院时，在未查明肝功能障碍原因时考虑妊娠急性脂肪肝，但随着病情的不断发展，最终查明为 NK 细胞淋巴瘤白血病期，肝功能障碍为淋巴瘤肝脏浸润造成，迅速出现的右足坏死考虑为淋巴瘤的血管浸润，遗憾的是未取活检以明确诊断。

（供稿：宗　媛　陕西省人民医院；

校稿：阮正上　上海交通大学医学院附属新华医院）

参考文献

[1]Naoum EE，Leffert L R，Chitilian HV，et al.Acute fatty liver of pregnancy：pathophysiology，anesthetic implications，and obstetrica lmanagement[J].Anesthesiology，2019，130（3）：446-461.

[2]Liu J，Ghaziani TT，Wolf JL.Acute fatty liver disease of pregnancy：Updates in pathogenesis，diagnosis，and management[J].Am J Gastroenterol，2017，112（6）：838-846.

[3] 中华医学会妇产科学分会产科学组 . 妊娠期肝内胆汁淤积症诊疗指南 [J].中华妇产科杂志，2015，（7）：481-485.

[4]Anna Hayden，et al.Hemophagocytic syndromes（HPSs）including hemophagocytic lymphohistiocytosis（HLH）in adults：A systematic scoping review[J].Blood Reviews，2016，30：411-420.

[5] 噬血细胞综合征中国专家联盟，中华医学会儿科学分会血液学组 . 噬血细胞综合征诊治中国专家共识 [J]. 中华医学杂志，2018，98（2）：91-95.

[6]Tse E，Kwong YL.The diagnosis and management of NK/T-cell lymphomas[J].J Hematol Oncol，2017，10（1）：85.

[7]Wang GN，Zhao WG，Gao XZ，et al.Primary natural killer/T cell lymphoma of the cervix：case report and clinicopathological analysis[J].Taiwan J Obstet Gynecol，2015，54（1）：71-74.

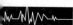

[8]Nicolae A, Ganapathi KA, Pham TH, et al.EBV-negative aggressive NK-cell leukemia/lymphoma : clinical, pathologic, and genetic features[J].Am J Surg Pathol, 2017, 41（1）: 67-74.

[9]Swerdlow SH, Campo E, Pileri SA, et al.The 2016 revision of the World Health Organization classification of lymphoid neoplasms[J].Blood, 2016, 127（20）: 2375-2390.

[10]Kimura H, Kwong YL.EBV Viral Loads in Diagnosis, Monitoring, and Response Assessment[J].Front Oncol, 2019, 9 : 62.